SÚPER KETO

SÚPER KETO

Las claves cetogénicas para descubrir el poder
de las grasas en tu dieta y el secreto
de una salud extraordinaria

Dr. James DiNicolantonio
y Dr. Joseph Mercola

Traducción:
María Laura Paz Abasolo

Grijalbovital

Este libro contiene recomendaciones e información general relativas a los beneficios potenciales de añadir ciertas grasas a tu dieta. No pretende reemplazar indicaciones médicas personalizadas. Como debe hacerse con cualquier régimen nutricional nuevo, sigue las prácticas recomendadas en este libro sólo después de consultar con tu médico para asegurarte de que sean adecuadas para tus circunstancias individuales. Los autores y el editor se deslindan expresamente de cualquier responsabilidad relacionada con efectos adversos resultantes del uso o la aplicación de la información contenida en este libro.

Súper Keto
Las claves cetogénicas para descubrir el poder de las grasas en tu dieta y el secreto de una salud extraordinaria

Título original: *Super Fuel*
Ketogenic Keys to Unlock the Secrets of Good Fats, Bad Fats, and Great Health

Primera edición: julio, 2019

D. R. © 2018, James DiNicolantonio y Joseph Mercola
Publicado originalmente en 2018 por Hay House Inc. USA

D. R. © 2019, derechos de edición mundiales en lengua castellana:
Penguin Random House Grupo Editorial, S. A. de C. V.
Blvd. Miguel de Cervantes Saavedra núm. 301, 1er piso,
colonia Granada, delegación Miguel Hidalgo, C. P. 11520,
Ciudad de México

www.megustaleer.mx

D. R. © 2019, María Laura Paz Abasolo, por la traducción

ISBN: 978-607-318-209-6

Impreso en México – *Printed in Mexico*

El papel utilizado para la impresión de este libro ha sido fabricado a partir de madera procedente de bosques y plantaciones gestionadas con los más altos estándares ambientales, garantizando una explotación de los recursos sostenible con el medio ambiente y beneficiosa para las personas.

Penguin
Random House
Grupo Editorial

*A mi esposa, Megan, y a mis dos hermosos hijos,
Alexander y Emmalyn. Gracias por siempre estar ahí,
por su amor y su apoyo.*

JAMES DINICOLANTONIO

*A mis padres… Fue muy duro perderlos a ambos el año
pasado. Gracias por su amor y su apoyo a lo largo
de toda mi vida y por crear esta base tan sólida
que me inspira a educar a otros.*

JOSEPH MERCOLA

ÍNDICE

PREFACIO

Nota del doctor DiNicolantonio

Mi último libro, *The Salt Fix*, trata acerca de las mentiras que se han dicho durante cuatro décadas para demonizar la sal. Si lo leíste, sabes que, a pesar de lo dictado por a la creencia popular, la sal no pretende provocar hipertensión ni arruinar tu salud. En realidad, es un nutriente esencial y tu cuerpo no puede funcionar óptimamente sin él.

Otra creencia popular, igualmente incorrecta, es que los aceites vegetales poliinsaturados (como los aceites de maíz, soya y cártamo) promueven la salud y que es preferible consumirlos en lugar de grasas saturadas, particularmente las de origen animal, como la mantequilla, la manteca y el sebo. *Súper Keto* esclarecerá esta cuestión.

En las siguientes páginas te compartiremos evidencia de la evolución humana, mostrando que el cuerpo humano está creado para sobrevivir con mucha menos grasa omega-6 y mucha más grasa omega-3 de la que se consume comúnmente en la actualidad, y cómo este desequilibrio en la dieta moderna es la causa principal de muchos padecimientos crónicos que afectan a millones de personas. También te mostraremos cómo las grasas que comes controlan cuánta grasa *conservas*, además de los tipos de grasa que promueven la salud cardiaca, la salud cerebral y la pérdida de peso.

Después de presentarte las grasas omega-6 y omega-3, así como las consecuencias que tiene su desequilibrio en tu salud, te guiaremos a través de la restauración de sus niveles óptimos cuando eliges sabiamente tus alimentos y suplementos. Permite que *Súper Keto* te lleve de la mano para recuperar tu salud con un sencillo cambio en las grasas que consumes... ¡sin privaciones!

Nota del doctor Mercola

Mi último libro, *Contra el cáncer*, presenta un nuevo acercamiento a las populares dietas cetogénicas y paleo, pues pretende ayudarte a comprender la importancia de las mitocondrias en tu salud integral y cómo utilizar cíclicamente la cetogénesis puede ayudarte a lograr la flexibilidad metabólica necesaria para quemar grasa como combustible principal. En el paradigma de *Contra el cáncer*, grasa es tu macronutriente más abundante: entre 50 y 85% de tu dieta, dependiendo del ciclo metabólico en el que te encuentres.

Por cuestiones de espacio no pude entrar en mucho detalle sobre por qué es fundamental *elegir* tus grasas. La intención de este libro es llenar ese vacío y mostrarte la ciencia sólida que necesitas para navegar claramente a través de las aguas turbulentas que han removido muchos médicos, periodistas y autoridades de salud pública bien intencionados, aunque confundidos, durante las últimas dos generaciones.

El mito de la grasa

Las grasas se satanizaron durante décadas. Se les culpó de los altos niveles de colesterol y de la obstrucción arterial mientras las organizaciones médicas y nutricionales colocaban un "halo saludable" a los aceites vegetales. Esto se dio porque las grasas saturadas elevan los niveles de colesterol y los aceites vegetales (formados en su mayoría por grasas poliinsaturadas) los bajan. Sin embargo, recientemente ha surgido encabezado tras encabezado diciendo que te engañaron: no sólo "está bien" comer grasa saturada, sino que es *bueno* para ti. ¡Y algunas de las organizaciones profesionales y de las agencias federales en materia de nutrición que comparten estas noticias son las mismas que dijeron inicialmente que nos alejáramos de las grasas saturadas! Es como si los "expertos" nos dijeran algo diferente cada semana. ¿Qué se supone que debemos creer?

Si sigues los Lineamientos Nutricionales de Estados Unidos, publicados en 2015, seguramente estás consumiendo grandes cantidades de aceites vegetales, como semilla de algodón, soya, maíz, cártamo y girasol, para mantener bajos tus niveles de colesterol y reducir tu riesgo de enfermedad cardiaca. De igual manera, para que tu consumo de grasa saturada sea menos de 10% de tus calorías totales (como se recomendó en 2015), debes comer poca carne roja y de cerdo y productos lácteos bajos en grasa. Lo que es más: si bien los lineamientos enfatizan el consumo de aceites vegetales, dejan de lado por completo una grasa extremadamente importante: el omega-3. Desde hace mucho tiempo se considera una grasa "saludable para el corazón", pero ahora no sólo quedó fuera de los lineamientos, sino que la atacan.

Estos son algunos de los encabezados que han surgido respecto de las grasas omega-3 y su papel en la salud cardiovascular:

- "Los suplementos de omega-3 no disminuyen el riesgo de enfermedad cardiaca después de todo" (*Time*, 12 de septiembre de 2012).
- "Los suplementos de aceite de pescado quizá no sean de ayuda para el corazón" (WebMD 17 de marzo de 2014).
- "No hay investigaciones para sustentar las pretensiones del aceite de pescado" (*The New York Times*, 30 de marzo de 2015).

Esto es suficiente para provocarte un dolor de cabeza. Muchos cardiólogos ya no consideran que el omega-3 sea saludable para el corazón e incluso el doctor Eric Topol, editor en jefe de *Medscape*, una fuente respetable de información médica, dijo: "Tengo muchos pacientes que toman aceite de pescado y les ruego que lo dejen". El artículo de *Medscape* continúa: "Él [doctor Topol] lo considera 'inútil' [...] 'El aceite de pescado no hace nada —continúa Topol—. No podemos seguir diciendo que es porque no damos la dosis correcta o la preparación correcta. No hay efecto'".

Si consideramos que las personas gastan su dinero en suplementos de aceite de pescado precisamente porque se supone que son beneficiosos, sería bastante malo si, como dijo el doctor Topol, el aceite de pescado no hiciera nada. Pero la cuestión es mucho peor. Las autoridades quieren hacernos que creer que el aceite de pescado no sólo es neutral para la salud, sino perjudicial; incluso se le ha acusado de incrementar el riesgo de padecer cáncer de próstata:

- "Demasiado aceite de pescado puede disparar el riesgo de padecer cáncer de próstata" (WebMD, 10 de julio de 2013).
- "Los ácidos grasos omega-3 están vinculados con el riesgo de padecer cáncer de próstata" (Sociedad Americana contra el Cáncer, 17 de julio de 2013).

Entonces, ¿cuál es la verdad? ¿Las grasas omega-3 que encontramos en los aceites de pescado o kril son útiles o dañinas? ¿Las grasas saturadas son buenas para ti o no? Y, para empezar, ¿por qué tenemos que hacer estas preguntas? ¿Por qué existe esta controversia y cómo llegamos ahí? Tal vez lo más importante: ¿qué debemos hacer al respecto? Antes de empezar a buscar respuestas necesitamos desviarnos un poco para explicar exactamente qué son las grasas, qué hacen y dónde encontramos los distintos tipos.

Un repaso sobre las grasas

Los nutriólogos y los dietistas utilizan términos como "grasa saturada" y "grasa poliinsaturada" dando por sentado que todos comprenden lo que son. Si no estás seguro, no te preocupes, no eres el único. La *mayoría* de la gente no tiene claro qué son las grasas, incluyendo muchos periodistas, algo realmente malo para la salud pública, pues su falta de conocimiento no los detiene para escribir artículos con el propósito de dar consejos nutricionales. Desafortunadamente, muchos médicos tampoco están muy versados en grasas alimentarias y la demanda de su agenda casi no les deja tiempo para actualizarse sobre los últimos estudios y hallazgos científicos. Como resultado, el público —es decir, tú— se queda sólo con fragmentos que repiten el dogma nutricional prevaleciente, *aun si éste es incorrecto.*

No sería un problema tan grave si las recomendaciones equívocas en nutrición sólo agrandaran un poco nuestra cintura. (No, no es tu imaginación; tus pantalones no se encogieron misteriosamente en la secadora.) Pero lo cierto es que tener algunos kilos de más puede ser lo *menos* dañino que le suceda a tu cuerpo si, como indica la recomendación, consumes tu porcentaje de grasa en aceites vegetales. Cuando lo comparamos con un mayor riesgo de enfermedad cardiaca, demencia, cáncer, resistencia a la insulina, condiciones autoinmunes y muerte prematura, estar un poco más pesado es lo de menos.

Para encontrarle sentido a los lineamientos relacionados con la grasa, empecemos por definirlas. Bioquímicamente, las grasas en tus alimentos tienen la misma estructura que la grasa en tu cadera, tu abdomen y tu espalda. Es posible que no te guste cómo se ve un poco de grasa extra en tu cuerpo, pero la grasa —en tus alimentos y en tu cuerpo— es absolutamente esencial para la, buena salud.

La complejidad y la estructura de las grasas

Al adentrarnos en la complejidad de por qué y cómo influyen las grasas en tu salud, vale la pena mirar más de cerca cómo se organiza y se clasifica esta clase tan diversa de biomoléculas. Lo único que tienen las grasas en común es su insolubilidad en el agua. Es justamente lo que experimentas cuando manipulas aceites vegetales comunes, mantequilla o manteca. El motivo de esta aversión

---

al agua surge de ciertos elementos estructurales que comparten todas las grasas. Están formadas en general, aunque con ciertas variaciones, por cadenas de átomos de carbono e hidrógeno. Puedes pensar en esta organización como un patrón en zigzag decorado con "puntos de hidrógeno" en cada extremo.

Esta "microarquitectura" es importante porque crea moléculas con extensiones muy flexibles y lineales. Cuando se unen, las moléculas "socializan" muy bien, pues tienen la capacidad de extenderse y de girar para alinearse con sus vecinas. Sin embargo, aunque todas las grasas comparten estas propiedades son un grupo muy diverso con una amplia utilidad biológica, de manera que nos limitaremos a tratar la rama dominante del árbol genealógico: los glicerolípidos.

El nombre mismo revela el denominador común de estas grasas: todos tienen un canal central compuesto de glicerol, una extensión corta de tres carbonos, cada uno de los cuales, en lugar de estar "puntuados" con hidrógeno, se encuentra adherido a lo que se denomina un grupo de hidróxidos. El otro elemento estructural que tienen en común todos los glicerolípidos son las extensiones de carbono e hidrógeno antes mencionadas, más un grupo carboxilo en uno de sus extremos, lo que lo convierte en un ácido graso.

Ahora bien, en esta plataforma, la naturaleza se expande y se diversifica al involucrar una enorme variación en la estructura de los ácidos grasos, añadiendo otro elemento estructural: el voluminoso grupo fosfato que adora el agua. Por medio de esta magia mezcladora, la naturaleza provee dos familias de grasas estrechamente relacionadas, aunque muy distintas: los triglicéridos y los fosfolípidos. Es probable que estés familiarizado con los triglicéridos (TG) porque representan la clase de grasa que observas en tus alimentos comunes y lo que se acumula en tu sangre y en tus células adiposas.

Los fosfolípidos, por otra parte, no se encuentran en una botella en el supermercado. En su caso, los ácidos grasos repelentes al agua están acompañados por una parte que se siente atraída por el agua. Así, su estructura completa consta de dos personalidades: una cabeza a la que le gusta el agua y dos colas que sienten pavor por ella (imagina un sapo con dos colas). Esa propiedad se vuelve mágica cuando las moléculas se mezclan en un ambiente acuoso.

Forman espontáneamente membranas u hojas delgadas donde se alinean las cabezas de las moléculas, una junto a otra hacia el agua, mientras que las colas permanecen juntas en el interior, entre el sándwich de las cabezas alineadas. Esta estructura es la base de la vida misma, pues el límite y los compartimentos de todas las células están hechos de bimembranas de fosfolípidos. Por ende, la clase de glicerofosfolípidos contiene dos familias que comparten una gran cantidad de características en común y, sin embargo, tienen propósitos muy distintos en la naturaleza. Los triglicéridos proveen una reserva densa de energía, mientras que los fosfolípidos proveen la base estructural de todas las membranas celulares. Estamos hechos de fosfolípidos y nos alimentamos con triglicéridos.

Antes de volver a un acercamiento más práctico de las grasas necesitamos explorar otro aspecto de la estructura de los ácidos grasos. En su forma más simple tienen la estructura lineal en zigzag que mencionamos antes. Sin embargo, al cambiar los enlaces de carbonos se pueden crear estructuras mucho más elaboradas. La flexibilidad de la estructura en zigzag que surge de adherir un solo enlace entre los carbonos adyacentes puede volverse rígida cuando una o más de las conexiones entre carbonos involucra dos enlaces.

Así, al crear cadenas más largas y añadir uno o más enlaces dobles rígidos surgen estructuras de ácidos grasos más complejas. En la naturaleza, estos ácidos grasos tienen funciones importantes a nivel estructural y a nivel regulador dentro de las membranas celulares.

También es donde entra en escena la palabra *omega*. Quizá sepas que *alfa* y *omega* son la primera y la última letra del alfabeto griego. Para nombrar las distintas estructuras de ácidos grasos los químicos adoptaron un esquema de numeración para el punto exacto donde se encuentra el enlace doble. En la convención de iniciar con el ácido carboxilo, el número de omega simplemente indica en qué posición del otro extremo de la molécula (la posición de omega) encontrarás el primer enlace doble. De manera que los ácidos grasos omega-3, omega-6 y omega-9 tienen un enlace doble en la posición tres, seis y nueve a partir del extremo omega, respectivamente.

Una aclaración necesaria: la numeración de omega no implica nada sobre la función biológica de un ácido graso, sea saludable o no. Las cifras de omega se utilizan para nombrar estructuras químicas y el trabajo de elucidar cómo interactúan dichas estructuras con tu biología es tarea de la investigación clínica de cada una de ellas.

Si bien todos los organismos vivos pueden crear las grasas más simples, sólo ciertos tipos de organismos pueden producir cantidades de algunos de los ácidos grasos más complejos. De manera que mientras no estés famélico siempre podrás generar todo el ácido palmítico que necesitas, pero para que tu cuerpo tenga cantidades óptimas de ácidos grasos omega-3 de cadena larga, conocidos como EPA y DHA, debes consumirlos en tus alimentos.

Intenta aislarte de la connotación negativa que puedas sentir automáticamente al escuchar la palabra "grasa". Se le ha satanizado durante tanto tiempo que es posible que sientas hasta un malestar físico cuando piensas en ella. Y quién podría culparte si los supermercados están llenos de productos sin grasa por aquí, bajos en grasa por allá, y los médicos y los nutriólogos nos advirtieron desde hace mucho tiempo que desayunar huevos con tocino es "un ataque cardiaco en un plato".

Lo que no se menciona muchas veces en el debate nutricional es que todas las grasas y los aceites —ya sean de origen vegetal o animal— son *combinaciones* de los tres tipos de ácidos grasos distintos: saturados, monoinsaturados y poliinsaturados. No existen grasas ni aceites que sean completamente saturados o completamente insaturados. Por ejemplo, podría sorprenderte saber que la grasa de cerdo, incluyendo la grasa del tocino y la manteca —sí, la que te hace temblar con sólo *pensar* en comerla—, en realidad tiene más grasa *monoinsaturada* que saturada. Lo que es más, la *clase* individual predominante de ácido graso monoinsaturado en la grasa de cerdo es el ácido oleico, ¡el mismo que se pregona como responsable de los beneficios para salud del aceite de oliva! Y el contenido más elevado de grasa *saturada* en nuestra dieta no es de origen animal, sino vegetal. Así es: el aceite de coco tiene hasta 90% de grasa saturada. Incluso el aceite de oliva, al parecer la única grasa con la que están de acuerdo los grupos de distintas corrientes alimentarias —paleo, vegana, vegetariana, baja en carbohidratos—, ¡tiene alrededor de 14% de grasa saturada!

¿Qué significan los términos *saturado, monoinsaturado y poliinsaturado*? Es importante comprender algunos conceptos básicos desde el principio para que puedas asimilar fácilmente el contenido de las siguientes páginas. Y es mejor aclarar varias cosas porque la grasa saturada no viene con una definición del diccionario que diga "tapa tus arterias" y los aceites vegetales no son un camino directo hacia la salud a largo plazo y a la felicidad.

Las palabras *saturada, monoinsaturada y poliinsaturada* tienen qué ver con la estructura química de los ácidos grasos. En aras de la simplicidad, sólo llamaremos *grasas* a estos ácidos grasos. Las grasas son cadenas largas de átomos de carbono juntos, pero tienen espacio para que se les adhieran átomos de hidrógeno. Cuando *están* ocupados todos los espacios sobrantes que pueden llenar, se dice que la grasa es saturada, es decir, *saturada* con átomos de hidrógeno. No es porque sature tus vasos sanguíneos, en caso de que tuvieras la duda.

Cuando dos o más átomos de carbono en una grasa se unen dos veces (un enlace doble), no dejan espacio para el hidrógeno. Por ese motivo, se dice que la grasa es *insaturada* porque *no* contiene toda la cantidad de hidrógeno que estaría presente si no hubiera enlaces dobles. Cuando sólo hay un enlace doble en la molécula de grasa, se denomina grasa *monoinsaturada* (mono significa *uno*). Cuando hay dos o más enlaces dobles —sí, adivinaste— se llama grasa *poliinsaturada* (poli significa *muchos*).

Los aceites que comemos son una combinación de ácidos grasos saturados, monoinsaturados y poliinsaturados porque los distintos tipos de grasas siempre viajan juntos. Ninguna grasa y ningún aceite es completamente saturado o insaturado. El cuadro 1 te dará una muestra de algunas grasas y aceites diferentes, así como de las proporciones de su contenido de ácidos grasos saturados, monoinsaturados y poliinsaturados.

CUADRO 1

Tipo de grasa o aceite	Porcentaje saturado	Porcentaje monoinsaturado	Porcentaje poliinsaturado
Aceite de coco	91	6	3
Sebo de cordero	58	38	4
Sebo de res	49-57	42-48	3-4
Grasa de pato	35	50	14

Tipo de grasa o aceite	Porcentaje saturado	Porcentaje monoinsaturado	Porcentaje poliinsaturado
Aceite de semilla de algodón	29	19	52
Aceite de oliva	16	73	11
Aceite de ajonjolí	15	41	43
Aceite de girasol	13	18	69
Aceite de cártamo	9	11	80
Aceite de girasol de alto contenido oleico	9	81	9

* La composición de ácidos grasos en las grasas animales difieren ligeramente, dependiendo de la alimentación de los animales (por ejemplo, pastura *versus* granos).[1]

Ahora que ya sabes lo que significan las palabras, ¿cuál es la *relevancia* de que una grasa o un aceite sea saturado o insaturado? Y antes de que entremos de lleno en el tema, ¿cuál es la diferencia entre una grasa y un aceite? Las grasas son sólidas a temperatura ambiente (como la mantequilla y la manteca), mientras que los aceites son líquidos (como los aceites de canola y de soya). *Qué tan sólida* sea una grasa o un aceite depende de la cantidad de enlaces dobles que tenga. Mientras más saturada sea una grasa, más sólida será a temperaturas menores; razón por la cual el sebo y la mantequilla estén completamente sólidos en el refrigerador, pero puedas sacar fácilmente la grasa fría de pollo y de pato con una cuchara. Las grasas altamente *insaturadas* no se solidifican ni siquiera en frío, mientras que las grasas mayormente monoinsaturadas se solidifican un poco, como el aceite de oliva, que se espesa ligeramente si lo dejas en refrigeración; sin embargo, los aceites de pescado o de kril, que son altamente insaturados, permanecen líquidos por completo.

Hay una cuestión mucho más importante que si son sólidos o son líquidos: la estabilidad química de las distintas clases de grasa. En pocas palabras, las grasas saturadas son más estables que las insaturadas. Los enlaces dobles hacen que las grasas insaturadas sean más susceptibles de sufrir cambios químicos perjudiciales cuando se exponen al calor, al aire y a la luz: mientras más enlaces dobles tenga una grasa, más susceptible es. En un sentido práctico, esto significa que algunas grasas o aceites son mejores para cocinar, en tanto que es preferible consumir otros en frío o no consumirlos en lo absoluto. Por ejemplo, como viste en el cuadro 1, el aceite de maíz y el aceite de girasol son predominantemente poliinsaturados, así que no querrías usarlos para cocinar. Y el aceite de coco y el sebo animal (la grasa que se extrae) son altamente saturados, así que puedes cocinar con ellos.

En caso de que no estés seguro de *cómo* una grasa o un aceite podrían estar expuestos al calor, al aire o a la luz, veamos un ejemplo. La grasa animal por lo general se extrae de animales y luego se calienta (para derretirla) hasta que esté líquida; entonces se cuela para eliminar cualquier pedazo de carne o hueso de la mezcla y se vierte en contenedores para su venta. Durante este proceso, las grasas están expuestas al calor, a la luz y al aire, pero como las grasas animales contienen una mayor porción de ácidos grasos saturados, tienden a permanecer intactas mejor y no se dañan tanto por el calor y por la presión. Incluso las grasas animales que tienen una cantidad sustancial de ácidos grasos poliinsaturados (como la grasa de pollo y de pato) son relativamente estables porque también tienen una cantidad considerable de grasa saturada. Exponemos esas grasas al calor, a la luz y al aire cuando las añadimos a la sartén para cocinar, pero, nuevamente, son estables en su mayoría y pueden soportar la temperatura.

Por otra parte, con la excepción del aceite de coco, el de palma y las variedades altas en oleico, en su mayoría los aceites vegetales son *insaturados*. Esto significa que no son buenos para cocinar a altas temperaturas. Para poder extraer grandes cantidades de aceite de cosas como frijoles de soya y granos de elote —los cuales, en primer lugar, no son particularmente grasos— se aplican cantidades impactantes de calor y de presión. Tal vez puedas extraer manteca o sebo en la cocina de tu casa, como tu bisabuela seguramente lo hacía, pero no puedes producir un litro de aceite de maíz o de soya sin contar con un equipo de millones de dólares y una inmensa fábrica.

Es probable que calienten de nuevo estos aceites para clarificarlos, blanquearlos y desodorizarlos antes de pasar a la embotelladora (véase la figura 1, relativa al procesamiento del aceite vegetal). Después se quedan en los estantes del supermercado, en botellas de plástico transparente, donde están expuestos a luces brillantes casi todo el día. Estos aceites frágiles están expuestos al trío dañino de calor, luz y aire muchas veces antes siquiera de llegar a la tienda, ya no digamos para cuando los usas en tu cocina. Si te preocupa el aceite de oliva, déjanos calmar tus dudas:

por ser en su mayoría monoinsaturado, con sólo una pequeña proporción de ácidos grasos poliinsaturados, es seguro para cocinar. Recuerda,
la cantidad de enlaces dobles determina la "fragilidad" y la vulnerabili-
dad que tiene un ácido graso al daño, y las grasas monoinsaturadas sólo
tienen un enlace doble.

FIGURA 1. *El procesamiento del aceite vegetal*[2]

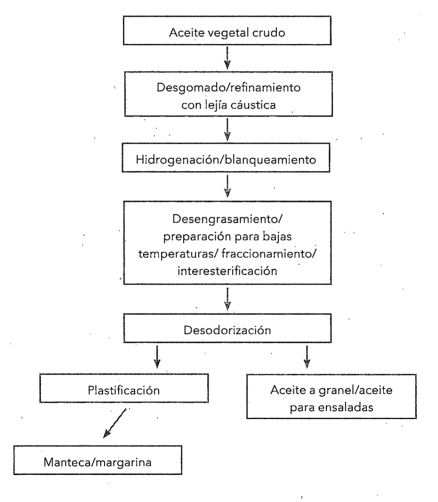

La tecnología que se utiliza en particular y el orden en que se aplican
los procesos puede diferir entre los fabricantes, pero esta figura nos da
una idea general del grado de mecanización y manipulación necesarios
para producir grandes cantidades de aceites de semillas industrializadas.

¿Aceites "vegetales"?

Llamamos "aceites vegetales" a muchos de estos aceites de fuentes vegetales, pero provienen de granos, leguminosas y semillas, como maíz, soya, algodón, cártamo y girasol. No necesariamente lo que viene a tu mente cuando escuchas la palabra *vegetal*, ¿cierto? ¿Alguna vez has escuchado hablar del aceite de brócoli? ¿O del aceite de berenjena?

Por este motivo, esos aceites se conocen como *aceites de semillas industrializadas*. Y si has seguido las recomendaciones nutricionales para una "dieta saludable" al pie de la letra —quizá por el propósito específico de disminuir tu riesgo de padecer una enfermedad cardiaca—, lo más probable es que dejarás de comprar mantequilla y tocino, dejarás de cocinar con manteca y sebo y cambiaras estas grasas animales, tan valiosas anteriormente, por los aceites vegetales que supuestamente son más saludables. O si eres relativamente joven existe la posibilidad de que nunca hayas usado grasas tradicionales y nunca hayas experimentado el placer de comer papas fritas en grasa de pato o una masa para pay más esponjosa gracias a la manteca.

La margarina, los untables de aceite vegetal y las "variantes de mantequilla" son altos en aceites de semillas industrializadas, pero los médicos y los nutriólogos llevan más de medio siglo considerándolos aptos para la "salud cardiaca", particularmente comparados con las grasas animales. Durante décadas, las grasas saturadas eran señaladas como contribuyentes de la obesidad y de la enfermedad cardiaca. De hecho, se volvió virtualmente imposible leer las palabras *grasa saturada* sin encontrar la frase "obstrucción arterial" después, como si fueran una sola palabra: *grasasaturadaobstructoradearterias*, ¿no? Esto llevó a la recomendación de que sustituyéramos las grasas saturadas con aceites de semillas en nuestra dieta.

Los aceites de semillas industrializadas son altos en un tipo de ácido graso en particular llamado ácido linoleico (AL), el cual es una grasa poliinsaturada, cuyo consumo comúnmente propicia niveles menores de colesterol. El ácido linoleico se considera una grasa "esencial". Cuando algo se clasifica como "esencial" en el sentido nutricional significa mucho más que un simple "lo necesitas". Significa que tu cuerpo no puede producirlo a partir de otra cosa, así que *debes* obtenerlo de tus alimentos. Sin embargo, aun cuando es "esencial", tu consumo actual de AL es probablemente tan alto (en primer lugar, por el consumo de estos aceites de semillas industrializadas) que existe muy poco riesgo de una deficiencia.

Los antiguos cálculos que recomendaban un consumo de AL mayor a 2% de tus calorías totales era una exageración dramática; datos más recientes sugieren que podrías necesitar sólo entre un cuarto y la mitad de esa cantidad, o entre 0.5 y 1% del total de energía. Para ponerlo en perspectiva, actualmente consumimos hasta 7 u 8% de nuestras calorías totales en ácido linoleico, algo básicamente inaudito en toda la historia de la humanidad. En otras palabras, *en realidad* no hay mucho peligro de una deficiencia.

No obstante, numerosos lineamientos nutricionales de distintas agencias de salud de todo el mundo recomiendan aumentar el consumo de ácido linoleico para disminuir el riesgo de padecer colesterol alto, con lo cual se pretende disminuir la tasa global de enfermedad cardiaca. El consumo de grasas animales se redujo y el frágil e inestable ácido linoleico llegó a dominar nuestra dieta en la forma de estos famosos aceites de semillas.

Recuerda, debido a la mecanización industrial necesaria para extraer aceites de semillas, nunca fueron una parte significativa de la dieta humana, sino hasta hace poco. *No podían* serlo; la tecnología para producirlos no existía. De esta manera, es un poco extraño que las recomendaciones nutricionales de las agencias gubernamentales y, por supuesto, de algunos médicos y nutriólogos, sea utilizar estos aceites en lugar de otras grasas y aceites con los que la gente ha cocinado durante siglos. No había ninguna evidencia para sustentar su postura.

Desde 1961 la Asociación Americana del Corazón recomendó cambiar las grasas animales por aceites vegetales, y las agencias de salud y las organizaciones gubernamentales de todo el mundo nos han alimentado con este mensaje metafórica y casi literalmente. Esto ha provocado un aumento significativo de nuestro consumo de ácido linoleico de omega-6. Entre 1909 y 1999 el consumo estimado de ácido linoleico en Estados Unidos subió de 2.8 a 7.2% del total de calorías, aproximadamente; un incremento de más de 2.5 veces.[3] Siete y una quinta parte del total de calorías de un tipo específico de grasa tal vez no parezca mucho, pero no te dejes engañar: es uno de los cambios más grandes que ocurrieron en la dieta durante el siglo XX.

El aumento significativo en el consumo de ácido linoleico se debe principalmente al uso de aceite de soya. Es alto en ácido linoleico y su consumo se incrementó más de *1000%* de 1909 a 1999.[4] A principios del siglo XX, en Estados Unidos la dieta contenía aproximadamente cantidades iguales de grasas omega-6 y omega-3. Ahora, sin embargo, consumimos casi 30 veces más grasa omega-6 que omega-3.[5, 6]

La idea de que una dieta alta en aceites de semillas industrializadas es buena para ti no es más que un mito. Entonces, ¿cómo es posible que estos aceites de semillas industrializadas abarquen una porción tan significativa de nuestras calorías totales? ¿De dónde surge toda la información contradictoria?

Creemos que la confusión surgió porque las dos grasas están involucradas en secuencias bioquímicas similares dentro del cuerpo, de manera que el grado de beneficio de las grasas omega-3 depende de con cuántas grasas omega-6 tienen que competir.

Piensa en un grupo de bomberos intentando apagar un edificio en llamas: incluso si hay suficientes bomberos y múltiples mangueras, si el fuego está fuera de control y se extiende a otros edificios por toda la calle, será difícil que los bomberos muestren algún avance para apagarlo. Mientras más arde el fuego y más rápido se extiende, se vuelve todavía *más* difícil que los bomberos influyan de alguna manera. No es que fallen en su labor, sino que no pueden competir contra el poder de las llamas fuera de control. Las grasas omega-3 y omega-6 funcionan de la misma manera: mientras más grasas omega-6 haya en tu dieta, es más difícil percibir el beneficio de las grasas omega-3.

Y que no te quepa duda: la dieta moderna está *cargada* de omega-6. Muchos estudios que concluyeron en la falta de impacto de las grasas omega-3 en ciertas enfermedades ignoraron el papel que tuvo el exceso de omega-6 en la dieta de los sujetos. No es que las grasas omega-3 "no hagan nada", sino que es casi imposible hacer una diferencia frente al exceso de omega-6 que tienen en contra. Es similar a los bomberos intentando apagar ese inmenso incendio con tazas.

Con esto en mente, veamos de nuevo los estudios que afirmaron la falta de impacto del omega-3 en la salud. Para contrarrestar la cantidad de omega-6 en la mayoría de las dietas de hoy los estudios tuvieron que darle a la gente alrededor de cuatro gramos de omega-3. Pero casi todos los estudios utilizaron más o menos un gramo, *o incluso menos.*

No es ninguna sorpresa que la minúscula cantidad de omega-3 no fuera suficiente para mostrar ningún beneficio en el contexto de tanto omega-6. Por otra parte, en Italia y en Japón, donde la proporción entre omega-6 y omega-3 es aproximadamente de 4:1[7] —un mundo de diferencia del índice aproximado en Estados Unidos, 30:1[8]—, se perciben resultados muy distintos. En aquellos estudios son evidentes los beneficios a la salud del omega-3.

Tipos de grasas omega-3

Como mencionamos antes, el ácido linoleico es un subtipo de ácido graso omega-6. De la misma manera, la categoría de grasas omega-3 engloba varios subtipos de ácidos grasos diferentes. Con los que seguramente estás más familiarizado son el ácido alfalinolénico (ALA), el ácido eicosapentaenoico (EPA) y el ácido docosahexaenoico (DHA). El ALA es el omega-3 que se encuentra más comúnmente en verduras verdes, nueces y semillas (como linaza y chía). El EPA y el DHA se hallan principalmente en pescados grasosos, mariscos y kril, y en cantidades más pequeñas, en la grasa de animales rumiantes alimentados con pastura (reses, ovejas, cabras, venados) y yemas de huevo, sobre todo de gallinas alimentadas con harina de pescado, linaza o chía. Las gallinas convierten el ALA de estas semillas en EPA y en DHA. Las moléculas de EPA y de DHA son más largas que las moléculas del ALA, por lo que a veces se les llama "omega-3 de cadena larga" o "grasas marinas de cadena larga", ya que en su mayoría provienen de productos del mar.

El ácido alfalinolénico, al igual que el ácido linoleico, es una grasa "esencial" que el cuerpo no puede producir, así que necesitas obtenerlo de tus alimentos. La evidencia indica que durante la época paleolítica nuestros ancestros homínidos consumían alrededor de diez veces la cantidad de ALA que consumimos hoy (14 gramos al día, aproximadamente,[9, 10] frente a los 1.4 gramos[11] que se consumen al día en tiempos modernos). Es el opuesto de lo que sucede con el omega-6: en la actualidad consumimos mucho más omega-6 y mucho menos omega-3 que nunca antes.

Mientras que el ALA es un ácido graso esencial, el EPA y el DHA técnicamente no lo son porque tu cuerpo puede *convertir* ALA en EPA y en DHA. Por este motivo, a veces se denomina al ALA como omega-3 "progenitor". El problema es que dicha conversión no es tan efectiva en la mayoría de las personas. Muchos podemos convertir sólo 5% de ALA en EPA y sólo 0.5% en DHA, aunque las mujeres en edad reproductiva son capaces de convertir hasta 21% en EPA y 9% en DHA.[12] Si consideramos la pequeña cantidad de ALA presente en tu dieta, las cantidades de EPA y DHA resultantes son minúsculas. Tu consumo de omega-3 es tan bajo que los ácidos grasos EPA y DHA deberían considerarse "semiesenciales", en particular porque si bien el ALA tiene algunos efectos beneficiosos en tu cuerpo, el EPA y el DHA son mucho más potentes y necesarios para ciertas labores bioquímicas que el ALA simplemente no puede realizar.

Si el EPA y el DHA son tan importantes para la salud, ¿por qué nuestro cuerpo convierte cantidades tan pequeñas de ALA en esos omega-3 de cadena más larga? Existen dos razones principalmente. Primero, el consumo de ALA durante la época paleolítica era extremadamente alto, así que incluso con índices de conversión bajos la mera *cantidad* de ALA proveía grandes cifras de EPA y de DHA. Segundo, nuestro consumo de EPA y de DHA durante el Paleolítico también era alto: entre 2 000 y 4 000 mg al día.[13, 14] Pero ahora, nuestro bajo consumo de ALA, junto con nuestra ineficiencia para convertirlo en EPA y en DHA, implica que estos se consideren "condicionalmente esenciales", ya que es factible que la mayoría de la gente tenga una deficiencia de estas grasas tan importantes. Si quieres empatar tu consumo de EPA y DHA con las cantidades que consumimos durante nuestra evolución, mismas que probablemente requieres y que los seres humanos solían comer hasta hace poco, mucho antes de que alguien siquiera escuchara hablar de la enfermedad cardiaca o la obesidad, necesitarían incrementar su consumo de ALA, EPA y DHA *10 veces*.

¿Por qué son tan importantes el EPA y el DHA? Es simple: las deficiencias de estas grasas, en particular cuando se agrupan con una sobreabundancia de grasas omega-6 adulteradas (principalmente de aceites de semillas industrializadas, como soya, semilla de algodón, maíz y cártamo), promueven muchas de las enfermedades crónicas, debilitantes y degenerativas que ahora afligen al mundo industrializado. Investigaciones recientes han vinculado el consumo excesivo de aceites de semillas industrializadas (altos en omega-6) con enfermedad cardiovascular, males crónico-degenerativos, demencia e incluso diabetes y obesidad.

La falta de omega-3 unida a una dieta alta en omega-6 adulterado incrementa el riesgo de padecer enfermedades autoinmunes, incluyendo enfermedad celiaca, enfermedad de Crohn, colitis ulcerativa, artritis reumatoide, asma y otros problemas pulmonares (como enfermedad pulmonar obstructiva crónica, o EPOC), alergias, desórdenes neurológicos (esclerosis múltiple, enfermedad de Huntington, enfermedad de Parkinson) y enfermedades oculares, como degeneración macular asociada con la edad.

Un mayor consumo de grasas omega-6 de aceites de semillas industrializadas también puede provocar un aumento de apetito al secuestrar nuestra sensación de saciedad y hacer que comamos en exceso. En personas afectadas por las condiciones digestivas e intestinales que mencioné antes —enfermedad celiaca, enfermedad de Crohn y colitis—, el daño al intestino impide la absorción de alimentos y nutrientes, lo que da como resultado deficiencias de vitaminas y minerales que reducen todavía más la capacidad corporal de convertir ALA en EPA y en DHA. Cada vez se diagnostican más y más personas con estas condiciones, por lo que es un problema significativo.

Por otra parte, tener grasas omega-3 adecuadas para equilibrar tus grasas omega-6 ayuda a mantener a raya la inflamación, estimula el crecimiento de neuronas en el cerebro para apoyar la memoria y la función cognitiva, permite una comunicación sana entre tu cerebro y tus músculos, promueve un funcionamiento sano de los vasos sanguíneos (para la regulación adecuada de presión) y propicia una buena función cardiaca en general. Prácticamente no existe un sistema corporal que *no* necesite un abastecimiento adecuado de grasas omega-3, tanto los componentes estructurales (los elementos constitutivos de las membranas celulares) como las moléculas de señalización. **Debemos corregir el desequilibrio de estas grasas en nuestro plato y nuestro cuerpo si queremos *prosperar*, no sólo sobrevivir.**

Conforme envejeces te vuelves más deficiente de algunos minerales y vitaminas necesarios para convertir ALA en omega-3 de cadena larga. La resistencia a la insulina —una epidemia creciente— también influye en la baja capacidad que ya tiene tu cuerpo de por sí para convertir ALA en EPA y en DHA. Como sucede con un neumático que pierde aire lentamente con el tiempo, el abastecimiento de omega-3 de cadena larga disminuye conforme envejeces, justo cuando más lo necesitas. En cambio, el omega-6 continúa fluyendo, diluye cada vez más el poco abastecimiento de omega-3 y contribuye todavía más a la carga de tu inflamación sistémica.

¿Qué hacemos ahora?

La verdad es que, al recomendar que consumas muchos aceites vegetales, los médicos, los nutriólogos y los "expertos" del gobierno han estado recomendando precisamente la grasa alimentaria incorrecta, mientras guardan silencio sobre la grasa adecuada. Quizá no se trate de "correcto" e "incorrecto", pues necesitas ambas, omega-6 y omega-3, pero lo que debería destacarse es que necesitas hacer casi lo contrario de lo que sugieren los lineamientos: mucho *menos* omega-6 de aceites vegetales y mucho *más* omega-3 de pescados *grasosos*, carnes de libre pastoreo o yemas de huevo. (Recuerda, el omega-3 es una *grasa*; no obtienes mucho al consumir constantemente alimentos libres de grasa.)

Aquí es donde tiene cabida este libro. *Súper Keto* aclara todos estos puntos sobre los aceites vegetales que se consideran "saludables para el corazón". Ya viste los encabezados y las portadas de revistas que proclaman con orgullo el "regreso de la mantequilla", y puedes dejar de tirar las yemas de huevo a la basura para comer omelets de claras. Pero, ¿es cierto? Ya te mintieron antes. ¿Qué debes creer sobre las grasas? ¿Cuáles son los hechos?

Súper Keto será tu guía. En los siguientes capítulos aprenderás:

- Nuestro patrón cíclico de alimentación cetogénica.
- Cómo y por qué el gobierno y las organizaciones de salud del sector privado recomiendan que dejes las grasas animales y consumas más aceites vegetales, y cómo puede dañar tu salud.
- Por qué tu cuerpo necesita muchas más grasas omega-3 de las que consumes, y por qué muchas personas están en riesgo de una deficiencia.
- Por qué muchos de los efectos negativos en la salud que se han achacado a la grasa saturada en realidad podrían deberse a los aceites vegetales procesados industrialmente.
- Cuánto omega-6 y omega-3 deberías comer para prosperar y vivir bien hasta muy entrada la vejez, y qué alimentos son una buena fuente.
- Cómo ciertas condiciones médicas, medicamentos y otros problemas de estilo de vida influyen en tu riesgo de deficiencia de omega-3.
- Cómo es que una proporción alta de omega-6 a omega-3 puede propiciar un cuadro de diabetes, aumento de peso y obesidad (pista: ¡no se trata sólo de comer menos carbohidratos!).
- Cómo puedes medir tus niveles de omega-3 para ver si necesitas más en un intento de reducir tu riesgo de padecer enfermedad crónico-degenerativa.
- Cómo elegir las formas más saludables de grasa, incluyendo qué alimentos incluir en tu dieta, con qué aceites cocinar y qué suplementos ingerir (si alguna vez te has sentido ansioso en el pasillo de suplementos, ¡ya no será así!).

Súper Keto es justamente eso: una guía para corregir tu equilibrio de grasa y alejarte de enfermedades crónicas, o para ayudar a recuperarte si ya padeces una. ¡Optimiza tus grasas y maximiza tu salud!

CAPÍTULO 1

Perspectiva histórica: demonizar la grasa equivocada

Durante gran parte de la historia de la humanidad la gente valoraba la grasa en sus alimentos. Hoy en día hay cientos de miles de calorías disponibles las 24 horas del día en el supermercado más cercano y podemos ordenar una gran cantidad de comida con el teléfono y pedir que la lleven hasta la puerta de nuestra casa. Pero no siempre fue así. Hasta hace poco las guerras, los desastres naturales y otros acontecimientos imprevistos implicaban que la gente no estuviera muy lejos de la hambruna o, cuando menos, de un cambio en su dieta regular. Por ese motivo, la grasa —la cual provee más calorías que la proteína o los carbohidratos— se valoraba como fuente de energía. Después de todo, eso son las calorías, medidas de la cantidad de energía que contiene un alimento, y solían considerarse como algo *bueno*.

No fue casualidad que nuestros ancestros esperaran hasta el otoño para matar a los animales que iban a comer: los dejaban engordar durante el verano y la primera parte del otoño para que, en el momento de morir, tuvieran suficiente grasa deliciosa y llena de energía. Y no olvidemos que, hasta la década de 1940, nuestras abuelas juzgaban la calidad de la leche que repartían en esas singulares botellas de vidrio por el grosor de la nata que flotaba en la superficie. ¿Cómo pasamos de valorar la grasa como algo que podíamos saborear y disfrutar, algo *necesario*, a saturar los anaqueles del supermercado con productos bajos en grasa o sin ella?

La satanización de la grasa nutricional en general y de la grasa saturada en particular comenzó a mediados de la década de 1950, cuando un investigador llamado Ancel Keys publicó un estudio que parecía indicar una asociación positiva entre el consumo de calorías en la forma de grasa y la muerte por enfermedad cardiaca degenerativa. En otras palabras, mientras más alto era el consumo de grasa en la población, mayor era el índice de muerte por enfermedad cardiaca.[1] Fue una prueba emblemática conocida como Estudio de los Seis Países. Keys en realidad usó información de 22 países, pero cuando se incorporó información de otros 16, que Keys omitió en su estudio, la asociación entre la grasa y la enfermedad cardiaca fue mucho más endeble.[2] Poco tiempo después, un investigador británico, el doctor John Yudkin, demostró que el consumo de azúcar refinada está fuertemente relacionado con el consumo de la grasa, es decir, que las poblaciones con un alto consumo de grasa muchas veces también presentan un alto consumo de azúcar, lo cual indica que el azúcar, y no la grasa, pudo ser la causa de los hallazgos de Keys.[3]

Sin importar cuál de los dos tuviera el argumento más sólido, Keys o Yudkin, esta clase de estudios nunca puede demostrar un efecto causal entre la grasa saturada y la enfermedad cardiaca (EC) porque son de naturaleza *observacional*.[4] En el campo de la investigación de salud y nutrición, un estudio epidemiológico observacional se basa en la observación de una población por parte de los investigadores, quienes hacen anotaciones sobre lo que aquélla come, cómo vive y las consecuencias en su salud, y luego extrapolan esas observaciones en una *hipótesis* general sobre potenciales conexiones entre el antes y el después. Pero hasta que sus hipótesis se demuestren con experimentos científicos, siguen siendo eso, hipótesis, nada más que suposiciones con fundamento.

Como ejemplo de la epidemiología observacional, muchas veces se menciona a la gente que vive en regiones mediterráneas por su excelente salud y longevidad, las cuales se atribuyen por lo general al consumo de aceite de oliva o a una dieta rica en verduras frescas, o incluso a cantidades moderadas de vino. Pero de la misma manera podría deberse a la infraestructura que requiere caminar más y utilizar menos el auto, al aire fresco y al hermoso paisaje de la costa mediterránea, al sentido de camaradería y al respeto que se tiene por los ancianos de la región, o a algún factor completamente desconocido. La epidemiología es fabulosa para generar hipótesis, pero no es confiable para determinar qué factores son responsables en los resultados observados.

Después de que se publicara el Estudio de los Seis Países de Keys, otro investigador, Edward Ahrens, fue el primero en mostrar que cuando la gente cambiaba las grasas animales en la dieta por aceites vegetales procesados (especialmente de maíz, cártamo o semilla de algodón) bajaban sus niveles de colesterol.[5-7] Aún más, las grasas que más elevaban los niveles de colesterol eran el aceite de coco y la mantequilla, ambos altos en grasas saturadas. El hallazgo de Ahrens le dio suficientes municiones a Keys para señalar a las grasas saturadas como causa del colesterol elevado.

Poco después, en 1961, se publicó un estudio que afirmaba que el colesterol alto era el factor de riesgo clave para la EC.[8] Éste fue uno de los primeros chispazos que encendieron el fuego para lo que después se denominó "hipótesis de la dieta y el corazón". Si los niveles de colesterol alto eran una causa importante de enfermedad cardiaca y si la grasa saturada incrementaba los niveles de colesterol, entonces las grasas saturadas debían provocar enfermedad cardiaca. Y puesto que las grasas poliinsaturadas (en su mayoría de aceites vegetales y de semillas) eran conocidas por sus niveles *más bajos* de colesterol, se asumió que eran "saludables para el corazón". **Pero sólo porque A (grasa saturada) lleve a B (colesterol alto) y B esté *asociado* con C (EC), no significa que A (grasa saturada) *provoque* C (EC).**

A pesar de las claras deficiencias de esta hipótesis inestable, en 1961, la Asociación Americana del Corazón (AHA, American Heart Association) recomendó oficialmente que la población reemplazara su consumo de grasa animal por aceites vegetales.[9] La hipótesis de la dieta y el corazón creció de una pequeña flama a un incendio brutal fuera de control incluso en la actualidad, sin importar cuánta agua se vierta constantemente sobre él. Para verlo por ti mismo, recorre la sección de mantequilla en tu supermercado local. Los anaqueles están tan llenos de margarina y untables hechos con aceite vegetal, que es difícil *encontrar* mantequilla de verdad.

¿Cuál es la causa real de la EC?

Todavía está en debate el verdadero mecanismo con el que la grasa saturada aumenta los niveles de colesterol, pero se cree que es provocado por una reducción de la actividad receptora del hígado de lipoproteína de baja densidad (LDL). Ésta es la forma que adopta el colesterol cuando fluye por nuestra sangre. Y si hay menos receptores de LDL, o su actividad se merma, las partículas y el colesterol que cargan se acumulan en la sangre en lugar de llegar al hígado.[10] Las grasas poliinsaturadas tienen el efecto opuesto en la actividad receptora de LDL: la incrementan, lo que reduce el contenido de LDL en la sangre.[11, 12]

Son mecanismos plausibles, pero hay un problema: el incremento de los niveles de colesterol a partir de grasa saturada en estudios con animales sólo ocurrió cuando el consumo de omega-3 era bajo.[13] En otras palabras, un bajo consumo de omega-3 fue el factor que probablemente contribuyó más al colesterol elevado y no el consumo de grasa saturada *per se*. Esto por lo menos debió provocar un ligero replanteamiento de la hipótesis de la dieta y el corazón: **A (bajo consumo de omega-3) lleva a B (colesterol alto), el cual se asocia con C (EC).** Desafortunadamente, como pasó con muchas oportunidades perdidas en la historia de la ciencia de la nutrición, no sucedió. Se ignoraron los matices y los detalles en favor de frases hechas.

Las primeras investigaciones de Keys y Hegsted que señalaban a la grasa saturada como una causa del colesterol alto (llamado *hipercolesterolemia*) no tomó en cuenta el consumo de omega-3. La deficiencia de grasas omega-3 probablemente contribuye no sólo a la hipercolesterolemia, sino al incremento de inflamación, a la coagulación anormal y a la EC.

Durante las décadas posteriores, la hipótesis de la dieta y el corazón llevó a la demonización de la leche, el queso, la mantequilla, el cerdo y la carne de res, porque las grasas saturadas en estos alimentos podían elevar los niveles de colesterol. Pero no todos creyeron que la grasa saturada era dañina. De hecho, había una "controversia sobre colesterol" entre la comunidad científica, que continúa hasta hoy en día, con varios investigadores y médicos de renombre que declaran que ni la grasa saturada ni los altos niveles de colesterol son dañinos para el corazón.[14]

No obstante, la primera edición de los Lineamientos Nutricionales de Estados Unidos, publicada, en 1977, contenía la primera recomendación oficial del gobierno para que todos los estadounidenses restringieran su consumo de grasa saturada y aumentaran el de grasa poliinsaturada hasta 10% del total de calorías, recomendaciones que han permanecido en las actualizaciones de los lineamientos que se realizan cada cinco años desde 1980.[15, 16] De esta manera, desde 1977, la población ha sido sistemáticamente adoctrinada en la idea de que las grasas poliinsaturadas son útiles y que se deben evitar a toda costa las satanizadas grasas saturadas.

La teoría era que esta medida reduciría los niveles de colesterol y, como resultado, también el riesgo de padecer enfermedad cardiaca, pero, como ahora sabemos, cuando el consumo de omega-3 es bajo y el de omega-6 es alto —como suele ser entre la población en general—, disminuir el consumo de grasa saturada propicia un aumento de la síntesis de sustancias que promueven la inflamación y la disminución de la síntesis de sustancias antiinflamatorias, lo que finalmente puede conllevar un *mayor* riesgo de enfermedad cardiaca... ¡Precisamente el opuesto de lo que pretende la recomendación!

Lo que hemos comentado hasta ahora es sólo la punta del *iceberg* de una ciencia nutricional débil. Y puesto que las recomendaciones oficiales sobre la dieta afectan todo, desde la comida de los hospitales y los almuerzos escolares, hasta lo que vemos en los anaqueles de las tiendas y que, por lo general, consideramos "sanos", es momento de adentrarnos un poco más en las investigaciones y ver si lo que *creíamos* saber sobre la grasa todavía es válido, o si, por el contrario, es momento de una actualización considerable.

Aceites vegetales y omega-6: no tan saludables para el corazón como creías

Un estudio nutricional de gran envergadura y a largo plazo, llamado Estudio de las Enfermeras (EE), constató una reducción hasta de 32% de EC cuando los sujetos aumentaban su consumo de grasas poliinsaturadas. También estimó que reemplazar 5% del total de calorías por grasa saturada (GS) con grasas poliinsaturadas (GP) o carbohidratos podía reducir el riesgo de EC hasta 42 y 17%, respectivamente.[17, 18] Una reducción potencial de 42% del riesgo de padecer enfermedad cardiaca es increíble, así que cuando se publicaron estos resultados casi todos estaban convencidos de que la grasa omega-6, la cual obtienes mayormente en la forma de ácido linoleico (AL) de aceites vegetales y de semillas, era buena para el corazón.

Sin embargo, de nueva cuenta, estos estudios eran de naturaleza observacional, así que no podían probar causalidad. Además, los cálculos del consumo de GP estaban basados en un cuestionario sobre alimentación, el cual te pedían indicar cuánto creías consumir de ciertos alimentos y con qué frecuencia los consumías a lo largo de un periodo específico de tiempo. Si te cuesta trabajo recordar qué comiste hace tres días, imagina intentar recordar qué comiste durante los últimos 20 años —uno de los puntos de seguimiento del Estudio de las Enfermeras. En el mejor de los casos, este tipo de cuestionarios genera aproximaciones increíblemente generales del consumo alimentario de la gente; en el peor de los casos, son inútiles. De cualquier manera, constituyen una medida muy pobre para saber qué come la gente en realidad y claramente no se pueden considerar evidencia sólida.[19]

También recomendó reemplazar la grasa saturada con AL omega-6 a partir de otros estudios que mostraban cómo un AL bajo y una GS alta en la sangre se asocian con un mayor riesgo de padecer síndrome metabólico, resistencia a la insulina e inflamación.[20] Es cierto que los niveles bajos de AL en la sangre se asocian consistentemente con un mayor riesgo de EC, muerte por EC y mortalidad por cualquier causa,[21-23] así que estos hallazgos se utilizaron para promover la idea de que el AL es bueno para el corazón y se fomentó el consumo de más aceites vegetales.

Pero lo que no se sabía entonces es que la inflamación oxida el AL, creando metabolitos oxidados de AL y, por ende, disminuyendo los niveles de AL en la sangre.[24, 25] De hecho, en uno de los estudios que observan el AL en la sangre, cuando los investigadores ajustaron otros factores relevantes, los niveles bajos de AL *no* parecían estar fuertemente asociados con un incremento del riesgo de muerte.[26] Esto sugiere que la inflamación puede producir bajos niveles de AL en la sangre y que es aquélla, y no el consumo nutricional bajo de AL, lo que promueve el incremento en el riesgo de EC y muerte. Los bajos niveles de ácido linoleico en la sangre quizá sean un marcador de más inflamación en tu cuerpo y no reflejan necesariamente la cantidad de esta grasa en tu dieta. Así que, si tienes un conteo bajo de ácido linoleico en la sangre, sería mejor que disminuyeras la inflamación en lugar de consumir aceites vegetales ricos en omega-6.

La cantidad de ciertas grasas que comes no se correlaciona automáticamente con la cantidad de las grasas que terminan en el torrente sanguíneo. El cuerpo humano no es tan simple. Después de todo, si comes muchas espinacas, tu sangre no se vuelve verde. Los compuestos de los alimentos que consumes pasan por una gran cantidad de procesos bioquímicos que alteran significativamente su estructura y su cantidad antes e incluso después de que entran a tu torrente sanguíneo.

Las dietas mediterráneas

La región del Mediterráneo es conocida por tener un riesgo bajo de padecer enfermedad cardiovascular, diabetes, cáncer y depresión,[27] y la fama de la dieta mediterránea se puede rastrear hasta esa figura familiar, Ancel

Keys, junto con su investigación epidemiológica de las décadas de 1950 y 1960.[28] Keys observó 16 áreas de siete países y descubrió que las zonas mediterráneas (Italia, Creta y Dalmacia del Sur, en Croacia) tenían índices menores de enfermedad cardiaca que Estados Unidos y el norte de Europa.[29] Japón también se distinguió por un índice muy bajo de enfermedad cardiaca. Al basarse en esta investigación, publicada como Estudio de los Siete Países, Keys concluyó que la grasa saturada era "el peor villano alimentario".[30] Sin embargo, Keys dejó fuera del estudio que las poblaciones mediterráneas citadas no consumían grandes cantidades de aceites de semillas industrializadas.

El problema era que no había un *solo* patrón de alimentación mediterránea. Las dietas variaban de país a país, y no todas las regiones de poblaciones longevas y con índices bajos de enfermedad cardiaca evitaban la carne y los lácteos. Piensa en Francia e Italia: ¡no comían precisamente un *Brie* bajo en grasa o un *prosciutto* sin grasa!

Mientras que el Estudio de los Siete Países se utilizó para demonizar todavía más a la grasa saturada por su papel en los niveles altos de colesterol, ni siquiera se comentó el consumo de grasa omega-3; en los análisis alimentarios sólo se informó acerca de los consumos de grasa saturada, monoinsaturada y poliinsaturada total.[31] Así pues, el Estudio de los Siete Países no podía afirmar con seguridad que los mayores índices de enfermedad cardiaca en Estados Unidos y el norte de Europa se debían a que sus poblaciones consumían más grasa saturada o menos omega-3. Si se hubiera medido el consumo de omega-3 podríamos haber culpado a su bajo consumo, y no a la grasa saturada, de la epidemia de enfermedad cardiaca.

Los investigadores escondieron todos estos detalles bajo el tapete y la grasa saturada cargó sola con la culpa de la diferencia entre los países y las regiones del Mediterráneo con mayores índices de enfermedad cardiaca. Si hubiera sido un juicio en contra de la grasa saturada por sus crímenes contra la salud cardiaca, cualquier jurado inteligente se hubiera reído de esta "evidencia" y la hubiera desechado.

Otras investigaciones sobre grasa nutricional

La dieta mediterránea sólo es un patrón de alimentación entre muchos que se han estudiado con la esperanza de identificar factores individuales que puedan ayudar o dañar la salud en general y la salud cardiovascular en particular. Desafortunadamente, las debilidades que plagan las investigaciones sobre la alimentación mediterránea no son exclusivas de esa región y Ancel Keys no fue el único científico en sacar conclusiones equívocas que después se convirtieron en las reglas alimentarias locales. Veamos los hallazgos de otros países y si sustentan la hipótesis de la dieta y el corazón, o si tienen más huecos que un trozo de queso emmental.

Antes mencionamos que Japón era reconocido por sus bajos índices de enfermedad cardiaca. Pero no sólo eran bajos. A finales de la década de 1960, Japón tenía el último lugar en muertes por enfermedad coronaria y el último en consumo de grasa saturada.[32] Parecía un caso cerrado, ¿no?

El consumo más bajo de grasa saturada y el índice más bajo de muertes por EC. Pero recuerda: sólo es una asociación. El hecho de que estos dos aspectos ocurran juntos no significa en automático que uno provoca el otro. Junto con su bajo consumo de grasa saturada, los japoneses también tenían un bajo consumo de grasas omega-6 y un alto consumo de omega-3. Pero cuando los japoneses emigraron a Hawai, aumentó su riesgo de EC. Keys culpó de este hecho al aumento en el consumo de grasa saturada, pero también pudo haberse debido a la reducción de la cantidad de omega-3 que los japoneses acostumbraban comer en su dieta rica en mariscos.[33, 34]

Diversos estudios epidemiológicos descubrieron asociaciones entre los elevados niveles de colesterol y un mayor riesgo de EC,[35] pero muchos otros *no* encontraron esa asociación. A pesar de esta inconsistencia, los estudios que sí observaron asociaciones se utilizaron para apoyar todavía más la idea de que la grasa saturada era el enemigo alimentario número uno. Es el equivalente a "elegir a la carta". Es una práctica peligrosa que los investigadores se enfoquen en los estudios y la información que sustente sus hipótesis mientras minimiza o ignora por completo los que no. Las investigaciones sobre las grasas en la dieta están plagadas de esta selección parcial, una de las razones de que haya tantos encabezados en los diarios y las revistas contradictorios sobre alimentación hoy en día.

La confusión con el colesterol

Años más tarde, cuando ya se había publicado una gran cantidad de artículos científicos, el investigador Peter Parodi concluyó que los estudios epidemiológicos —los que sólo podían crear hipótesis y no establecer causa y efecto— no sustentaban el papel de la grasa saturada en la causa de la enfermedad cardiaca. De hecho, Parodi señaló que si bien las grasas saturadas incrementan el colesterol LDL (llamado "malo"), también aumentan el HDL (el "bueno"), y todavía más si la grasa saturada es aceite de coco.

Aunado a ello, las grasas saturadas tenían otro beneficio potencial: reducen las partículas pequeñas y densas de LDL y de otra clase de lípido llamado *lipoproteína*,[36] ambas consideradas indicadores más certeros del riesgo cardiovascular, en lugar del colesterol total o LDL. A partir de una visión más amplia de los cambios que se dan en los lípidos en la sangre con distintos consumos de grasa saturada, se demostró que los indicadores de la salud cardiaca podían *mejorar* si se aumenta el consumo de grasa saturada, especialmente si ésta reemplaza al azúcar y a otros carbohidratos refinados.[37]

Recuerda que la "grasa saturada" es un término genérico para una mezcla de distintas grasas individuales, cada una con sus propiedades particulares. Algunas de ellas son resultado de la cantidad de átomos de carbono en las grasas. Por ejemplo, respecto de la elevación de los niveles de colesterol total y LDL, el ácido láurico (12 carbonos) es más potente que el ácido mirístico (14 carbonos) y mucho más potente que el ácido esteárico (16 carbonos).[38] Lo que se ignora convenientemente es el curioso hecho de que el ácido láurico también incrementa el HDL. Casi todo el efecto incremental que tiene el ácido láurico en el colesterol total parte de que suele elevar el HDL, razón de que un mayor consumo de grasa saturada pueda propiciar un índice menor de colesterol total frente al HDL —índice que es un predictor mucho más poderoso del riesgo de EC que el LDL—.[39] Lo que se llama "una verdad incómoda".

Otro punto incómodo es que el famoso Estudio Framingham, una investigación epidemiológica a largo plazo de una población de Framingham, Massachusetts, mostró que el bajo consumo de grasa saturada y colesterol están asociados con el incremento de las partículas pequeñas y densas de LDL; nuevamente, un factor de riesgo más potente que el LDL en sí.[40] (Quizá estés acostumbrado a ver "LDL" en los resultados de tus análisis, pero no hay sólo una clase de LDL. Existen varios subtipos, cada uno con sus propias características y efectos, de la misma manera que hay distintos tipos de grasa saturada.)

Al mismo tiempo, otros estudios exhibieron que un mayor consumo de grasa saturada se asocia con un incremento de las partículas grandes y esponjosas de LDL y con una merma de las partículas pequeñas y densas.[41] Esto es fundamental porque se considera que la preponderancia de partículas pequeñas y densas de LDL (llamadas patrón B) es probablemente más dañina para la salud cardiovascular que la de partículas grandes y esponjosas (patrón A). La razón de lo anterior es que las partículas pequeñas y densas de LDL pueden penetrar las paredes arteriales con más facilidad que las partículas grandes.

Las partículas pequeñas también pasan más tiempo en el torrente sanguíneo, lo que aumenta su propensión a la oxidación, una clase de daño bioquímico.[42] Ya conoces la oxidación: cuando algunos metales se tornan rojizos o cuando una manzana o un aguacate cambian de color por la exposición al aire. Este proceso también ocurre dentro del cuerpo humano. Y las lipoproteínas que transportan el colesterol pueden dañarse de la misma manera, así como el ADN y las grasas estructurales en nuestras membranas celulares.

Los investigadores descubrieron que casi todos los estudios presentan una asociación positiva entre la elevación de las partículas pequeñas y densas de LDL y el riesgo de EC: mientras mayor cantidad, mayor riesgo.[43, 44] Así pues, cuando la gente deja de consumir grasa saturada, que por lo general provoca un incremento de las partículas pequeñas y dañinas de LDL, puede estar aumentando su riesgo de padecer enfermedad cardiaca. Un estudio incluso demostró que los hombres con partículas LDL de patrón A (grandes y esponjosas) que consumían una dieta baja en grasa y alta en carbohidratos mostraban un incremento en esas partículas dañinas de patrón B (pequeñas y densas). Como si eso no fuera suficiente para acabar con el mito de que "la grasa saturada es mala para ti", la dieta que siguieron estos hombres también elevó sus triglicéridos y bajó el colesterol HDL,[45] lo que indica un riesgo todavía peor de enfermedad cardiovascular.

Como sucede con todo lo que hemos comentado hasta ahora, no es una cuestión de blanco o negro. Los triglicéridos altos por sí solos pueden ser problemáticos para la salud cardiaca. El HDL bajo puede ser un problema. ¿Juntos? El riesgo de enfermedad cardiovascular no se suma, sino que se multiplica. **Una dieta baja en grasa y alta en carbohidratos *incrementará* tu riesgo cardiovascular en lugar de bajarlo.**

Esto es particularmente cierto si reemplazas la grasa saturada con carbohidratos refinados, un intercambio que induce el cambio de partículas grandes de LDL, relativamente benignas, a partículas más dañinas y pequeñas. Así que, si pasaste años —pueden ser décadas, incluso— despreciando la mantequilla o el queso crema en favor de una mermelada de naranja o una jalea de uva sin grasa para untarla sobre tu bagel, formaste parte, sin saberlo, de un experimento nutricional que tal vez comprometió tu salud cardiaca. Para eso nos servía seguir los lineamientos oficiales de alimentación.

Pruebas clínicas: cuando las investigaciones se vuelven reales

Gran parte de las investigaciones que hemos revisado hasta ahora eran de naturaleza observacional y epidemiológica. Cambiemos el rumbo ahora para analizar pruebas clínicas. Los protocolos para ellas dentro de la investigación nutricional varían, pero en general son estudios con dos o más grupos que se analizan por diversos problemas o estados de salud. Se observa su dieta y sus hábitos de estilo de vida normales, o se implementa alguna clase de cambio durante un periodo de tiempo en específico. Al final de la prueba se analiza de nuevo para ver las diferencias, si es que hubo alguna. Algunas veces esas pruebas se diseñan para buscar resultados específicos, como si una dieta baja en carbohidratos resulta en una pérdida de peso mayor que una dieta baja en grasa, o si un suplemento de vitamina D reduce el riesgo de osteoporosis.

Estas pruebas suelen producir hallazgos más fidedignos que las encuestas epidemiológicas, pero siguen teniendo sus puntos débiles. El más significativo es que es casi imposible controlar todos los factores que intervienen en la salud, factores completamente ajenos a la dieta o a los cambios de suplementos, como el estatus socioeconómico del sujeto, la cantidad de ejercicio que realiza, la calidad y la cantidad de su sueño, y su nivel de estudios, entre otros.

También es difícil controlar cuestiones *relacionadas* con la dieta. Por ejemplo, si sólo se hizo un cambio, como reducir el consumo de carne roja, ¿qué pasa con todas las *demás* partes de la dieta del sujeto? Para empezar, es probable que no todos coman y beban exactamente lo mismo, y como hemos visto, los alimentos y los nutrientes no existen aislados, sino que interactúan entre sí; por lo tanto, su efecto se determina en parte por los elementos *con* los que se consumen en el contexto global de la dieta y el estilo de vida. A menos de que todo esto esté controlado, es posible que los resultados de las pruebas muestren conexiones que en realidad no existen.

Los investigadores lo comprenden e intentan controlarlo para nivelar la situación, por así decirlo. Pero no es posible neutralizar completamente *cada* factor que pueda tener un papel en los resultados. No obstante, con la excepción de los estudios de doble ciego, controlados con placebo (virtualmente imposibles de hacer con las dietas; sabes si estás comiendo más o menos brócoli), esta clase de pruebas clínicas —llamadas pruebas de intervención— se encuentran entre las mejores herramientas que tenemos. Revisemos algunas de las más famosas relacionadas con las grasas saturadas y poliinsaturadas. ¿Sus hallazgos provocaron cambios importantes en la dieta o resultaron ser mucho ruido y pocas nueces?

El Estudio del Hospital Psiquiátrico Finlandés (EHPF) frecuentemente se ha utilizado como evidencia de que los aceites de semillas industrializadas son buenos para la salud cardiaca, ya que los sujetos que aumentaron su consumo mostraron menos riesgo de muerte por EC. Sin embargo, hubo serios errores en el estudio. El EHPF fue una prueba de prevención primaria realizada con hombres de mediana edad en dos hospitales psiquiátricos desde 1959 hasta 1971.[46] La "prevención primaria" significa que previene la *primera* aparición de algo, como un ataque cardiaco o un infarto. (La prevención secundaria implica prevenir un segundo evento.) En un hospital, los sujetos consumían una dieta rica en omega-6; se reemplazó la mantequilla con margarina rica en ácidos grasos poliinsaturados y la leche con leche fortificada con aceite de soya... ¡Delicioso! Los sujetos en el otro hospital recibieron la dieta normal del lugar sin cambiar la grasa saturada por omega-6.

En su momento, la margarina era la principal fuente de grasas trans artificiales y se eliminó del grupo de intervención de omega-6. De esta manera, la intervención con omega-6 no sólo se redujo, sino que también disminuyó la intervención de grasas trans, lo que fácilmente pudo inclinar los resultados del estudio a favor del omega-6. (Las grasas trans artificiales se crean al manipular químicamente los aceites líquidos para que se comporten como grasas sólidas: es como se consigue que las margarinas de aceites de maíz y de soya sean sólidas a temperatura ambiente. Y, *definitivamente,* elevan los niveles de LDL.)

Más adelante, modificaron las dietas seis años después y los pacientes pudieron alternar en la prueba, así que no todos los que iniciaron el estudio consumieron ambas dietas durante seis años. Además, los pacientes en el EHPF no se agruparon al azar y había diferencias entre los dos grupos en cuanto a presión arterial, hábito de fumar y uso de medicamentos psicotrópicos. Específicamente, entre el grupo de omega-6, menos sujetos usaban medicamentos antipsicóticos que son tóxicos para el corazón e incrementan el riesgo de muerte repentina. Son la clase de variables contradictorias que los investigadores *supuestamente* deben controlar.

Puesto que los sujetos no fueron ordenados aleatoriamente, los resultados que favorecieron al omega-6 pudieron deberse a la reducción de grasas trans industrializadas en el grupo de omega-6 o al uso incremental de medicamentos cardiotóxicos en el grupo con dieta normal. ¡O deberse sólo al azar![47] Podrías echar los dados y adivinar el resultado de la misma manera que podrías descubrir cuál de los múltiples factores involucrados fue responsable de la reducción en el índice de mortandad por EC en el grupo de omega-6. Un resultado sobre el que no se necesita elucubrar: el EHPF no es una prueba fehaciente de que consumir más aceites vegetales ricos en omega-6 es bueno para el corazón.

Otra prueba que vale la pena comentar es el Estudio de los Veteranos de Los Ángeles. Fue una prueba de doble ciego al azar, la cual duró ocho años e involucró a más de 800 veteranos hombres con EC diagnosticada y sin diagnosticar.[48] Los investigadores compararon una dieta convencional (con 40% de calorías de grasa, principalmente animal) con una dieta rica en omega-6, en la cual se reemplazaron dos tercios de la grasa animal aproximadamente con aceites vegetales, sobre todo de maíz, soya, cártamo y semilla de algodón. El consumo de grasa saturada en la dieta convencional constituía 18% del total de calorías, comparado con sólo 8% en la dieta alta en omega-6; la grasa poliinsaturada en la dieta convencional era sólo 5% del total energético, comparado con 16% en la cohorte de omega-6.

¿Qué sucedió? ¿Cambiar parte de la grasa animal por aceites vegetales hizo que los sujetos fueran inmunes a la enfermedad cardiaca? En realidad, no. Los sujetos que consumieron la dieta rica en omega-6 vieron caer sus niveles de colesterol 13%, *pero esta reducción no tuvo un impacto significativo en el índice de ataque cardiaco o muerte repentina.*

Hubo menos eventos arterioscleróticos fatales en la cohorte de omega-6, pero el estudio no se diseñó específicamente para buscar este resultado. Era una cuestión secundaria y experimental, así que el estudio no se creó para controlar los factores contradictorios. Aun así, no escondamos este importante hallazgo bajo el tapete ni pretendamos que no existe, como muchos investigadores nutricionales y del campo de la salud tienden a hacer con los datos potencialmente incómodos. Está bien, los sujetos que comían menos grasa saturada y más GP experimentaban menos eventos arterioscleróticos. ¿Existen explicaciones plausibles para esto además de la diferencia en las grasas alimentarias? Muchas.

En primer lugar, al inicio del estudio, el grupo de omega-6 tuvo menos fumadores en general, así como menos fumadores *empedernidos* que el grupo siguiendo una dieta convencional. En el grupo de omega-6 había 99 no fumadores, mientras que en el grupo de dieta convencional había 86; había 38 personas que fumaban dos cajetillas al día en el grupo de omega-6, frente a 57 del grupo convencional, y había siete fumadores de más de dos cajetillas al día contra 13 del grupo convencional.

Si consideramos los efectos extraordinariamente dañinos del cigarro en el corazón y en todo el sistema cardiovascular, no podemos tomar a la ligera estas diferencias. En segundo lugar, al inicio del estudio, el grupo de omega-6 tenía menos personas que ya habían sufrido un ataque cardiaco, comparado con el grupo convencional (327 *versus* 349, respectivamente), y menos sujetos con sospecha de un ataque cardiaco "probable" o "posible", como indicaron sus electrocardiogramas.

Finalmente, los sujetos en el grupo de omega-6 consumían casi diez veces más vitamina E que las personas en el grupo de controles. Con un consumo mucho más bajo de esta vitamina —que los propios investigadores catalogaron como "claramente deficiente"—, el grupo en la dieta convencional tenía un riesgo mayor de EC desde el principio. Las investigaciones sobre vitamina E y salud cardiaca indican que este compuesto puede reducir el índice de mortandad por ataque cardiaco, así que un consumo menor por sí solo puede ser responsable de la incidencia elevada de EC entre el grupo de alimentación convencional.[49] Suma eso al hecho de que el grupo convencional incluía más fumadores empedernidos y más sujetos con evidencia documentada de una mala salud cardiaca; por eso el estudio se inclinaba a favor del grupo de omega-6 desde el inicio.

El consumo de grasas trans fue otro elemento confuso en esta prueba, como en el Estudio del Hospital Psiquiátrico Finlandés que comentamos antes. El consumo de grasas trans se restringió en el grupo de omega-6, pero superaba los dos gramos al día en el grupo de control.[50] Además, el consumo diario de omega-3 (en la forma de ácido alfalinolénico, ALA) era mucho más alto en el grupo de omega-6 que en el grupo siguiendo una dieta convencional (alrededor de 700 mg al día *versus* 100 mg al día, respectivamente). De hecho, se descubrió que el grupo de control era abiertamente deficiente de ALA.[51] Este estudio estaba plagado de deficiencias que bien pudieron interferir con los resultados y no puede ser evidencia de que debamos limitar nuestro consumo de grasas saturadas y reemplazarlas con aceites vegetales altos en omega-6. Otro que muerde el polvo, como dicen por ahí.

El Estudio Coronario de Minnesota fue un intento fallido más en este campo de investigación. Duró cuatro años y medio y fue una prueba clínica de doble ciego, al azar, que involucraba a más de 9 000 hombres y mujeres de seis hospitales psiquiátricos de Minnesota y un asilo.[52] (Si te preguntas por qué los estudios de intervención nutricional a veces se realizan en instituciones psiquiátricas, es porque facilita el control de la dieta, ya que en casa las personas quizá no se adhieran completamente a la dieta indicada por los investigadores.) Esta prueba comparaba una dieta de controles con una dieta de tratamiento baja en grasa saturada, alta en grasa poliinsaturada y con la misma cantidad de grasa monoinsaturada, pero menos colesterol. Los sujetos pasaron, en promedio, poco más de un año en la dieta prescrita.

¿Cómo resultó? Bueno, los sujetos en el grupo de tratamiento —el que incluía menos grasa saturada y más poliinsaturada— observaron un descenso mayor en los niveles de colesterol, comparado con los sujetos de la dieta de control. Hubo 289 muertes entre los hombres y las mujeres del grupo de tratamiento de omega-6, comparado con 248 en el grupo de control. Alguna diferencia de mortandad en el grupo de omega-6, pero no lo suficiente para ser significativa en el mundo de la investigación. No hubo incremento en el riesgo cardiovascular de los hombres, pero las mujeres en el grupo de omega-6 experimentaron un incremento alarmante de muerte por EC (más de 28%), eventos cardiovasculares no fatales (más de 25%) y mortandad por cualquier causa (más de 17%).[53]

Esta prueba indica claramente que es poco probable reducir el riesgo cardiovascular al reemplazar la grasa saturada con grasa poliinsaturada (sobre todo en la forma de omega-6 de fuentes como margarina y aceites vegetales), y en realidad puede *incrementar* el riesgo de EC en mujeres. Aunado a ello, de nueva cuenta tenemos un estudio en el cual *bajó* el colesterol general, pero *subió* el índice de mortalidad por enfermedad cardiaca y otras causas, al menos entre las mujeres.

Pruebas clínicas con distintos hallazgos

Hay varias pruebas clínicas con resultados opuestos a los mencionados arriba y no escuchamos mucho sobre ellas. El estudio del Club Anticoronario descubrió que al reemplazar la grasa saturada con omega-6 había más muertes por EC y casi cuatro veces la cantidad de muertes por todas las causas.[54] De hecho, hubo un aumento de 71% en el índice de muerte por otras causas que no fueran EC en quiénes cambiaron la grasa saturada por omega-6.[55, 56] Así pues, este estudio sugiere que, al reducir tu consumo de grasa saturada e incrementar el de omega-6 —exactamente lo que te han recomendado desde finales de la década de 1970—, tendrás más riesgo de morir por enfermedad cardiaca y otras causas.

El estudio Rose sobre el aceite de maíz ("Aceite de maíz en el tratamiento de la cardiopatía isquémica") descubrió que los sujetos que consumían aceite de maíz o aceite de oliva tenían peores resultados de salud que los sujetos del grupo de control.[57] Se dividieron 87 pacientes al azar en tres dietas: una dieta de control, una dieta que limitaba la grasa animal y suplementaba con aceite de oliva, y una dieta que restringía la grasa animal y suplementaba con aceite de maíz en lugar de aceite oliva. Al final de la prueba, la proporción de pacientes vivos, sin haber sufrido un segundo ataque cardiaco fatal o no fatal, era de 75, 57 y 52% en el grupo de control, en el de aceite de oliva refinado y en el de aceite de maíz, respectivamente.[58] Lo anterior, a pesar del hecho de que los niveles de colesterol de los sujetos bajaron en el grupo de aceite de maíz. Ese galón de plástico lleno de aceite de maíz que ves en el supermercado probablemente parece mucho menos atractivo ahora, ¿cierto? Deja que lo pongan en oferta. No lo quieres sin importar qué tan barato sea.

Recuerda que muchas personas que ya sufrieron ataques cardiacos u otros eventos cardiovasculares tienen un nivel de colesterol normal o incluso *bajo*. No podemos insistir lo suficiente sobre este punto: *bajar los niveles de colesterol no confiere una protección automática contra la isquemia miocárdica o la enfermedad cardiaca*. Los estudios que pretenden demostrar que los aceites vegetales son mejores para la salud cardiaca que las grasas animales saturadas sólo porque disminuyen los niveles de colesterol de las personas, son castillos de naipes que se derrumban fácilmente. Si te estás preguntado por qué pasaste tantos años utilizando untables de aceite vegetal con saborizantes y colorantes artificiales en lugar de mantequilla, no eres el único.

En el Estudio de Lyon de la Dieta y el Corazón (ELDC), los sujetos que ya habían tenido un evento de ataque cardiaco, una dieta de tipo mediterránea que *reducía* el omega-6 propició una disminución de 70% del índice de muerte y eventos cardiovasculares, en comparación con una dieta baja en grasa tradicional.[59] Así es: esta útil dieta mediterránea ofreció *menos* calorías en la forma de omega-6, comparada con la dieta tradicional.[60] El consumo de ALA omega-3 fue un poco mayor en el grupo de la dieta mediterránea, de manera que el Estudio de Lyon no demostró que el consumo alto de omega-6 era bueno para el corazón, sino que reducir la proporción entre el omega-6 y el omega-3 disminuía los eventos cardiovasculares y la muerte. Al considerar los estudios que hemos comentado, lo siguiente no será ninguna sorpresa: **todos estos beneficios ocurrieron sin ninguna reducción significativa de los niveles de colesterol.**

Predimed fue una gran prueba clínica al azar, con más de 7 400 pacientes.[61] Se compararon dos dietas mediterráneas con una dieta tradicional baja en grasa. Las dos primeras incluían sesiones con un consejero nutricional y 140 gramos de aceite de oliva extravirgen (AOEV) como suplemento al día, o sesiones con un consejero nutricional y 30 gramos de nueces, específicamente nueces de Castilla, almendras y avellanas. Las nueces de Castilla tienen un gran contenido de AL y ALA, mientras que las almendras son altas en GM. Así, una dieta mediterránea era alta en GM (por el AOEV) y la otra era una combinación alta en GM por el aceite de oliva, el omega-6 y el omega-3 de las nueces.

La dieta baja en grasa ponía énfasis en la reducción de todo tipo de grasa, incluyendo el aceite de oliva, las nueces, las salchichas, los cortes de carne con grasa y los pescados grasosos. A los sujetos en la dieta baja en grasa se les recomendó que comieran carnes magras, lácteos bajos en grasa, cereales, papas, pasta, arroz, frutas y verduras. Comparada con la dieta baja en grasa, la dieta mediterránea con AOEV y la dieta mediterránea con nueces redujeron el índice de ataque cardiaco, infarto y muerte por causas cardiovasculares hasta 30 y 28%, respectivamente. El índice de mortalidad por cualquier causa, no sólo por cuestiones cardiovasculares, fue ligeramente menor en la dieta mediterránea con AOEV, que en la dieta baja en grasa.

Los sujetos de las tres dietas consumieron aproximadamente la misma cantidad de pescados y mariscos, así que las diferencias en el consumo de omega-3 marino (EPA y DHA) probablemente no eran responsables de los beneficios patentes entre las dos dietas mediterráneas, comparadas con la dieta baja en grasa. La grasa monoinsaturada era un poco más alta en las dos dietas mediterráneas, a diferencia de la dieta baja en grasa, pero sólo ligeramente. Los cambios en el consumo de AL tampoco explican los beneficios de las dietas mediterráneas, puesto que se redujo el consumo de AL en la dieta con AOEV, pero aumentó en la dieta con nueces. Aun así, ambas dietas mostraron beneficios para la salud cardiaca y el índice de mortalidad en general.

Entonces, ¿cuál fue el factor protector? El principal cambio alimentario que ocurrió con la dieta mediterránea que incluía AOEV comparada con la dieta de control fue una reducción importante de aceite de oliva refinado y un incremento de AOEV de alta calidad. El consumo total de AOEV en la dieta mediterránea que lo incluía era de aproximadamente 50 mililitros al día. Ocurrieron cambios similares, aunque menos significativos, en el grupo con nueces gracias a una reducción del aceite de oliva refinado en favor del AOEV. En este mismo grupo, el consumo total de AOEV fue de 32 mililitros al día. En comparación con la dieta baja en grasa, ambas dietas mediterráneas tuvieron incrementos sustancialmente mayores en el consumo de AOEV.

La principal conclusión de este estudio es que eliminar el aceite de oliva refinado y aumentar el consumo de un AOEV de mejor calidad seguramente fue el factor responsable de los beneficios a la salud observados en las dos dietas mediterráneas. (La dieta mediterránea con nueces también pudo haber aportado otros beneficios de ellas.) Curiosamente, aun cuando la dieta baja en grasa pretendía ser eso, baja en grasa, pero no necesariamente baja en calorías, este grupo consumió menos calorías que los otros dos. A pesar de ser más elevadas en calorías, las dos dietas mediterráneas eran mejores que la dieta baja en grasa para la salud general y para la salud cardiovascular en particular. Casi hace que te arrepientas de despreciar ese hermoso trozo de *prosciutto* tradicionalmente curado por una pechuga de pollo seca y sin piel.

Los beneficios para el grupo de dieta mediterránea con AOEV tuvieron lugar a partir de un consumo de ácido linoleico exactamente de 5% del total de calorías, el rango mínimo que recomiendan algunos investigadores. El estudio mostró que se pueden reducir los eventos cardiovasculares sin añadir AL, y también se pueden *reducir* cuando el consumo de AL representa 5% del total de calorías. Aquí tienes dos estudios controlados al azar (el Estudio de Lyon de la Dieta y el Corazón y Predimed) que prueban dietas mediterráneas y cuyos resultados no sustentan la recomendación de la AHA de comer entre 5 y 10% de tus calorías en la forma de ácido linoleico omega-6. ¿Se te antoja comer grasas saludables? Vierte una porción generosa de AOEV sobre tu ensalada y añade un puñado de nueces de Castilla encima.

Estudios sobre el omega-3

Ya llevamos algunas páginas escudriñando los estudios relacionados con las grasas omega-6. Cambiemos la dirección hacia las investigaciones sobre omega-3. Antes de 2005 los estudios que analizaban las grasas omega-3 marinas (de pescados o suplementos de EPA/DHA) mostraban reducciones consistentes en el índice de mortalidad por EC y en general.[62] Sin embargo, estudios más recientes no han podido confirmar estos hallazgos, enturbiando las aguas y creando confusión entre las personas que buscan mejorar su salud. Es un problema que los encabezados de las noticias sean tan contradictorios. Necesitamos aclarar algunos puntos porque esto tiene grandes implicaciones sobre lo que comes y el dinero que inviertes en suplementos. ¿El EPA y el DHA son buenos o malos para ti? ¿El salmón salvaje merece su reputación de "superalimento"? Tantas dudas son suficientes para que te den ganas de darte por vencido y llegar a la primera franquicia de comida rápida que encuentres. (¡Pero no lo hagas!)

Muchos estudios recientes que de pronto cuestionan los beneficios del omega-3 están plagados de puntos débiles y de factores contradictorios. Los siguientes problemas explican las discrepancias entre ellos y las primeras investigaciones. Por ejemplo:[63, 64]

1. **Se utilizó una dosis insuficiente de omega-3.** Tal vez se habría visto un beneficio si los estudios les hubieran dado dosis más grandes de omega-3 a las personas que lo necesitaban.
2. **Consumo alto de omega-6.** Recuerda que las grasas omega-3 y omega-6 necesitan estar en equilibrio; cuando el consumo de omega-6 es alto, se requiere más omega-3 para neutralizarlo.
3. **Tratamientos médicos actuales.** Ciertos medicamentos u otros tratamientos pueden interferir con los efectos del omega-3 o prevenir que muestre los efectos que tendría ante la ausencia de estos factores.
4. **Un periodo de seguimiento muy corto.** La salud no se transforma mágicamente de la noche a la mañana; puede tomar tiempo que se manifiesten los cambios en el consumo de grasa, ya sea por medio de alimentos o de suplementos, y algunos estudios simplemente duran muy poco tiempo como para considerar esto.
5. **La falta de potencia estadística que muestre el beneficio.** Los estudios tal vez tenían muy pocos sujetos o muy pocos puntos de contenido para proveer resultados precisos y confiables.

Por otra parte, los primeros estudios a favor de los efectos beneficiosos del EPA y el DHA no tuvieron estos problemas, así que miremos algunos de ellos con detalle. El Estudio de la Dieta y el Reinfarto (DART, Diet and Reinfarction Trial) descubrió que entre los pacientes que ya tenían un historial de ataque cardiaco, quienes recibieron la recomendación de incrementar su consumo de pescados grasosos tuvieron una reducción de 29% y dos años de mortalidad por cualquier causa, comparado con las personas que no recibieron la recomendación.[65] Quienes no querían comer pescado recibieron un suplemento de omega-3 con EPA y DHA, el cual redujo la mortalidad en general hasta 50 por ciento.[66]

El estudio GISSI-Prevenzione (GISSI-P) fue una prueba controlada al azar que analizó un suplemento de EPA/DHA en más de 11 000 pacientes que recientemente habían tenido un ataque cardiaco. Quienes recibieron el suplemento tuvieron reducciones considerables en segundos ataques cardiacos no fatales, infarto y muerte,[67, 68] así como una reducción de 30% en el índice de muerte por problemas cardiovasculares y una reducción de 45% en el índice de muerte cardiaca súbita. La misma dosis de omega-3 se utilizó en otra prueba italiana controlada al azar (GISSI-Fallo Cardiaco), que analizó el omega-3 en casi 7 000 pacientes con insuficiencia cardiaca. En aquellos que recibieron el suplemento, la mortalidad por cualquier causa se redujo significativamente, así como las hospitalizaciones por cuestiones cardiovasculares.[69] Es un récord impresionante para una humilde grasa.

En un estudio japonés con más de 18 000 pacientes con colesterol alto, tomar 1 800 mg de EPA al día redujo la incidencia de muerte cardiaca súbita, ataques cardiacos fatales y no fatales, y eventos de enfermedad cardiaca coronaria no fatal incluso tomado con pequeñas dosis de estatinas, que en teoría ya deberían haber reducido el riesgo de estos resultados.[70] En una cohorte de pacientes japoneses que ya habían experimentado un evento cardiaco importante, o un infarto, suplementar con EPA propició una reducción de 19% de los eventos cardiacos importantes y de 20% de infartos recurrentes.[71, 72] Recuerda que ese estudio se realizó en Japón, donde la dieta común ya es muy alta en omega-3. El omega-3 adicional parecía beneficiar la salud cardiaca *todavía más*.

En el Estudio de la Dieta y la Intervención de Omega-3 (DOIT, Diet and Omega-3 Intervention Trial), una prueba más reciente, controlada al azar, con más de 500 hombres noruegos, quienes recibieron un suplemento de omega-3 (dos gramos de EPA/DHA al día, aproximadamente) mostraron una disminución de 47% en el índice de mortandad en general,[73] lo cual sugiere que el EPA y el DHA pueden reducir la mortandad en quienes nunca han tenido un problema cardiovascular. Incluso si nunca has tenido un ataque cardiaco, consumir 2-4 gramos de EPA/DHA puede ayudarte a vivir más tiempo.

En conjunto, **las investigaciones sobre el omega-3 en la salud cardiaca indican que estas grasas tan especiales son beneficiosas para el sistema cardiovascular en personas que nunca han tenido un problema cardiaco o ya lo tuvieron.**

Recomendaciones nutricionales de verdad

Gracias a los Lineamientos Nutricionales de Estados Unidos de 2015, los aceites de semillas industrializadas ahora tienen su propia categoría como parte de un "patrón de alimentación saludable". En la actualidad se recomienda que toda la población consuma hasta 27 gramos de aceites de semillas industrializadas al día (alrededor de cinco cucharaditas). Esa recomendación probablemente *aumentará* el índice de enfermedades crónicas, incluyendo enfermedad cardiaca y cáncer. Recomendamos una alternativa: nuestro patrón cíclico de alimentación cetogénica.

Una **dieta cetogénica cíclica** consiste en una fase inicial para inducir la flexibilidad metabólica por medio de una dieta baja en carbohidratos, alta en proteínas y alta en grasas hasta que empieces a quemar cetonas, lo que puede suceder de dos a ocho semanas. Una vez que alcanzas la flexibilidad metabólica y tienes la capacidad de quemar grasa como combustible, entonces comes carbohidratos saludables junto con un alto contenido de proteína durante dos o tres días a la semana, de preferencia los días que realices entrenamiento de fuerza. El cuadro 1.1 provee un comparativo entre las recomendaciones de los lineamientos de 2015 sobre el patrón alimentario y nuestra alternativa, basada en la información que detallamos en este capítulo.

CUADRO 1.1. *Lineamientos Nutricionales de 2015*
Patrón de alimentación saludable **versus** *nuestra recomendación de un patrón cíclico de alimentación cetogénica*

Patrón de alimentación de los Lineamientos Nutricionales de 2015	Nuestra recomendación de un patrón cíclico de alimentación cetogénica
Granos, y que al menos la mitad sean granos enteros.	Evita por completo los granos refinados e incluso la mayoría de los granos enteros; consume más

Patrón de alimentación de los Lineamientos Nutricionales de 2015	Nuestra recomendación de un patrón cíclico de alimentación cetogénica
	alimentos naturales y densos en nutrientes, como carnes orgánicas de libre pastoreo, que no sean de hacinamiento, pescados, huevos, verduras, nueces y semillas.
Verduras y frutas.	Verduras y frutas (estas últimas con moderación; busca tipos de frutas más ácidos, como las moras) orgánicas, de productores locales de preferencia.
Lácteos sin grasa o bajos en grasa.	Consume productos animales orgánicos de libre pastoreo, no de hacinamiento, lo más cercanos a su forma natural, incluyendo productos lácteos de leche entera y con grasa. (Las versiones sin grasa o bajas en grasa suelen contener azúcares añadidos y pueden estimular tu hambre.)
Alimentos con proteína (pescados y mariscos, carnes magras, aves, huevos, leguminosas, nueces, semillas y productos de soya).	Consume proteína de alimentos lo más cercano a la naturaleza (pescados y mariscos, carnes, aves, huevos, leguminosas [con moderación], nueces y semillas); no hay necesidad de evitar los cortes de carne con grasa. Busca alimentos orgánicos y carnes que no sean de hacinamiento, ya que tendrán muchas menos toxinas y bacterias resistentes a los antibióticos.
Aceites (hasta 27 gramos al día de aceite de oliva o aceites vegetales).	Consume aceite de oliva extra virgen y evita los aceites de semillas industrializadas.
Consume hasta 10% máximo de tus calorías totales en la forma de azúcares añadidos.	Consume hasta 5% máximo de tus calorías totales en la forma de azúcares añadidos.

Patrón de alimentación de los Lineamientos Nutricionales de 2015	Nuestra recomendación de un patrón cíclico de alimentación cetogénica
Consume menos de 2 300 mg de sodio al día.	Necesitas más sodio si sigues una dieta cetogénica. El consumo preferente de sodio para la mayoría de las personas, siguiendo una alimentación cetogénica, varía entre 4 000 y 6 000 mg.

La Asociación Americana del Corazón no recomienda un índice específico entre el omega-6 y el omega-3, pero siendo la principal organización "oficial" sobre salud cardiaca en Estados Unidos, sí debería hacerlo. Idealmente no debería pasar de 4:1, es decir, **tu dieta no debería contener más de cuatro veces la cantidad de omega-6 que consumes de omega-3.**[74]

Además, la recomendación de la AHA de consumir entre 5 y 10% de tus calorías totales en la forma de ácido linoleico debería cambiar por un argumento más preciso: sólo necesitas entre 0.5 y 2% de AL de tus calorías totales. Es suficiente para las funciones fisiológicas esenciales. Y tomar mucho más que eso puede provocar efectos adversos en tu salud, sobre todo si consumes poco omega-3. La AHA también debería especificar que las grasas omega-6 tienen que provenir de alimentos enteros (como nueces, semillas, pescados y huevos), en lugar de aceites aislados extraídos de maíz, soya, semilla de algodón y otras fuentes industriales. Reemplazar los aceites con un alto contenido de AL por aceite de oliva extravirgen también constituye un paso en la dirección correcta para reducir el riesgo de padecer eventos cardiovasculares y muerte.

Como demostró la información de Japón, incluso cuando la dieta común ya era alta en omega-3, añadir más redujo los eventos coronarios importantes. Al ser este el caso, la recomendación actual de la AHA de tomar 500-1 000 mg de EPA/DHA para prevenir eventos coronarios probablemente no es suficiente para ofrecer una protección cardiovascular óptima, en particular cuando la dieta común occidental es tan alta en omega-6. Una recomendación más adecuada de EPA/DHA para la población general sería consumir 2-4 gramos al día, especialmente para quienes están en riesgo de EC y quienes ya la padecen.[75] El cuadro 1.2 ofrece un esbozo de las recomendaciones actuales de la AHA respecto del omega-6 y el omega-3 y las recomendaciones sustentadas por evidencia científica.

Cuadro 1.2. *Recomendaciones de la* AHA *respecto del consumo de omega-6 y omega-3*

Recomendaciones actuales de la AHA	Recomendaciones basadas en evidencia
Consume al menos 5-10% de tus calorías totales en la forma de omega-6.	El 0.5-2% del total de calorías en la forma de ácido linoleico es suficiente para apoyar los procesos biológicos esenciales. Se recomienda un límite superior de 3% de ácido linoleico para prevenir una competencia enzimática con el ALA de omega-3 y reducir la síntesis de compuestos proinflamatorios.[76] Si se optimiza el consumo de EPA/DHA, entonces podría ser aceptable exceder este tope recomendado. (En cualquier caso, el ácido linoleico debería provenir de fuentes alimentarias; véase abajo.)
Se promueve el consumo de aceites de semillas industrializadas.	Evita el consumo de aceites de semillas industrializadas. El omega-6 debe provenir de nueces, semillas, pescados, huevos, aves, etcétera.
No se ofrece ninguna recomendación sobre el índice óptimo entre omega-6/omega-3.	Consume un índice de omega-6/omega-3 que no sea mayor de 4:1.
Consume 500 mg de EPA/DHA al día para prevenir enfermedad cardiaca. Quienes ya tienen una condición cardiaca preexistente deberían consumir 1 000 mg de EPA/DHA.	Consume 2-4 gramos de EPA/DHA al día para una prevención primaria y secundaria de enfermedad cardiaca. Sin embargo, el consumo de EPA/DHA debería ajustarse para mantener un índice de omega-3 (EPA + DHA en los glóbulos rojos) de 8% o más.[77]

Resumen

- La grasa saturada fue satanizada indebidamente como el culpable nutricional que provocaba enfermedad cardiaca. Esto se basó en la idea de que las grasas saturadas elevan el colesterol y la teoría *fallida* de que los altos niveles de colesterol aumentan el riesgo de EC. El ácido linoleico de la grasa omega-6, encontrado principalmente en aceites vegetales y de semillas, con sólo pequeñas cantidades en alimentos enteros no procesados, se consideró equívocamente como "saludable para el corazón" por tres *endebles* razones:

- Cuando las personas reemplazan las grasas saturadas en su dieta por aceites vegetales, su colesterol total y su LDL disminuyen. Pero recuerda que esto sólo sucede cuando el consumo de omega-3 es bajo.

  - Las investigaciones que incluyeron omega-6 y omega-3 se han utilizado para sustentar la idea de que el omega-6 por sí solo es sano.

  - Los mayores niveles de ácido linoleico en la sangre están asociados con un riesgo menor de EC, pero el nivel de ácido linoleico en la sangre de una persona no corresponde automáticamente con la cantidad en su dieta.

- Los aceites de semillas industrializadas no son ni remotamente tan saludables como se quiere hacer creer. De hecho, son muy malos para ti por las siguientes razones:

  - Los aceites de semillas industrializadas no formaron parte de la dieta humana durante la mayor parte de nuestra evolución. Hoy en día no existe una población que sea longeva y goce de buena salud, y que los consuma en grandes cantidades.

  - Se ha descubierto consistentemente que el EPA y el DHA reducen el riesgo de mortandad o de eventos cardiacos importantes, *pero sólo si el consumo de omega-6 es bajo.*

  - Las poblaciones saludables, como Japón e Italia, en general tienen un índice de omega-6/omega-3 de 4:1 o menos, algo que fácilmente se consigue con una dieta de alimentos enteros no procesados, pero virtualmente imposible cuando las personas consumen aceites de semillas y alimentos procesados que lo contienen. Las recomendaciones para reemplazar la grasa saturada con omega-6, sobre todo en la forma de aceites de semillas industrializadas, probablemente han *aumentado* el riesgo de padecer enfermedad cardiaca y otras enfermedades crónicas. Es momento de desaparecer los aceites vegetales y devolver la mantequilla a la mesa.

CAPÍTULO 2

Una *trans*-ición peligrosa: el auge y la caída de las grasas trans

En el capítulo 1 aprendiste cómo se culpó injustamente a las grasas saturadas de la enfermedad cardiaca. Incluso con todos esos estudios fallidos, ¿cómo es posible que los aceites vegetales lograran destronar a la grasa animal, un alimento que la humanidad ha consumido durante milenios? Es una historia de ciencia mal hecha, de desinformación y de las devastadoras consecuencias de la manipulación industrial de los alimentos. Es una historia que pocos conocen y todavía menos cuentan, pero que nunca deberíamos olvidar.

Nuestro relato comienza en el laboratorio de Wilhelm Normann, un químico alemán cuya meta era encontrar la manera de cambiar las grasas líquidas a una forma sólida y más estable y cuyos experimentos fueron un éxito. En 1901 Normann descubrió que si utilizaba un catalizador, calor, y añadía hidrógeno a un aceite vegetal líquido, se volvía sólido. En su momento se estaba volviendo difícil cubrir la gran demanda de grasas animales como manteca y mantequilla, y aunque la industria manufacturera tenía un abastecimiento creciente de subproductos baratos de aceites vegetales, no eran ideales para cocinar. De esa manera, cuando Normann descubrió cómo convertir estos aceites líquidos en grasa semisólida y no perecedera, fue todo un acontecimiento. Normann mantuvo en secreto su descubrimiento, lo patentó y sólo compartió la noticia con algunos colegas de su confianza. No tenía idea de que su hallazgo —lo que ahora llamamos grasas trans— sentaría las bases para una catástrofe de salud a nivel mundial.

En 1910 Procter & Gamble, después de comprar los derechos de la patente de Normann en Estados Unidos, usó la tecnología para crear la primera grasa parcialmente hidrogenada de uso comercial. La conocemos como Crisco y fue aclamada como una revelación.

La ciencia detrás de las grasas trans

Antes de adentrarnos más en esta historia, hagamos una pausa para analizar qué son exactamente las grasas trans. Como has aprendido a lo largo de este libro, las grasas se forman principalmente por átomos de carbono e hidrógeno en cadena. La configuración específica de esta cadena determinará si una grasa es *saturada, poliinsaturada* o *monoinsaturada*. Pero también existen las grasas trans. Y una grasa trans industrial se forma cuando un aceite vegetal líquido pasa por un proceso industrial llamado *hidrogenación parcial*, el cual añade átomos de hidrógeno a los ácidos grasos de manera aleatoria.

El propósito de la hidrogenación es convertir la grasa poliinsaturada en una forma saturada más estable, lo que le da una textura y una apariencia semisólida. Pero como muchos otros procesos en la industria alimentaria, hay una consecuencia imprevista: la creación de ácidos grasos no naturales, que tu cuerpo simplemente no reconoce. **Puesto que la grasa que consumes luego forma parte de las membranas alrededor de tus células, la grasa trans puede *cambiarte* literalmente de adentro hacia afuera.** En otras palabras, cuando comes alimentos que contienen grasas trans se comprometen la integridad y la función de tus células. Lo que es peor, las grasas trans tienen una vida media considerablemente larga, lo cual significa que estarán en tu cuerpo durante mucho tiempo. Claro, ese pay de moras con manteca artificial puede saber bien, pero, ¿vale la pena tener grasas trans dentro de tus células cerebrales haciendo quién sabe qué durante varios meses?

Una cuestión importante que debemos considerar aquí es que hay grasas trans *naturales* que no conllevan los mismos riesgos que las artificiales. De hecho, algunas investigaciones sugieren que pequeñas cantidades de grasas trans cis (grasas trans con hidrógeno acomodado de forma ordenada) presentes en la naturaleza podrían tener beneficios para la salud. Por ejemplo, el ácido linoleico conjugado (ALC) es una grasa trans que se encuentra de forma natural en animales de libre pastoreo y puede tener propiedades anticancerígenas relevantes.[1] Se ha estudiado el ácido vaccénico ¡por su capacidad para bajar los niveles de colesterol![2] Como puedes ver, pequeñas cantidades de grasas trans naturales en alimentos enteros no son dañinas e incluso pueden ser beneficiosas.

Sin embargo, no se puede decir lo mismo de las grasas trans artificiales o industriales, las cuales pueden provocar enfermedad cardiovascular. Todavía no se entiende muy bien cómo las grasas trans industriales provocan enfermedad cardiaca, pero se han propuesto unas cuantas teorías. Las investigaciones sugieren que las grasas trans pueden inhibir numerosas funciones biológicas, desde prevenir la síntesis de prostaglandina, hasta inhibir la capacidad de tu cuerpo para formar ácidos grasos omega-3 de cadena larga. Más allá del mecanismo exacto, es un hecho comprobado que las grasas trans provocan enfermedad cardiaca.[3, 4] Y un cuerpo creciente de evidencia sugiere que sus efectos nocivos llegan mucho más lejos que sólo la enfermedad cardiovascular: también se ha asociado la grasa trans industrial con la diabetes,[5] la enfermedad de Alzheimer,[6] el cáncer,[7, 8] los desórdenes neurológicos[9, 10] e incluso la depresión.[11]

Pero todo esto no se sabía antes. Como estás a punto de descubrir, las grasas trans industriales, en la forma de aceites parcialmente hidrogenados, fueron muy populares en el siglo XX.

La publicidad que cambió la dieta del mundo

El desarrollo de Crisco fue un éxito, pero todavía quedaba un obstáculo que Procter & Gamble necesitaba superar: ¿cómo convencer al mundo de dejar las grasas animales que había adorado durante tanto tiempo por un cubo de manteca artificial? Su estrategia fue simple, inteligente y confusa: se enfocó en las amas de casa que, entonces, cocinaban casi todas las comidas de la familia. Los anuncios que mostraban mujeres felices guisando para sus familias felices empezaron a aparecer en las revistas para mujeres. Crisco se promocionó como un aceite saludable para cocinar, "mejor que la mantequilla".[12]

Esa estrategia de *marketing* duró varias décadas, afirmando que Crisco era fácil de digerir, natural y barato. Con frecuencia incluían médicos y científicos en sus anuncios, insinuando que Crisco haría que los niños crecieran sanos y fuertes. También utilizó elementos de influencia social con anuncios que afirmaban cómo las abuelas y los niños preferirían un pay hecho con Crisco. De igual manera, regalaron un recetario con 250 recetas que —sí, lo adivinaste— usaban Crisco. De hecho, para la gente de entonces no parecía haber ninguna razón para elegir *nada más que Crisco* para cocinar y hornear.

> "[...] La comida es tan ligera y deliciosa que les gustará a todos en la familia. Incluso los que tienen una digestión delicada. Como tu médico sabe, Crisco es una manteca totalmente vegetal ¡y muy ligera!"
>
> Anuncio impreso de Crisco, 1938

La campaña de publicidad de Procter & Gamble fue todo un éxito, pues vendió 30 millones de kilogramos de Crisco sólo en 1916. Las ventas de grasa animal empezaron a caer en favor del aceite de semilla de algodón parcialmente hidrogenado. Y durante mucho tiempo, Crisco reinó sin oponentes.

La margarina hace su aparición

La margarina, originalmente creada con cebo de res, llegó a Estados Unidos vía Francia a finales del siglo XIX. Inicialmente, la margarina no era muy popular en Estados Unidos, hasta que los fabricantes empezaron a añadir aceites vegetales poliinsaturados al sebo de res y lo vendieron como una opción saludable en lugar de la mantequilla. La industria de la mantequilla no lo recibió nada bien y sus protestas resultaron en prohibiciones estatales e impuestos muy altos sobre la producción de margarina.[13] De acuerdo con los manifestantes, la margarina era una amenaza contra las granjas tradicionales de lácteos y la mantequilla en sí misma; sin embargo, a pesar de las prohibiciones y los impuestos, la industria de la margarina salió adelante y adoptó el proceso de hidrogenación de grasas, eliminando eventualmente el sebo de res a favor de una fórmula que utilizaba sólo aceites parcialmente hidrogenados.

Había sólo un problema que afectaba el margen de ventas de la margarina: parecía un trozo blanco de cera. No se veía precisamente como algo apetitoso. La solución fue que los fabricantes tintaron su producto de amarillo, como la mantequilla. La industria de la mantequilla protestó y exigió que se impidiera la entrada al mercado de este producto con colorantes artificiales. La petición fue un éxito y durante un tiempo se prohibió que los productores de margarina tintaran su producto. En cambio, eligieron venderla junto con un paquete de colorante amarillo para permitir que los consumidores la colorearan por sí mismos. Para sorpresa de la industria de la mantequilla, la margarina no iba a desaparecer.

Los años de Depresión y la Segunda Guerra Mundial

La popularidad de las grasas parcialmente hidrogenadas creció de manera exponencial durante la Gran Depresión y, más tarde, en la Segunda Guerra Mundial. La Gran Depresión, que tuvo lugar entre 1929 y 1939, fue una crisis económica que orilló al mundo a la pobreza. Muchas personas que todavía utilizaban grasas animales para cocinar se vieron forzadas a cambiar a un aceite vegetal parcialmente hidrogenado y más barato.

Esto empeoró al inicio de la Segunda Guerra Mundial, pues la necesidad de conservar la comida se volvió prioritaria. El glicerol, un líquido claro derivado de la grasa, tenía gran demanda para crear bombas, por lo cual el gobierno de Estados Unidos pidió que todos los hogares donaran su exceso de grasa.[14] **Entre la escasez y las raciones obligatorias, la gente tuvo que recurrir a los aceites parcialmente hidrogenados para sustituir las grasas animales.**

Se une la Asociación Americana del Corazón

Entre la publicidad, la Gran Depresión y la Segunda Guerra Mundial, las grasas animales quedaron fuera de combate. Procter & Gamble, viendo una oportunidad para impulsar su amado invento todavía más hacia la luz, decidió pagar a la Asociación Americana del Corazón 1.75 millones de dólares[15] por un patrocinio que sostuviera que Crisco era más saludable que las grasas animales.

La asociación aceptó y, de ese modo, la desaparición de las grasas animales de la dieta común se volvió inevitable. El problema con este patrocinio fue que entonces no había pruebas de esta afirmación; ¡no existía un solo estudio que demostrara que las grasas animales naturales representaran algún riesgo! Aun así, las grasas animales fueron satanizadas y se eliminaron de las dietas en todo el mundo. Desde los pasteles y las galletas, hasta los alimentos fritos, la demanda mundial de Crisco constituyó una reacción en cadena. Pronto, cada familia tenía un cubo de Crisco en su alacena. Los restaurantes de todo el país lo utilizaban y se podía encontrar en casi todos los alimentos procesados y empaquetados.

Con los índices de enfermedad cardiaca en aumento, el mundo necesitaba alguien a quién culpar. Durante el programa nacional de televisión de 1956, patrocinado por la Asociación Americana del Corazón, se pidió a los televidentes que eligieran una dieta prudente, llamada así por su supuesta capacidad de reducir el riesgo de padecer enfermedad cardiaca. La dieta prudente consistía en un régimen tortuoso de cereal frío, aceite de maíz, margarina y pollo en lugar de mantequilla, manteca, carne de res y huevos. Para sorpresa de la Asociación Americana del Corazón (y de Procter & Gamble), el doctor Dudley White, participante en el programa televisivo y médico personal del presidente Eisenhower, dijo: "Yo comencé mi práctica de cardiología en 1921 y nunca vi un paciente cardiaco hasta 1928. En el tiempo que no hubo ataques cardiacos, antes de 1920, las grasas eran mantequilla y manteca, y creo que nos beneficiaríamos de la clase de dieta que teníamos entonces, cuando nadie había escuchado el término aceite de maíz".[16]

Sin embargo, el doctor White después cambió de opinión. El presidente Eisenhower sufrió un ataque cardiaco y sus médicos lo enviaron a casa con una prescripción de anticoagulantes y la recomendación de consumir una dieta baja en grasas. El cambio de postura del doctor White, a pesar de la total falta de evidencia que vinculara la grasa saturada con la enfermedad cardiaca, puede atribuirse al tiempo que pasó con Ancel Keys, con quien viajó fuera del país.

Eisenhower, quien consideraba la carne de res como uno de sus alimentos favoritos, se adjudicó la misión personal de eliminar las grasas animales y el colesterol de su dieta. La población observó de cerca el tratamiento de su amado presidente y los grupos de interés no perdieron ni un minuto para comentar el hecho de que Eisenhower peleaba contra la enfermedad cardiaca con la ayuda de grasas parcialmente hidrogenadas. Murió de un ataque cardiaco 14 años después.

En 1957, un año después de la introducción de la dieta prudente, un investigador, de nombre George Christakis, decidió ponerla a prueba en un grupo de hombres de 40 a 59 años de edad. Los resultados del estudio mostraron que los hombres que siguieron la dieta prudente tenían un colesterol menor a 220 mg/dl, comparado con 250 mg/dl de los hombres que comían grasas animales. Christakis quedó contento y concluyó que su estudio "al parecer estableció una base razonable para un acto de salud pública"[17] Quizá haya sido cierto, excepto por esta joya oculta que se dijo respecto del estudio en un artículo publicado en 1966: "Se produjeron ocho muertes por enfermedad cardiaca entre el grupo de la dieta prudente. No hubo muertes entre los controles que comían huevos todos los días y carne en cada comida".[18]

Más o menos durante la misma época en que Eisenhower sufrió un ataque cardiaco, el Servicio de Salud Pública de Estados Unidos comisionó a Ancel Keys para investigar los efectos de la grasa nutricional. Como lobo acechando a su presa, la industria de las grasas parcialmente hidrogenadas miraba de cerca, esperando impacientemente la perfecta oportunidad para atacar. Como señalamos en el capítulo 1, el Estudio de los Siete Países de Ancel Keys tuvo muchas fallas y no concluyó nada, pero una investigación que vinculara el consumo de grasa animal con la enfermedad cardiaca implicaba una inmensa ganancia económica para la industria de los aceites vegetales.

Como fichas de dominó, la AHA, el gobierno y muchas otras organizaciones y autoridades de la salud cayeron una tras otra, proclamando que las dietas bajas en grasa eran más saludables y seguras. Mientras tanto, el índice de enfermedad cardiaca siguió subiendo consistentemente y parecía no tener fin. En este momento ya era demasiado tarde. Acallaban a los críticos y todos los investigadores que se expresaban en contra de los rudimentarios estudios de Keys recibían burlas y amenazas de despido.

Un contrario que estaba solo

En el capítulo anterior hablamos de investigaciones emblemáticas como el Estudio de los Siete Países, el Estudio Framingham, el Estudio de las Enfermeras, el Estudio del Hospital Psiquiátrico Finlandés y otros, todos defectuosos por muchas razones.

Pero, ¿alguien volteó a ver las grasas trans? Después de todo, organizaciones como la AHA la promocionaban como un alimento más saludable que la mantequilla. ¿De dónde surgió ese comentario? Lo cierto es que hasta 1957 prácticamente no hubo ciencia que determinara la forma como las grasas trans afectaban el cuerpo humano. **Durante los primeros 46 años desde que Crisco apareció en el mercado no hubo un solo estudio clínico en seres humanos sobre las grasas trans. Sin embargo, la industria de las grasas parcialmente hidrogenadas insistía en que su producto era saludable, seguro y mejor.** Si no hubo investigaciones que apoyaran esa afirmación, ¿quiere decir que toda la industria de las grasas trans se construyó sobre una mentira exagerada? Dejaremos que tú lo decidas.

Hubo un estudio muy importante que tuvo lugar de manera paralela a la investigación de Keys, antes de que se sentenciara a las grasas animales. Lo realizó un bioquímico que después se convirtió en una pieza clave en la caída de las grasas trans. Su nombre es Fred Kummerow.

En ese tiempo, Kummerow era investigador de la Universidad de Illinois. Logró conseguir muestras de las autopsias de personas que habían muerto por enfermedad cardiaca. Lo que descubrió fue impresionante. Después de examinar las muestras, pudo localizar las grasas trans que cubrían el tejido en el corazón humano. Kummerow publicó sus hallazgos en *Science*,[19] una de las revistas académicas más prestigiadas del mundo. Fue el primer estudio clínico hecho en seres humanos sobre las grasas trans. Uno pensaría que el estudio de Kummerow iba a encender una discusión importante y el deseo de realizar otras investigaciones sobre grasas trans. En cambio, sus hallazgos fueron recibidos con sorna y desprecio. Pero Kummerow estaba decidido a explorar todavía más los efectos de las grasas trans, sin importar quién se opusiera a su labor. Éste fue el inicio de su cruzada de 56 años contra las grasas trans.

Kummerow comenzaba su día con un plato de huevos fritos y un vaso de leche, y estaba resuelto a encontrar la forma de convencer al mundo de que las grasas trans no eran lo que decían ser. Hacia 1968, notó que el índice de muerte por enfermedad cardiaca subía cada década, pero esto era una batalla campal cuesta arriba contra las autoridades reguladoras que apoyaban el uso de grasas parcialmente hidrogenadas en lugar de grasas animales.

A pesar de lo anterior, su investigación siguió durante la década de 1970, cuando analizó los efectos que tenían las grasas trans alimentarias en los cerdos. Los animales fueron alimentados con grasas trans artificiales y tuvieron niveles mortales de placa en las arterias.[20] Kummerow llevó sus hallazgos ante la Comisión Federal de Comercio (CFC), pero lo rechazaron, sorprendentemente, porque era bioquímico y no cardiólogo. Más tarde, en 1976, para consternación de Kummerow, la Administración de Alimentos y Medicamentos (FDA, Food and Drugs Administration) determinó oficialmente que no había evidencia para sugerir que las grasas trans eran peligrosas. Lo que es peor, el esfuerzo de Kummerow por prohibir las grasas trans pasó inadvertido.

La opinión de Ancel Keys tenía mucho peso en el seno de la AHA y de los Institutos Nacionales de Salud (NIH, National Institutes of Health) y ante varios legisladores. El poder y la influencia de Keys sobre quienes tomaban estas decisiones pudieron ser la causa de que algunos investigadores perdieran sus financiamientos. Keys no veía con buenos ojos las opiniones contrarias a la suya, y en lugar de recurrir al debate científico, prefirió insultar y humillar públicamente a sus detractores. Kummerow estaba entre los investigadores que perdieron el financiamiento de los NIH. Sin otra opción más que pagarle a su personal con su propio dinero, dejó de lado su lucha contra las grasas trans.

Las cosas empiezan a cambiar

Hacia la década de 1990 ya había un gran cuerpo de evidencia acerca de que las grasas trans eran peligrosas. Para defender su producto y demostrar que la oposición estaba equivocada, la industria de grasas parcialmente hidrogenadas gastó un millón de dólares en su propio estudio. Los resultados eran una vergüenza. Publicado el 4 de octubre de 2001,[21] el estudio mostró que las grasas trans en realidad incrementan el riesgo de padecer enfermedad cardiaca más que la grasa saturada. Con la inmensa cantidad de evidencia contra las grasas trans y la autoincriminación de la industria gracias a su propio estudio, se supondría que las grasas trans habían llegado a su fin; sin embargo, la FDA no hizo cambios hasta 2003. En lugar de prohibir de inmediato las grasas trans, como ocurrió en Dinamarca, la FDA eligió imponer el etiquetado a partir de 2006. En pocas palabras, los productores estaban obligados a mencionar el contenido de grasas trans en las etiquetas nutricionales de sus alimentos.

Lo peor era que las empresas no tenían que mencionar el contenido de ese tipo de grasas si era menor a 0.5 gramos por porción. Era un problema por dos motivos. Primero, la mayoría de la gente no sabe cómo leer las etiquetas nutricionales. Segundo, seguía siendo fácil consumir cantidades peligrosas de grasas trans. Inicialmente, la FDA propuso añadir una nota en los alimentos que contenían grasas trans, indicando la recomendación de consumir la menor cantidad posible. Sin embargo, descartó la idea pues, como mencionó la FDA, recibió "comentarios muy negativos" al respecto.[22] Es interesante señalar que estaban más preocupados por la reacción de la industria de grasas trans, que por el riesgo de producir enfermedad cardiaca en la población.

La caída de las grasas trans

Conforme las investigaciones que vinculaban las grasas trans con la enfermedad cardiaca se volvían más y más contundentes, Fred Kummerow decidió entregar una petición de 2 000 palabras a la FDA en 2009, exigiendo que prohibieran las grasas trans. La FDA nunca respondió a pesar de la sólida evidencia que claramente demostraba su daño. Al final, en 2013, Kummerow demandó a la FDA, lo cual provocó que sacara de inmediato un comunicado de prensa para anunciar la prohibición de las grasas trans en los alimentos. Aun así, no las prohibieron de inmediato y dieron a las empresas un periodo de cinco años de gracia para que eliminaran las grasas trans de sus alimentos.

Una lección importante

¿Por qué la FDA prefirió retrasar la prohibición de las grasas trans? Si las hubieran eliminado de la dieta inmediatamente, como hicieron muchos otros países, se habrían salvado muchas vidas. De hecho, los expertos creen que las grasas trans son responsables hasta de 100 000 muertes al año, sólo en Estados Unidos.[23] Si el cálculo es correcto, el retraso de la FDA pudo haber resultado en la muerte de millones de personas, una cifra que compite con la cantidad de soldados estadounidenses que murieron en todas las guerras desde 1775.[24] Y eso sólo de las últimas dos décadas.

¿Cuántas personas han muerto desde 1911, cuando las grasas parcialmente hidrogenadas entraron en el mercado? El número de víctimas fácilmente podría convertirlo en uno de los más grandes desastres de nuestra historia. No obstante, la industria de las grasas trans y el gobierno han escondido silenciosamente las grasas trans debajo del tapete, dejando a la población ignorante por completo de la devastación causada durante su reinado de 107 años.

Es una lección que todos deberíamos tomar en cuenta: ten cuidado al manipular los alimentos que nos dio la naturaleza.

Resumen

- Las grasas trans artificiales o industriales se crearon en 1901 para estabilizar y solidificar los aceites vegetales, pero tuvieron un efecto imprevisto: la creación de ácidos grasos no naturales que tu cuerpo simplemente no reconoce y que permanecen en él, cubriendo tus células durante *mucho* tiempo.

- La industria de las grasas trans, que se originó con Crisco y continuó con la margarina, convenció a la Asociación Americana del Corazón, a los Institutos Nacionales de Salud y a otras organizaciones de salud de que las grasas trans eran saludables y que las grasas animales eran malas para ti, aun sin contar inicialmente con evidencia (ni después con la "evidencia" tremendamente fallida de Ancel Keys).
- Con una publicidad astuta y el desarrollo de la Gran Depresión y la Segunda Guerra Mundial, las grasas trans rápidamente se convirtieron en el principal consumo de grasa en Estados Unidos.
- Un hombre, Fred Kummerow, se opuso a la industria de las grasas trans y demostró una y otra vez que éstas causaban enfermedad cardiaca.
- La FDA prohibió las grasas trans hasta 2003, pero ya habían muerto millones de personas.

CAPÍTULO 3

Omega-3 y omega-6: ¿qué tiene que ver la evolución?

En el capítulo 1 te dimos algunas pistas acerca de que la abundancia de las grasas omega-6 y la carestía de las grasas omega-3 en la reserva alimentaria moderna contribuyen en gran parte al tsunami de enfermedades crónicas que se avecina sobre nosotros. Si actualmente consumimos demasiado omega-6 y muy poco omega-3, ¿cuánto *deberíamos* obtener y por qué? ¿Y cómo se desequilibró tanto?

La historia del omega-3 y el omega-6 no es más que *nuestra* historia, la de los seres humanos, la dieta con la que evolucionamos y lo que implica en nuestra forma de alimentación actual.

Se necesitó toda la historia del mundo para que la población mundial alcanzara 1 000 millones de seres humanos en 1850. Sólo tomó 80 años más que las cifras se duplicaran, en 1930. Después de eso tomó menos de 50 años para que se duplicara nuevamente, llegando a 4 000 millones de personas en 1976, y sólo 10 años más para que inclináramos la balanza de la población a 5 000 millones, en 1986. Si algo les gusta hacer a los humanos es ¡reproducirse!

Este incremento exponencial de la población humana implicó que hubiera —y todavía haya— una demanda de alimentos que se produzcan mucho más rápido y a bajo costo. La necesidad de tener alimentos baratos y a la mano fue parte de lo que llevó al crecimiento y la expansión de la agricultura y, eventualmente, a la Revolución industrial. Conforme pasamos de nuestros orígenes como cazadores-recolectores a establecernos en ciertos lugares durante más tiempo y sembrar cosechas —echando raíces, literal y metafóricamente—, empezamos a depender más de los granos como fuente de energía.[1]

Con la llegada de la industrialización y la mecanización de la producción de alimentos, las fábricas, ya no las granjas, se volvieron la fuente de nuestra comida. La calidad de los alimentos se sacrificó en favor de la cantidad y la facilidad de una producción y una distribución seguras. **Hoy tenemos más calorías disponibles que nunca antes, pero muchos menos nutrientes. Estamos, como dicen, *sobrealimentados pero malnutridos*.** Estos son los tres cambios más significativos que ocurrieron en cuanto a la grasa alimentaria durante los últimos 100 años:

1. Un incremento en la cantidad de omega-6, principalmente del ácido linoleico en aceites de semillas industrializadas, como algodón, soya, maíz, cártamo y girasol.
2. Un incremento en la cantidad de grasas trans industriales.
3. Una disminución de las grasas omega-3, tanto las que provienen de fuentes vegetales (ALA) como las que derivan de animales (EPA y DHA).[2, 3]

Estas modificaciones ocurrieron de manera paralela con el aumento significativo de enfermedades crónicas durante el mismo periodo de tiempo, una pista de que son las culpables.[4] No son las únicas responsables, pero sus huellas están en toda la escena del crimen. Otro cambio importante en nuestra reserva de comida fue que dejamos de consumir plantas salvajes y empezamos a comer plantas domesticadas, por lo general cultivadas en enormes sistemas de monocultivo: una sola planta cultivada en grandes cantidades, sin que crezca nada más en el mismo campo. El trigo, el maíz y la soya suelen cultivarse de esta manera, pero no siempre fue así.

Quizá es más importante la forma como criamos animales para alimento que nuestros cultivos. Después de evolucionar durante millones de años comiendo animales salvajes y productos del mar, la mayoría de la carne que se vende hoy en los supermercados proviene de operaciones de hacinamiento y los productos del mar son de granjas, básicamente cebaderos para pescados. La mayoría de los animales criados por su carne, sobre todo la res y el cerdo, comienzan su vida en pequeñas granjas o ranchos donde llevan una dieta natural de pastura (ganado) o una dieta omnívora (cerdos), pero cuando alcanzan cierta edad o determinado tamaño, los envían a los centros de hacinamiento, donde comen granos y soya con OGM, cargados de herbicidas, para engordarlos más rápido para el mercado.

Estos dos cambios propiciaron una diferencia significativa en el contenido nutricional de las plantas y los animales que consumimos. Las plantas modernas tienen menos omega-3 que la vegetación salvaje de hace algunas generaciones, y los animales domesticados contienen más omega-6 y menos omega-3 que los animales salvajes, y menos omega-3 que los animales de libre pastoreo o criados en libertad.

El cambio más significativo de todos ocurrió justo en los últimos 100 años. En términos evolutivos es meramente un parpadeo. No es suficiente tiempo para que los seres humanos se adapten genéticamente y puedan sobrevivir con la dieta actual.[5] (Bueno, quizá algunos entes únicos entre nosotros han podido hacerlo. Todos tenemos un amigo o un familiar que prefiere la comida chatarra altamente procesada, nunca hace ejercicio, se desvela la mitad de la noche y hace todas las otras cosas que están "mal", pero parece saludable, fuerte y hasta podría salir en la portada de una revista. Desafortunadamente, esas personas son la excepción, no la regla.) **Todavía posees tus genes prehistóricos paleolíticos y esos genes no son meramente incompatibles con nuestra reserva alimentaria moderna, sino una prescripción para el desastre total.** Tu pobre ADN no tiene idea de qué hacer con los nuggets de pollo procesados ni con los nachos nadando en queso amarillo que te comes en el partido de futbol.

En este caso, si quieres restaurar tu salud y *permanecer* sano hasta la vejez, una buena forma para empezar sería regresar al estilo de alimentación que se alinea más con lo que esperan tus genes antiguos. ¿Y qué es eso exactamente?

El omega-3 en el mar

Desde hace 3.5 mil millones de años, y todavía hasta hace 500 millones de años, la principal forma de vida en la Tierra era el alga verdeazulada. No había mucho oxígeno en la atmósfera, así que casi no existían organismos que respiraran de la forma como lo conceptualizamos ahora. Sin embargo, estas algas producían oxígeno a través de la fotosíntesis,[6] así que, con el tiempo, la concentración de oxígeno en la Tierra aumentó hasta alcanzar un punto en que pudieron desarrollarse nuevas formas de

vida, las cuales consumían esas algas verdeazuladas —incluyendo el ome-
ga-3 que contenían—, por lo que el omega-3 se concentró en las membranas celulares de las nuevas formas de vida.

Éste es el origen antiguo de que los pescados y los mariscos sean altos
en dos grasas omega-3 en particular: el EPA (ácido eicosapentaenoico) y
el DHA (ácido docosahexaenoico). Las formas de vida marinas también
contienen parte del ácido linoleico omega-6 (AL), pero en cantidades
muy pequeñas. El pulpo, el arenque, los moluscos y el plancton contienen hasta 300 veces más EPA y DHA que AL, por lo que los mariscos son
mucho más ricos en omega-3 que en omega-6. De manera que las grasas
omega-3 imperan por mucho en los productos del mar.

Pero los seres humanos viven en tierra firme y algunos a miles de kiló-
metros del océano. Si bien las poblaciones que habitaban en la costa o en
las islas tenían libre acceso a los productos del mar y probablemente era
una parte esencial de su dieta, ¿qué pasa con los que vivían tierra adentro? ¿De dónde obtenían su omega-3?

Los primeros habitantes y el cerebro

Cuando no lo obtenían de sus alimentos, los seres humanos conseguían
EPA y DHA *creándolos* dentro de sí mismos. Esta "fábrica bioquímica" en
su interior les permitió extenderse hasta áreas del mundo donde los productos marinos eran escasos. Puesto que podían sintetizar estas grasas
internamente no tuvieron que quedarse en lugares donde los pescados y
los mariscos fueran abundantes. En la actualidad conservamos este truco biológico, impreso en nuestro ADN.

Dado que no puedes crear algo de la nada, el EPA y el DHA que creamos dentro de nosotros debe provenir de alguna parte: del ácido alfalinolénico omega-3 (ALA). Todos los seres humanos tenemos la capacidad
de convertir ALA en EPA y DHA, pero algunos son mejores que otros para
hacerlo. No requiere habilidad ni talento, así que no es algo que puedas
aprender a hacer mejor. Es genético.

Brian Peskin defiende los "aceites esenciales progenitores" (ALA y AL)
de plantas en lugar de omega-3 de cadena larga proveniente de pescados, porque la mayoría de los seres humanos no convierten muy bien
el ALA en EPA y DHA. Asevera que las grasas de cadena larga no deberían ser tan importantes para nosotros, y quizá sean dañinas, ya que los
seres humanos no podemos sintetizarlas en grandes cantidades.[7] Pero

el proceso con el que creamos EPA y DHA a partir de ALA requiere mucha energía. Así, durante el tiempo en que nuestra reserva de EPA y DHA era abundante, una capacidad limitada de realizar esta conversión habría sido beneficiosa: no hubiéramos desperdiciado la preciada energía bioquímica en un proceso innecesario. Pero cuando las reservas alimentarias de EPA/DHA preformados *no* estaban al alcance de la mano, hubiera sido de gran ayuda incrementar la capacidad de convertir ALA en EPA y DHA, como una modalidad de protección en estado de emergencia, algo a lo que pudiéramos recurrir cuando fuera absolutamente necesario.

Todo lo anterior sugiere que incluso si —o más bien *porque*— algunos de nosotros tenemos poca capacidad de convertir ALA en EPA y DHA, las grasas omega-3 *son* importantes para nosotros. Y considerando que fue un cambio genético que nos proveyó una *mejor* capacidad de convertir ALA en EPA y DHA, uno de los factores que les permitieron a esos primeros habitantes extenderse por toda África, es factible afirmar que el EPA y el DHA no son dañinos. No obstante, como sucede con el agua y el oxígeno, todos los excesos son malos. ¿Cuánto EPA y DHA se incluía entonces en el menú regular de los hombres primitivos?

A lo largo de los últimos millones de años el tracto gastrointestinal de nuestros ancestros cambió de ser el de los grandes primates: un intestino grueso abultado y voluminoso, adecuado para descomponer verduras y frutas, a ser un sistema más parecido al de los animales carnívoros: un intestino grueso más pequeño, no tan adecuado para procesar grandes cantidades de materia vegetal, pero con un estómago ácido y un intestino delgado más largo, diseñado para extraer nutrientes de los alimentos animales.[8] Pero este cambio no sólo afectó nuestro sistema digestivo, sino que también contribuyó al desarrollo de un cerebro más avanzado. Es una idea que se conoce como "hipótesis del tejido costoso" en la biología evolutiva, y así funciona: la digestión es un proceso muy intenso en cuanto a energía. Tal vez parezca que no requiere mucha energía en comparación con correr un maratón, pero piensa en el estado comatoso en el que caes después de la cena de Navidad, cuando casi no te puedes levantar del sillón. Ese letargo repentino y esa fatiga tienen menos que ver con el triptófano en el pavo que con la energía corporal que se desvía hacia tu tracto digestivo y lejos de tu cerebro. Nuestros ancestros homínidos necesitaban mucha energía para que su intestino descompusiera las grandes cantidades de vegetación y hojas duras y fibrosas.

Con el tiempo, conforme su sistema digestivo se adaptó a una dieta más pesada en alimentos animales —que son mucho más fáciles de digerir que las plantas fibrosas—, su cuerpo podía emplear menos energía para descomponer los alimentos. Por fortuna, esta energía no desaparecía, sino que ayudó a crear cerebros más complejos: los que poseemos los seres humanos modernos, capaces de componer sinfonías, escribir novelas y enviar satélites al espacio.

Consumían la carne de todas las partes de su presa, incluyendo las vísceras. Rompían los huesos y los cráneos para extraer el tuétano y el cerebro.[9] Tal vez nos dé asco pensarlo, pero gramo a gramo, los cerebros animales contienen más DHA que el salmón, así que, a diferencia de los quisquillosos del siglo XXI, el hombre prehistórico recibía suficiente DHA. Recuerda que aquellos eran animales salvajes, no criados en hacinamiento, así que el riesgo de infección era mucho menor que el de ahora.

Debido al contenido total de grasa en el cerebro, y al contenido de DHA en específico, comer el tejido cerebral les permitió a los hombres primitivos tener cerebros todavía más grandes, junto con un tamaño corporal mayor.[10]

El progreso de nuestros ancestros prehistóricos hacia la anatomía humana moderna *requirió* DHA y éste sigue siendo un componente esencial de nuestro cerebro. Recuerda que las grasas son componentes estructurales vitales para todas tus células y que el DHA en particular es abundante en el cerebro. Hoy en día comes *un poco* de EPA y de DHA en tu dieta, o por medio de la conversión de ALA de origen vegetal, pero comparado con lo que tus genes de cazador-recolector están adaptados para recibir, la cantidad es minúscula. **El cerebro de los seres humanos modernos es aproximadamente 11% más pequeño que el de los seres humanos antes de la adopción generalizada de la agricultura.[11] Nuestro insignificante consumo de EPA y DHA puede ser la causa.**

La evolución fuera de África

Los cambios genéticos responsables de tu capacidad de realizar esta conversión sucedieron hace más de 85 000 años, antes de las migraciones humanas fuera de África; de hecho, el cambio genético que propició una mayor capacidad de convertir ALA en EPA y DHA probablemente fue lo que hizo posible que los seres humanos extendieran su pequeño hábitat por toda África y más allá. Algunos investigadores lo llaman el evento "decisivo" porque permitió la rápida expansión de la población.

Los cambios quedaron fijos en quienes permanecieron en África, pero no en las poblaciones que se establecieron en lo que es hoy Europa y Asia. Por razones que analizaremos más adelante, los seres humanos modernos en distintas regiones de todo el mundo poseen diferentes capacidades de convertir ALA en EPA y DHA. Como dijimos, todos tenemos la habilidad, pero es más fuerte en algunas personas.

¿Qué sucedió entonces con los humanos primitivos que se aventuraron fuera de África? Los antropólogos especulan que cuando nuestros ancestros dejaron África viajaron por las costas, extendiéndose a lo largo del territorio europeo y asiático, y eventualmente cruzando hacia América, a través de una franja de tierra que, entonces, conectaba Rusia con Alaska. Al permanecer cerca de las costas, su dieta les ofrecía suficientes alimentos ricos en EPA y DHA.[12]

Los europeos y los asiáticos modernos carecen de los genes para convertir muy bien el ALA en EPA y DHA, lo cual es resultado de que sus ancestros no *necesitaran* realizar esta conversión tan bien, ya que se quedaron en las costas, donde comían suficiente EPA y DHA preformados.[13] La escasa capacidad de los seres humanos de convertir ALA en EPA y DHA persistió a lo largo del tiempo, lo cual sugiere que el consumo de EPA y DHA durante la era paleolítica era lo suficientemente elevado para que la mayoría de nuestros ancestros pudiera sobrevivir y reproducirse sin ser buenos "para convertir grasa".[14,15] Por desgracia, la dieta común actual es *baja* en EPA y DHA, pero todavía tenemos los genes de tribus acostumbradas a grandes cantidades de ellos. Para los seres humanos modernos no ha pasado suficiente tiempo para que los genes se adapten y vuelvan a convertir adecuadamente el ALA en EPA y DHA. Por este motivo, como vimos en el capítulo 1, se deberían considerar "condicionalmente esenciales".

Conclusión: sólo porque *podemos* crear EPA y DHA a partir de ALA no significa que lo hagamos tan bien como para darle a nuestro cuerpo cantidades suficientes de ellos. Es mejor si nos aseguramos de obtener suficiente a través de nuestra alimentación o con suplementos de alta calidad.

Alimentos silvestres

Las autoridades en dieta paleolítica S. Boyd Eaton y Melvin Konner notaron que las enfermedades crónicas, como enfermedad cardiaca, diabetes tipo 2 y cáncer, así como trastornos mentales como ansiedad, depresión y trastorno bipolar, que acechan al mundo occidental hoy en día, son virtualmente ausentes entre los cazadores-recolectores de hoy en día, que conservan su forma de vida tradicional. Es cierto hasta para las personas que alcanzan los 60 años de edad, así que no podemos decir que los cazadores-recolectores simplemente no viven lo suficiente como para *desarrollar* enfermedades crónicas.[16, 17] En el mundo industrializado, incluso los *niños* reciben diagnósticos de diabetes tipo 2 y síndrome metabólico y pueden ser obesos mórbidos, así que no son problemas relacionados con la vejez.

La investigación de Eaton y Konner señala que los seres humanos del paleolítico tardío consumían alrededor de 3 000 calorías al día, con 65% de fuentes vegetales y el resto, 35%, de carne de animales de caza. Sin embargo, un grupo de investigadores liderado por Loren Cordain, otro experto en nutrición paleolítica, descubrió casi lo opuesto. Su estudio de 229 tribus de cazadores-recolectores mostró que, en promedio, un impresionante 68% del total de calorías proviene de animales, con sólo 32% de plantas.[18] La disparidad entre estas cifras puede deberse a variaciones en las proporciones de plantas y animales que consumen las tribus que habitan en distintas regiones. Por ejemplo, quienes viven en climas más cálidos consumirían más alimentos vegetales; los habitantes de zonas más frías consumirían más animales. En cualquier caso, lo que está claro es que la dieta de los hombres primitivos contenía ambos, plantas y animales.

El ácido alfalinolénico se encuentra en grandes concentraciones en plantas de hojas verdes. El contenido de omega-3 de ALA en plantas verdes sobrepasa el de omega-6 tres a uno.[19] Durante un largo periodo de tiempo, en términos de la vegetación terrestre, las plantas de hoja verde eran el alimento principal de los seres humanos. La carne muscular de los mamíferos terrestres contiene de dos a cinco veces tanto omega-6 como omega-3, y el tejido graso es más equilibrado: un índice aproximado de 1 a 1. Las plantas silvestres tienen un índice opuesto: más omega-3 que omega-6. Casi tres veces en realidad. Así pues, cuando se ve como un todo, la dieta omnívora de nuestros ancestros paleolíticos, que contenía tanto plantas como animales, tenía un índice aproximado de omega-6 y omega-3 de 1 a 1: el perfecto equilibrio.[20] Pero recuerda: el omega-3 en estas plantas y animales se daba en la forma de AL, no en las cadenas largas más importantes, DHA y EPA, que obtenemos de los productos del mar.

Antes mencionamos que uno de los cambios en nuestra reserva alimentaria moderna —uno de los *más* recientes, de hecho— fue el desarrollo de las granjas industriales, donde bárbaramente alimentan a los pollos, al ganado y a los cerdos con dietas de granos contaminadas con OGM. El grupo de Cordain determinó que el índice de omega-6 a omega-3 en la carne muscular del ganado alimentado con granos es más de dos veces que en el ganado de libre pastoreo.[21] La razón de lo anterior es que los granos son semillas: recuerda que las semillas tienen un alto contenido de omega-6, mientras que la pastura es alta en omega-3. Al igual que los seres humanos, las vacas son lo que comen. Cuando consumen una dieta alta en omega-6, su carne y su grasa se vuelve alta en omega-6 también, y éste llega hasta nosotros cuando comemos la carne.

Ten en mente también que en las granjas industriales al ganado lo alimentan con granos para engordarlo rápidamente, mucho más que si sólo comieran pastura, como están diseñados a hacerlo. Parte de la grasa que generan termina dentro de sus músculos, lo que se conoce como marmoleado, algo que tendemos a buscar en un filete porque sabemos que la grasa implica más sabor. La carne que proviene de animales alimentados con granos posee más de dos veces la cantidad de marmoleado que los animales de libre pastoreo.[22] Los animales alimentados con granos también tienen más grasa saturada que los de libre pastoreo por su dieta alta en carbohidratos. Así como sucede con los seres humanos, el consumo excesivo de carbohidratos en el ganado parece depositar más grasa saturada en su cuerpo. ¡Apuesto a que no sabías cuánto tienes en común con el ganado de hacinamiento!

Comparativo de grasas entre animales alimentados con granos, animales de libre pastoreo y animales salvajes

- Los animales en hacinamiento duplican su índice de omega-6 a omega-3, comparado con los animales de libre pastoreo.
- Los animales en hacinamiento tienen dos veces más la cantidad de marmoleo que los animales de libre pastoreo.
- Los animales salvajes tienen dos a cuatro veces más omega-3 que los animales de hacinamiento, y dos a tres veces más que los animales de libre pastoreo.

Pero si no estás buscando marmolear tu cuerpo, será mejor que reduzcas la cantidad de omega-6 y aumentes la de omega-3 en tu dieta. Dejar los aceites de semillas que comentamos en el capítulo 1 constituye un buen primer paso. Y un buen segundo paso sería elegir carnes de libre pastoreo por encima de los animales que pasaron tiempo en hacinamiento. Si eres cazador o tienes la fortuna de tener uno en tu familia o en tu círculo de amigos, tendrás acceso a una fuente aún más equilibrada de estas grasas. La carne de animales salvajes, como venado y alce, contienen dos o tres veces más omega-3 que la carne de libre pastoreo, lo cual la deja como la fuente principal de este nutriente. Si los animales salvajes no son una opción para ti, la carne de res, cordero o bisonte de libre pastoreo, con moderación, son opciones por lo general saludables.

La dieta moderna: el desastre moderno

Los investigadores calculan que la estructura óptima de las grasas en una dieta humana saludable debería ser en un índice de 6:1:1 de grasa monoinsaturada (GM) a poliinsaturada (GP) a saturada (GS), respectivamente. Es decir, que la grasa dominante en tu dieta debería ser GM, con seis veces menos GP y GS. Bajo el resguardo de la GP, el índice óptimo de omega-6 a omega-3 se sugiere 1:1.[23] ¿Cómo se compara nuestra dieta actual con lo anterior?

Se cree que durante la era paleolítica el consumo total de ácido linoleico (omega-6) era de 7.5 a 14 gramos al día, pero en la actualidad consumimos el doble de esta cantidad.[24-26] Tenemos la historia opuesta con el ácido alfalinolénico omega-3: durante la era paleolítica consumíamos hasta 15 gramos al día, comparado con los míseros 1.4 gramos de hoy, diez veces menos. Es incluso peor en cuanto al EPA y el DHA. Nuestra dieta actual contiene hasta *143 veces menos* EPA y DHA (100 a 200 mg)[27, 28] del que consumían los humanos paleolíticos (660 a 14 250 mg),[29, 30] cantidad que siguen esperando nuestros genes paleolíticos.

Brian Peskin sugirió que suplementar con gramos de aceite de pescado provoca "sobredosis de aceite de pescado", la cual puede propiciar el desarrollo de cáncer, enfermedad cardiaca y diabetes.[31] Sin embargo, incluso si consumes altas dosis de aceite de pescado (alrededor de 3 000 o 4 000 mg de EPA más DHA al día), no se consideraría una "sobredosis" si lo comparamos con el consumo en tiempos paleolíticos de hasta 14 000 mg al día. De hecho, lo que consideramos una "dosis alta" de aceite de pescado hoy en día en realidad cae en el margen de consumo medio de omega-3 de cadena larga que tenían nuestros ancestros paleolíticos.

Con su bajo consumo de omega-6 y uno mucho mayor de omega-3, tus ancestros tenían un índice de estas grasas muy distinto al tuyo. Si observamos el total de omega-6 y omega-3, el índice sobre el que evolucionamos puede ser tan bajo como 0.79, pero ahora consumimos hasta 15 o 20 veces más omega-6 que omega-3. Además de estar saturados con azúcares baratos y carbohidratos refinados, esta explosión en el consumo de omega-6 de aceites de semillas refinadas probablemente constituye el cambio más significativo en nuestra dieta desde el advenimiento de la agricultura. Cuando lo ves desde este punto de vista, no es ninguna sorpresa que muchas personas padezcan alguna clase de enfermedad crónica.

Si profundizamos en el tema del ácido linoleico, quizá el peor daño en general no provenga de la cantidad de omega-6 en tu dieta. Podría ser la *forma* que adopta. El ácido linoleico es un ácido graso esencial. Recuerda que, al usarlo en un contexto nutricional *esencial*, significa que algo realiza una función biológica indispensable y no puedes sintetizarlo en tu cuerpo, así que *debes* obtenerlo a través de la alimentación. Así que no se trata de que el ácido linoleico sea "malo". Lo necesitas, pero sólo en pequeñas cantidades. Las cosas se salen de control cuando tienes demasiado en comparación con la cantidad de omega-3 y también cuando la grasa está dañada.

Existen cuatro factores principales que pueden dañar una grasa: el calor, la luz, el aire y la presión. La forma que adopta este daño es la *oxidación*. Recuerda que en el capítulo 1 dijimos que la oxidación es responsable de provocar cambios químicos en las grasas, tanto las de tus alimentos como las de tu cuerpo. Las grasas omega-6 que consumieron tus ancestros estaban protegidas de la oxidación porque permanecían en su forma entera: dentro de las grasas animales o consumidas como nueces, semillas y otras fuentes vegetales. No es la manera como obtenemos nuestro omega-6 hoy en día. La mayoría de este nutriente en nuestra dieta proviene de los aceites extraídos de estas semillas, particularmente maíz, soya, algodón y girasol. Durante el proceso de extracción, creado recientemente, las grasas quedan expuestas a los cuatro elementos dañinos: calor, luz, aire y presión. Así que estos aceites se oxidan durante su producción y luego se embotellan en contenedores transparentes de plástico (muchas veces tóxico) que se quedan en los anaqueles del supermercado, expuestos a la luz nuevamente, donde continuan catalizando el daño oxidativo.

Cuando el ácido linoleico se oxida terminamos con algo llamado *metabolitos oxidados de ácido linoleico*, ò MOAL en corto. Los MOAL están implicados en el origen o el recrudecimiento de muchos problemas de salud, incluyendo dolor crónico, enfermedad cardiovascular y enfermedades hepáticas y neurodegenerativas.[32] No creo que quieras manejar tu auto a través de un punto oxidado y lleno de herrumbre donde todo el metal ya se oxidó; así que tampoco deberías consumir grasas oxidadas y dañadas.

¿Qué hay de la grasa saturada? Nuestro consumo actual de grasa saturada es de alrededor de 40 gramos al día, probablemente mayor que durante la era paleolítica. Los alimentos lácteos, que no formaban parte de la dieta humana entonces, son ricos en grasa saturada, así que cuentan como parte del aumento en nuestra reserva alimentaria moderna. Y el cambio de consumir carne de animales de caza a carne alimentada con granos también ha contribuido a la prevalencia de grasa saturada en nuestra dieta. Es un cambio significativo, pero en el cuadro 3.1 verás que no es tan distinto de los demás cambios, excepto en dos puntos: **los cambios más importantes en la reserva alimentaria moderna son la significativa reducción del consumo de omega-3 y la desproporción resultante del índice de omega-6/omega-3.**

CUADRO 3.1. *Comparativo del consumo estimado de grasa alimentaria en la era paleolítica y la dieta industrializada moderna*

Grasa alimentaria	Era paleolítica	Actualidad	Cambio
AL (omega-6)	7.5-14 g[33, 34] (nada de aceites de semillas industrializadas)	1122.5 g/día[35, 36] (casi todo de aceites de semillas industrializadas)	Disminución de 23% e incremento hasta de tres veces
ALA (omega-3)	12-15 g[37, 38] (nada de aceites de semillas industrializadas)	1.4 g/día[39] (la mayoría de aceites de semillas industrializadas)	Disminución de 8.5-10 veces
EPA y DHA (omega-3)	660-14 250 mg[40, 41]	100-200 mg/día[42, 43]	Disminución de 3-142 veces

Grasa alimentaria	Era paleolítica	Actualidad	Cambio
Índice omega-6/ omega-3	0.79[44]	15-20[45, 46]	Incremento de 19-25 veces
Grasa saturada	32-39 g[47]	22-55 g[48, 49]	Disminución de 1.8 veces e incremento hasta de 1.7 veces
Grasa trans industrial	0 g	5.4 g[50] (2.6% de las calorías)	Completamente nueva en la dieta moderna; nunca parte de la dieta paleolítica

Este cuadro es un cálculo del consumo diario de ácidos grasos alimentarios: "Cambio" indica la diferencia entre el consumo actual y la era paleolítica. Por ejemplo, hay una disminución de 8.5-10.7 veces en el consumo de ALA en la dieta actual, comparada con la alimentación en la era paleolítica.

Resumen

- Los seres humanos evolucionaron con una dieta de plantas de hojas verdes y animales de caza, con un índice de omega-6 a omega-3 de alrededor de 1:1, y su cuerpo convertía el DHA y el EPA que no lograban conseguir de sus alimentos a partir del ALA de fuentes vegetales.
- Cuando los seres humanos se aventuraron fuera de África, se quedaron cerca de la costa, donde los productos del mar son altos en DHA y EPA. Sus genes cambiaron con esta nueva dieta, lo que propició una capacidad menor para convertir DHA y EPA a partir de ALA.
- Ahora comemos un índice de omega-6 a omega-3 de alrededor de 20:1. Nuestro cuerpo simplemente no posee la genética para manejar esto.
- Como resultado de lo anterior, hay un incremento de enfermedades crónicas y padecimientos mentales.

- Con esto en mente, la solución de *Súper Keto* se resume en lo siguiente:
  - Incrementar la presencia de ALA, EPA y DHA en la dieta.
  - Evitar los aceites de semillas industrializadas en favor de fuentes enteras de omega-6.
  - Eliminar las grasas trans industriales.

CAPÍTULO 4

Grasas saludables para personas saludables: frena el descontrol del omega-6

En el capítulo anterior exploramos el papel de las grasas omega-3 y omega-6 en la evolución humana, subrayando que la dieta occidental —asociada con enfermedad cardiaca, cáncer, obesidad, diabetes tipo 2 y más— es más alta en omega-6 y más baja en omega-3 que la dieta con la que evolucionaron los seres humanos. Durante casi todo el tiempo que lleva la humanidad en este planeta, el consumo de estas grasas vitales era más o menos igual. Ahora, sin embargo, nuestro índice es de alrededor de 16:1 en favor del omega-6.[1, 2]

Además de este cambio significativo en la proporción, la cantidad total de EPA y DHA omega-3 en nuestra dieta es *diez veces menos* de lo que era en tiempo del paleolítico. Como veremos en el presente capítulo, estos cambios han tenido consecuencias devastadoras para nuestra salud. Una de las principales razones de que sea así tiene que ver con algo que se ha convertido en una palabra de moda en los encabezados de salud y nutrición hoy en día: la inflamación.

Cuando escuchas *inflamación* quizá venga a tu mente la palabra *flamas*. Y debería ser. Piensa en la inflamación como un incendio en tu cuerpo. Aunque es una idea simplificada, no está lejos de la verdad: se trata de calor, enrojecimiento, hinchazón, sensibilidad y dolor. Cuando te tuerces un tobillo o te cortas, el área circundante se inflama, se enrojece, está sensible y a veces incluso se siente caliente al tacto: está inflamado.

Ahora bien, la inflamación ha adquirido una mala reputación recientemente, pero lo cierto es que se trata de un proceso natural y necesario. Es la respuesta de tu cuerpo a un traumatismo. Te protege al mantener el daño localizado en una pequeña área en lugar de extenderlo por todo tu cuerpo. Sin la inflamación, en teoría, podrías desangrarte con sólo rasparte la rodilla en un accidente de bicicleta.

La inflamación sólo se vuelve un problema cuando es severa, crónica y no se atiende. Es distinta de la clase de inflamación aguda y breve que tiene un valor biológico importante y ocurre cuando te golpeas un dedo del pie o te cortas accidéntalmente. La inflamación crónica y descontrolada implica que tu cuerpo está constantemente "en llamas". Tal vez se limite a un tipo de tejido en específico (como tus articulaciones o tu piel) o se extienda por todo tu cuerpo. Como sucede con la coagulación, cuando el coágulo no pasa del área dañada gracias al proceso de la fibrinólisis, todos los procesos inflamatorios necesitan estar coordinados de manera adecuada con sus respectivas soluciones. Siempre hay una razón para la inflamación crónica, aunque quizá no sea evidente de inmediato como un brazo roto. Entre otras causas, la inflamación crónica puede ser resultado de alergias o sensibilidades alimentarias no diagnosticadas, exposición a toxinas ambientales, o la causa que más nos preocupa aquí: un desequilibrio en tus grasas alimentarias.

Recuerda lo que dijimos en el capítulo 3: las grasas no sólo son algo que amas u odias en tu cadera y tus glúteos. Las grasas son constituyentes de moléculas de señalización vitales en tu cuerpo: señales que pueden ayudar a *promover* o a *resolver* la inflamación. Es posible que hayas leído en alguna parte que el omega-3 es antiinflamatorio y el omega-6 es proinflamatorio, pero ésta es una idea un poco engañosa. Las grasas omega-3 y omega-6 pueden servir como componentes estructurales de compuestos pro y antiinflamatorios. No es uno o el otro. Aunque, en general, el omega-3 produce más compuestos antiinflamatorios, y el omega-6 produce más compuestos proinflamatorios. Y puesto que la dieta occidental se inclina tanto por el omega-6, muchos viven en un estado constante de inflamación, como si su cuerpo estuviera plagado de daños y lesiones, aunque lo único que pasa es que hay un exceso de omega-6 y una insuficiencia de omega-3.

¿Qué sucede entonces cuando tu cuerpo está inundado con el incendiario omega-6 sin suficiente omega-3 para apagar el fuego? Se produce una inflamación crónica, vinculada con artritis reumatoide, psoriasis, enfermedad inflamatoria intestinal, hipertensión, arterosclerosis, alergias, cáncer y más.[3]

Las poblaciones del mundo con un índice bajo de omega-6 a omega-3 tienen una salud extraordinaria. Ya sea que vivan en climas cálidos o fríos, en el Ártico o en una isla tropical, o que tengan una dieta de alimentos animales o de plantas en su mayoría, todos tienen en común que su consumo de omega-6 es bajo y el de omega-3 es abundante. Veamos algunos ejemplos con más detalle.

Groenlandia

Desde hace décadas se sabe que los inuit de Groenlandia, una cultura cuya dieta es alta en pescados y otros productos marinos, tienen baja incidencia de enfermedad cardiovascular y muerte por enfermedad cardiaca.[4] A diferencia de la dieta occidental moderna, la dieta de los inuit groenlandeses es más alta en omega-3 que en omega-6 por casi el doble. El omega-6 se limita a 2% de su total de calorías y el omega-3 a casi 5%, para un índice de 6 a 3, de sólo 0.4. Recordarás que el índice en Estados Unidos, de 16:1, está realmente lejos de esto. Entre 1974 y 1976, el índice de muertes por enfermedad cardiaca isquémica entre hombres de 45 a 65 años de edad en Estados Unidos era de 40.4%, comparado con sólo 5.3% en Groenlandia —ocho veces menos—.[5] La enfermedad cardiaca también es muy rara en Groenlandia, pues provoca sólo 7% de todas las muertes, frente a un impactante 45% en Estados Unidos y Europa.

En Japón, donde el consumo de omega-3 es mayor que en Estados Unidos y Europa, pero menor que en Groenlandia, la enfermedad cardiovascular como causa de muerte se encuentra en 12%, en medio de los dos. Es revelador cómo los índices de omega-6 a omega-3 en muestras de tejido de estas poblaciones fueron 1:1 en Groenlandia, 12:1 en Japón y 50:1 en Estados Unidos y Europa.[6] En otras palabras, mientras más elevado sea el índice entre omega-6 y omega-3 en el cuerpo humano, más elevado será el índice de muerte por enfermedad cardiovascular en estas poblaciones.

Esto se debe en gran parte a la inflamación y a los efectos que tienen las grasas omega-6 y omega-3 en la sangre y en los vasos sanguíneos. Después de todo, el corazón es parte del *sistema* cardiovascular. No sólo las cosas que salen mal en el corazón pueden llevar a problemas cardiovasculares: el exceso de omega-6 y la insuficiencia de omega-3 provoca que la sangre sea más propensa a coágulos (lo que puede contribuir a ataques cardiacos e infartos) y también dificulta que los vasos sanguíneos se dilaten.[7] Los vasos sanguíneos no tienen una forma fija con costados rígidos como las tuberías de tu casa. Se supone que deben expandirse y contraerse —dilatarse y constreñirse— en respuesta a las necesidades variables de flujo sanguíneo de tu cuerpo. Demasiado omega-6 y muy poco omega-3 puede hacer que los vasos sean más propensos a endurecerse y a constreñirse, forzando que tu corazón trabaje más para bombear sangre a través de ellos, lo cual puede provocar presión alta, ruptura de vasos sanguíneos y otras complicaciones.

Los inuit de Groenlandia, que consumen la dieta tradicional alta en omega-3 y baja en omega-6, viven en un estado inflamatorio muy bajo. Así que no es de sorprender que en general tengan bajos índices de psoriasis, asma y otras condiciones inflamatorias.[8, 9] Los inuit también se conocen por sus índices bajos de diabetes tipo 1 y esclerosis múltiple, ambos desórdenes autoinmunes. Las investigaciones indican que el omega-3 puede ser beneficioso para otras condiciones inflamatorias y autoinmunes, como enfermedad inflamatoria intestinal (EII), artritis reumatoide y psoriasis.

Toda esta información nos dice que las poblaciones con un índice bajo de omega-6/omega-3 tienen una incidencia menor de enfermedad cardiaca. Y cuando este índice aumenta, sube también su rango en numerosas condiciones crónicas, incluyendo cosas como psoriasis y artritis reumatoide, dolorosa y debilitante, pero también padecimientos como enfermedad cardiaca y diabetes tipo 2, que son mortales.

Japón

Pasemos a Japón. La isla de Okinawa es una de las Zonas Azules y posee uno de los índices de esperanza de vida más altos del mundo. De hecho, en algún momento, sus habitantes tenían la longevidad más elevada no sólo de Japón sino de todo el planeta, y también los índices más bajos de muerte por infarto, enfermedad cardiaca y cáncer.[10] Antes de la Segunda Guerra Mundial, la población entera de Okinawa usaba principalmente grasas animales (sobre todo de cerdo) para cocinar. Pero hacia 1990 estas personas saludables y longevas cayeron presas de los miedos infundados sobre las grasas saturadas y empezaron a utilizar aceites vegetales en casi toda su gastronomía. Comparado con las personas en otras partes de Japón, que consumían alrededor de cuatro veces más omega-6 que omega-3, en Okinawa consumían alrededor de seis o siete veces más omega-6 que omega-3.[11] Un investigador japonés notó que los índices de enfermedad cardiaca coronaria, neumonía, bronquitis y cáncer de pulmón aumentaron conforme subía el índice de omega-6 a omega-3. La saturación de la dieta en Okinawa con aceites vegetales repletos de omega-6 y su eclipse del omega-3 claramente hizo mella en las personas más longevas del mundo.[12]

En 1990 los hombres de Okinawa cayeron del primer sitio al quinto lugar de longevidad entre los japoneses. En el mismo año, aunque la muerte por cualquier causa entre los hombres mayores de 70 años en Okinawa era la más baja, el mismo índice de mortandad era el más alto en hombres menores de 50. En otras palabras, la generación mayor —que había pasado casi toda su vida consumiendo un índice nutricional bajo entre omega-6/omega-3— parecía protegida, mientras que los más jóvenes, que habían pasado más tiempo con una dieta alta en omega-6, estaban pagando el precio con un tiempo de vida más corto.

El resto de Japón no estaba mejor. Desde principios del siglo XX hasta 1950, aproximadamente, el índice de omega-6/omega-3 en Japón no era de más de 3:1. Hacia 1970 aumentó a 4:1, cuando se triplicó el consumo de ácido linoleico de cuatro gramos al día en 1950 a 12 gramos al día en 1970. Junto con este incremento en el consumo alimentario de omega-6 sobrevino un incremento en el índice de mortandad por cáncer de pulmón, colorrectal, de mama, de próstata, pancreático, esofágico y de piel.[13]

Vale la pena mirar más de cerca el índice de muerte por cáncer de pulmón. Hay dos tipos principales de cáncer pulmonar: carcinoma de células escamosas, que en general se desarrolla por fumar, y adenocarcinoma, el cual no está asociado con fumar. Más de la mitad de las muertes por cáncer de pulmón en Japón son por adenocarcinoma, lo que sugiere que algo más, además de fumar, está incrementando los decesos por esta causa en Japón desde 1950.

Algunos estudios en animales indican que el aceite de maíz, alto en omega-6, promueve adenocarcinoma de pulmón.[14] De hecho, los aceites altos en omega-6 en general, no sólo el aceite de maíz, han demostrado promover el desarrollo de cáncer en animales, mientras que las grasas omega-3 parecen inhibirlo.[15] Recuerda que **las grasas se convierten en compuestos de señalización en tu cuerpo y también son partes estructurales de tus células. Las células que se construyen con la clase de grasa equivocada, emparejadas con demasiadas señales proinflamatorias y muy pocas antiinflamatorias, pueden contribuir a un mal funcionamiento a nivel celular, con el resultado potencial de un cáncer.**[16]

Un investigador japonés lo resumió con mucha claridad: "Las grasas omega-3 (ALA en los aceites vegetales, así como EPA y DHA en aceites de pescado) inhiben entonces la carcinogénesis, mientras que el ácido linoleico y otras grasas omega-6 son estimuladores [...] Los niveles actuales del consumo de AL en los países industrializados (6-8% de energía) están saturados respecto de la actividad estimulante de cáncer".[17] Esto es particularmente impactante considerando que, como vimos en el capítulo 1, la Asociación Americana del Corazón recomienda que obtengamos hasta 10% de nuestras calorías en la forma de ácido linoleico. Los investigadores japoneses sugieren limitar el consumo al doble de omega-6 que de omega-3,[18] una recomendación precisamente acorde con lo mencionado en este libro.

India

Viajemos hacia el este, de Japón a India. El investigador indio S. L. Malhotra realizó un estudio que incluyó a más de un millón de trabajadores de ferrocarril, de 18 a 55 años de edad, que laboraron en distintas zonas de India durante cinco años completos, desde 1958 hasta 1962.[19] Durante el estudio, murieron más de seis veces la cantidad de trabajadores del sur de India que del norte, y los índices de muerte por enfermedad cardiaca también fueron bajos en el oeste y el noreste.[20, 21]

Para contribuir al misterio, no sólo diferían los índices de mortandad: la edad promedio de muerte en el sur de India era *10 veces más baja* que en el norte.[22] Otro hallazgo preocupante fue que, contrariamente a lo que asumiríamos por nuestra comprensión de los efectos que tienen el ejercicio y la actividad física general en la salud y la longevidad, la mortalidad era más baja entre los trabajadores del ferrocarril que tenían puestos sedentarios, comparados con los trabajadores que realizaban labores manuales físicamente demandantes.[23] Y cuando los separaron por categorías laborales, la mortandad fue *15 veces mayor* entre los trabajadores manuales del sur respecto de los del norte, aun cuando no había diferencia de edad ni en la cantidad de labor física en su trabajo.[24] Es como un programa de detectives: ¿de dónde salió el disparo? ¿Quién tiene la culpa de un índice de muerte más elevado en el sur que en el norte?

Los investigadores descartaron el hábito de fumar, los factores socioeconómicos y el estrés, pues determinaron que no eran responsables de diferencias considerables en la mortandad. También desecharon la cantidad total de grasa en la dieta de los trabajadores como factor contribuyente. En el norte de India, el consumo de grasa normal era 19 veces mayor que en el sur; sin embargo, el índice de enfermedad cardiaca en el norte era siete veces *más bajo*.

Corroboraron estos hallazgos con una investigación adicional publicada después del estudio del ferrocarril.[25] Malhotra descubrió que, entre 1963 y 1964, la incidencia de ataques cardiacos era más de siete veces en el sur de India que en el norte. Nuevamente, no era causado por el consumo total de grasa porque los indios del norte consumían hasta 19 veces *más grasa* que en el sur. La diferencia era la clase de grasa. En el tiempo del estudio, las grasas animales, incluyendo lácteos, conformaban la mayoría de la grasa alimentaria en el norte de India, mientras que en el sur predominaban los aceites de semillas.[26] En el sur tenían un consumo muy bajo de grasa, y casi todo era en la forma de cacahuates y aceites de ajonjolí. En el norte, por otra parte, donde el consumo de grasa era de alrededor de 23% del total de calorías, la mayoría era en forma de ghee,[27] grasa de leche y productos de leche fermentados, casi todas grasas animales saturadas.

En comparación con las dietas mediterráneas, que generalmente tienen 35 o 40% de calorías como grasa, una dieta con 23% de grasa en el norte de India es algo bajo. Pero mientras en el norte de India consumían entre 70 y 190 gramos de grasa al día, los sureños tenían una dieta extremadamente austera de sólo 10 a 30 gramos al día.[28] Tal vez tenían una "dieta baja en grasa" en el norte, pero era alta si se compara con lo que comían en el sur, donde el índice de muerte por enfermedad cardiaca era mucho más alto. Malhotra observó que los aceites de semillas predominantes en el sur eran hasta 45% poliinsaturados —casi puro omega-6—, frente a sólo 2% de grasas animales que consumían en el norte.[29] Los indios del norte disfrutaban yogurt, suero de leche, lassi y otros lácteos fermentados, pero en el sur estos eran sólo una minúscula parte de la dieta.

En la década de 1950 la muerte por enfermedad cardiaca era extremadamente rara en el norte de India, en comparación con el mundo occidental. Fue uno de los índices más bajos de muerte por enfermedad cardiaca que se hayan registrado. La información de India en las décadas de 1950 y 1960 muestra que los residentes de Delhi, en el norte, tenían índices excepcionalmente bajos de enfermedad arterial coronaria (EAC).[30] De hecho, quizá hayan sido los más bajos del mundo.[31] También tenían índices increíblemente bajos de otras formas de enfermedad cardiaca, así como de enfermedad cerebrovascular, incluyendo infarto. En la década de 1950 la enfermedad cardiaca en Delhi sumaba 3% de todas las muertes. En los países occidentales llegaba hasta 50%.[32] En esa época, Delhi realmente era un paraíso para la salud cardiaca.

Desafortunadamente, los cambios nocivos que ocurrieron en la dieta de Okinawa se reflejan también en la dieta moderna de India. Hasta la década de 1970 India todavía tenía una incidencia menor de EAC, comparada con la de muchos países, así como una baja incidencia de diabetes.[33] Durante varias generaciones las principales grasas para cocinar en la dieta india eran ghee, aceite de coco (ambos altos en grasas saturadas) y aceite de semilla de mostaza (alto en grasa monoinsaturada y omega-3). Lo que tienen en común las tres es una cantidad total de omega-6 muy baja y un índice bajo de omega-6/omega-3.

Hacia 1990, sin embargo, la mayoría de las grasas tradicionales en India fue reemplazada con aceites altos en omega-6 por la promoción de los aceites vegetales como medida para bajar los niveles de colesterol. (Tristemente, Estados Unidos no sólo exporta cultura popular; también somete al resto del mundo a su ciencia nutricional equivocada.) La dieta en India siempre fue baja en EPA y DHA, pero solía ser alta en ALA (ácido alfalinolénico) omega-3. Ahora, en cambio, dada la prevalencia de aceites vegetales y de semillas, es baja en ALA y alta en omega-6. El equilibrio de grasa se modificó de antiinflamatorio a proinflamatorio.

Hoy en día, la dieta baja en grasa recomendada en las zonas urbanas de India indica que el omega-6 suma hasta 7% de su total de calorías, y si la población sigue estos lineamientos el consumo de omega-3 acaba siendo bajo, propiciando un índice de 20:1 de omega-6/omega-3, una dieta masivamente proinflamatoria. La dieta que consumen en las zonas rurales de India tiene un índice de 5:1 a favor del omega-6; sigue siendo alta, pero es una gran mejora respecto de ese 20:1. En comparación con la población urbana, la rural tiene una prevalencia menor de casi todas las enfermedades crónicas, particularmente diabetes tipo 2 y obesidad. Las grasas que consume "la élite urbana consciente de su salud" son casi todas de aceites de semillas etiquetados como "saludables para el corazón". El resultado de esto es que ahora el omega-6 suma hasta 19% el total de calorías y estas personas consumen un índice de omega-6/omega-3 ¡de 50:1!

En una dieta más tradicional en India, como la que consumen en las zonas rurales, el omega-6 sumaba sólo 5.5% del total de calorías, y el índice entre omega-6 y omega-3 era de 5:1. Aproximadamente 90% de esta grasa provenía de ghee altamente saturado, con el resto de fuentes como el aceite de mostaza. Los investigadores observaron que en la dieta alta en grasa saturada, antes de que los aceites vegetales y de semillas atraparan a la población entre sus tentáculos, los indios tenían una prevalencia baja de diabetes. En las zonas con una dieta alta de omega-6, no obstante, ya fueran regiones urbanas o rurales, la prevalencia de diabetes es mayor.

El aumento en el índice de omega-6 a omega-3 en la dieta india es paralelo al aumento de numerosas enfermedades crónicas, pero sobre todo diabetes tipo 2 y obesidad. A diferencia del índice reconocidamente bajo de diabetes tipo 2 de hace décadas, India se encuentra ahora entre los países con más incidencia de esta enfermedad. En un estudio sobre diabetes 2 los investigadores descubrieron que reducir el consumo total de grasa, *particularmente cuando el índice entre omega-6 y omega-3 se reduce marcadamente*, mejora la sensibilidad a la insulina en las personas y disminuye su necesidad de medicamentos para bajar la glucosa.[34] Los investigadores de India saben la verdad: **"Parece que los indios, persiguiendo el fantasma del colesterol, perdieron su patrón de consumo racional de grasa y enfrentan una epidemia de desórdenes de resistencia a la insulina. La seguridad de utilizar aceites de omega-6 en la gastronomía india se ha vuelto una cuestión muy preocupante".**[35]

Algo interesante que vale la pena comentar sobre estos estudios es que no fue suficiente sólo tomar un suplemento con un poco de aceite de pescado (rico en EPA y DHA omega-3). La magia no consistía sólo incrementar el omega-3, sino en reducir el omega-6, para que la proporción cambiara radicalmente. Se logró sustituyendo los aceites de verduras y semillas con grasas más tradicionales, todas bajas en omega-6.

Kitava e Israel

Un equipo de investigadores liderados por Staffan Lindeberg, un médico interesado en nutrición y biología evolutiva, estudió a la población que vivía en Kitava, parte de las islas Trobriand, en Papúa Nueva Guinea. Los habitantes consumen una dieta alta en carbohidratos: 69% de sus calorías provienen de carbohidratos, con 10% de proteína y 21% de grasa.[36] Su consumo total de grasa es relativamente bajo, pero la mayoría es grasa saturada de los cocos. Un minúsculo 2% de sus calorías proviene de grasas monoinsaturadas y otro 2% de poliinsaturadas. La dieta en Kitava consiste en tubérculos (camote, yuca y taro), frutas, cocos, pescados y verduras, con cantidades mínimas de alimentos occidentales y alcohol. Casi no comen lácteos, azúcar refinada, granos ni aceites vegetales, y relativamente poca grasa animal, excepto la de pescados, que por supuesto es alta en omega-3.

En Kitava, el total de grasa es bajo, pero el consumo de grasa saturada es alto. De hecho, con 17% de su total de calorías, su consumo de grasa saturada es suficiente para que los legisladores de la Asociación Americana del Corazón se espanten. Consumen más grasa saturada de la que recomiendan en Estados Unidos, pero a diferencia de la dieta común estadounidense, la de Kitava es extremadamente baja en omega-6 y alta en omega-3. La actividad física de la población de Kitava es ligeramente mayor que la de las poblaciones occidentales, pero nada sobresaliente. A pesar de los altos índices de fumadores en Kitava, la enfermedad cardiaca y el infarto son virtualmente inexistentes.[37]

De nueva cuenta, tenemos una población con un gran factor de riesgo para enfermedad cardiaca —fumar— y parece ser inmune a él. Si le preguntas a la AHA, fumar y un consumo alto de grasas saturadas debería convertir a los habitantes de Kitava en bombas de tiempo para enfermedades cardiovasculares. Y si bien son más activos físicamente que la mayoría de la gente de Estados Unidos, no realizan triatlones todos los días. Tienen todo en contra; sin embargo, el grupo de Lindeberg descubrió que son excepcionalmente saludables.

¿Kitava también es una paradoja?

Ya que hay tantas "paradojas" surgiendo aquí y allá deberíamos preguntarnos si en realidad son excepciones a la regla o si es posible que nuestra hipótesis, *nuestra* regla, esté mal. La grasa saturada no es mala para el corazón o el exceso de omega-6 *sí* es malo para el corazón o el omega-3 es protector, *o las tres están en lo correcto*.

Examinemos ahora la experiencia de Israel con la grasa: si el AL (ácido linoleico) es bueno para tu corazón —tan bueno que la AHA recomienda que sume hasta 10% del total de calorías en tu dieta—, entonces esperarías que una población con un consumo alto de AL tuviera corazones y vasos sanguíneos excepcionalmente sanos. Pero en Israel vemos exactamente lo opuesto. Este país es uno de los mayores consumidores de AL, pero su población también tiene una incidencia alta de enfermedad cardiovascular e hipertensión. Los índices de diabetes tipo 2 y obesidad también son altos.

La resistencia a la insulina promueve en gran parte la obesidad, la diabetes tipo 2, la hipertensión y la enfermedad cardiovascular. Hay otros factores en juego, pero la resistencia crónica a la insulina es clave en esas condiciones. También es el arma detrás del síndrome metabólico, un cúmulo de síntomas diagnosticados por tres o más de los siguientes: obesidad abdominal (una circunferencia amplia en la cintura), presión arterial alta, glucosa en ayuno elevada, bajo HDL o triglicéridos altos. Así pues, con los índices elevados de obesidad, diabetes tipo 2 e hipertensión, la población de Israel debería estar atenta al síndrome metabólico. Y si se sospecha que una dieta alta en omega-6 está en el centro de esto, ¿qué sucedería si redujeran su consumo de omega-6?

Un estudio realizado en Italia nos ayuda a responder la pregunta. Se indicó a 90 pacientes con síndrome metabólico que siguieran una dieta estilo mediterráneo, mientras que otros 90 siguieron una dieta "prudente" baja en grasa, del estilo de la AHA.[38] En la dieta mediterránea, los sujetos consumieron frutas, verduras, nueces, granos enteros y aceite de oliva en cantidades significativamente mayores que en la dieta baja en grasa. Su índice de omega-6/omega-3 bajó de 11 a 6.7 —todavía alto, pero mucho mejor—. La gente que siguió la dieta baja en grasa no tuvo casi ningún cambio en su índice de omega-6/omega-3. El consumo de aceite de oliva se incrementó en el equivalente de una cucharada más al día en la dieta mediterránea, comparado con un cambio casi imperceptible en el grupo bajo en grasa. El omega-3 se duplicó en el grupo mediterráneo, pero casi no hubo cambio en el grupo bajo en grasa.

Así pues, la dieta mediterránea hizo que la gente comiera más grasa total, más omega-3 y menos omega-6. ¿Y qué sucedió? Después de dos años, en comparación con el grupo bajo en grasa —cuya dieta se parece mucho a las recomendaciones nutricionales del gobierno de Estados Unidos (50 a 60% de carbohidratos; 15 a 20% de proteína; menos de 30% de grasa en total)—, el grupo de la dieta mediterránea tuvo una reducción de casi 50% de síndrome metabólico. A pesar de un alto consumo de grasa, este último grupo también perdió más peso y redujo más la inflamación. Y recuerda que, a diferencia del grupo con la dieta baja en grasa, quienes hicieron la dieta mediterránea comieron más fruta y más granos enteros, así que no es exactamente una dieta baja en carbohidratos.[39] Esto muestra de nueva cuenta que la obesidad y el síndrome metabólico no son sólo cuestión de los carbohidratos. Parece que cambiar las *grasas* en tu dieta —sobre todo reducir el omega-6— mejora la función metabólica en general sin siquiera reducir en gran medida los carbohidratos. Esto no significa que sea una gran idea atragantarte de pan y pasta, pero podrías disfrutar un buen tazón de yogurt entero con moras y nueces para desayunar.

El cuadro 4.1 provee el cálculo de los índices nutricionales de omega-6 a omega-3 en algunas de las poblaciones que exploramos en este capítulo.[40]

CUADRO 4.1. *Estimado del índice nutricional de omega-6/omega-3*[41]

Población	Antes de 1960	Más recientemente/ actualidad
Inuits de Groenlandia	0.4	Desconocido
Japón	1-2	4
India (rural)	3-4	5-6.1
India (urbana)	3-4	38-50
Reino Unido	10	15
Norte de Europa	10	15
Estados Unidos	7-8	17

La inflamación y el índice de omega-3

La gente por lo general se toma una aspirina o un ibuprofeno cuando siente dolor agudo e inflamación: dolor de cabeza, dolor de muelas o cólicos menstruales. Una de las formas como funcionan la aspirina y el ibuprofeno es reduciendo la actividad de las enzimas que promueven la formación de compuestos inflamatorios. El EPA y el DHA también inhiben estas enzimas inflamatorias.[42] Esto no significa que unas cuantas pastillas de omega-3 desaparecerán mágicamente tu dolor si te golpeas la espinilla contra la mesa, pero puede significar que si consumes suficiente omega-3 en tu dieta con regularidad, reducirás el riesgo de padecer enfermedades crónicas que brotan de inflamaciones inadecuadas y descontroladas, como arterosclerosis, artritis reumatoide y enfermedad inflamatoria intestinal.

Una buena forma de saber si estás obteniendo suficiente omega-3 es medir tu índice de omega-3. Éste evalúa la cantidad de grasas omega-3 presentes en tus glóbulos rojos. Se expresa como un porcentaje del total de grasas en tus membranas celulares. Un nivel óptimo es 8% o más, mientras que 4% se considera muy deficiente. Y aunque dijimos antes que

94

la cantidad de ciertas grasas en tu torrente sanguíneo no siempre refleja la cantidad de esas grasas en tu dieta, en el caso del omega-3 la correlación es muy confiable.[43] Con eso en mente, el índice de omega-3 suele estar asociado inversamente con la inflamación: mientras mayor sea la cantidad de omega-3 en tus glóbulos rojos, menor será el nivel de inflamación. Veamos cómo funciona esto en tu cuerpo.

En un estudio de pacientes con enfermedad arterial periférica (una condición que involucra el estrechamiento de arterias en piernas, estómago y brazos, lo cual limita el flujo sanguíneo en estas áreas del cuerpo y provoca dolor), quienes tenían índices mayores de omega-3 también tenían menos marcadores de inflamación, a diferencia de las personas con índices bajos de omega-3. De hecho, la gente con un índice promedio de omega-3 de 6.8%, tenía muchos menos niveles de proteína C-reactiva (un marcador de la inflamación), contrariamente a quienes tenían índices de 4.5 y 3.7%.[44] El índice de omega-3 también es un factor de riesgo independiente de la mortandad por enfermedad cardiaca coronaria:[45] mientras más bajo sea el índice de omega-3, mayor será la mortandad, y para la gente con enfermedad cardiaca coronaria el índice está inversamente correlacionado con la inflamación, un índice más bajo, más inflamación.[46]

El país de la inflamación

El aumento en el índice de omega-6/omega-3 en la dieta occidental ha subido paralelamente a la obesidad, la diabetes tipo 2 y la enfermedad cardiovascular. Como mencionamos antes, en general, las grasas omega-3 son partes fundamentales de los compuestos antiinflamatorios, mientras que las grasas omega-6 son componentes de los compuestos proinflamatorios. **Cuando consumes un índice equilibrado de omega-6/omega-3 (1:1 o cerca) tu cuerpo puede mantener a raya su *bajo nivel normal y sano de inflamación controlada*; parecido a tener el piloto de la estufa encendido todo el tiempo, sin que queme la casa.** Pero con tanto omega-6 sacando chispas para encender el fuego la gente que consume altas cantidades de él sin suficiente omega-3 está viviendo en un constante estado de inflamación descontrolada, provocando o empeorando muchos problemas de salud al principio de la lista de causas de muerte o de mala calidad de vida: enfermedad cardiovascular, diabetes tipo 2, obesidad, dolor crónico, hipertensión, desórdenes autoinmunes y más.

La mayoría de los funcionarios gubernamentales y las agencias de salud recomiendan un índice de omega-6/omega-3 entre cuatro y 19 veces más elevado de omega-6. Sólo en el extremo más bajo de este rango encuentras un índice acorde con los de las poblaciones sanas que comentamos en este capítulo. Las poblaciones con índices bajos de enfermedad cardiaca, como los japoneses y los inuits de Groenlandia, tienen un índice mucho más bajo, alrededor de uno a cuatro veces más omega-6 que omega-3. Como vimos en el capítulo 3, se acerca mucho más a lo que tus genes y tu biología han manejado desde que tus ancestros caminaban por esta tierra. En conjunto, la evidencia científica sugiere que reducir tu consumo de omega-6 y aumentar el de omega-3 constituye un cambio relativamente sencillo que puedes implementar para propiciar resultados significativos en tu salud.

Resumen

- La inflamación tiene mala reputación, pero cuando funciona adecuadamente es una función corporal necesaria y normal. El calor y la hinchazón es la respuesta de tu cuerpo a un traumatismo y mantiene localizado el daño. La inflamación es un problema cuando *no* funciona bien, cuando es severa, crónica y no se atiende.
- No es un absoluto, pero esencialmente las grasas omega-6 promueven la inflamación y las grasas omega-3 la controlan, particularmente el EPA y el DHA.
- Al estudiar las poblaciones de India, Japón, Groenlandia, Kitava e Israel los investigadores determinaron que las dietas altas en grasa saturada y en grasa omega-3, pero bajas en grasas omega-6, producen índices menores de inflamación, cáncer, diabetes tipo 2 y enfermedad cardiaca.

CAPÍTULO 5

Grasas alimentarias: ¿qué es bueno y qué es malo para la salud cardiovascular?

Hemos dedicado los últimos capítulos argumentando que, conforme nuestra especie se aleja de la dieta original que consumimos durante casi toda nuestra historia, desarrollamos más enfermedades crónicas. Observamos poblaciones en distintas regiones geográficas —el Ártico, el Mediterráneo, Asia y el suroeste del Pacífico— y determinamos que el factor unificador en sus dietas, ya fueran altas o bajas en carbohidratos, en su mayoría vegetales o animales, era un consumo muy bajo de omega-6 y un consumo muy alto de omega-3. Casi todos estos grupos tenían una salud excepcional y hasta hace poco realmente eran libres de las enfermedades crónicas que nos han acosado en Occidente durante medio siglo. Como hemos visto, cuando estas poblaciones dejan sus dietas tradicionales en favor de lo que consideran más saludable —en particular para la salud cardiovascular—, empiezan a cambiar su envidiable salud y longevidad por la clase de enfermedades epidémicas que actualmente padecemos en Occidente. Gracias a que emularon los lineamientos alimentarios supuestamente basados en evidencia que se crearon en Estados Unidos a finales de la década de 1970, casi todas las naciones industrializadas ahora tienen un índice de omega-6 a omega-3 muy alto.

A pesar de un creciente cuerpo de evidencia científica que contradice directamente esos lineamientos, los encabezados recientes de los periódicos y las revistas quieren que te quedes inmerso en otra dimensión temporal, en una clase de dimensión desconocida nutricional, condenado a repetir los errores del pasado. Con las tiendas de alimentos saludables llenas de suplementos de aceite de pescado y de kril, **las organizaciones especializadas en nutrición de pronto te dicen que el omega-3 no es tan beneficioso como pensabas y que incluso puede ser dañino.**

En este capítulo nos adentraremos en las grasas omega-6 y omega-3 y en la forma como afectan varias cuestiones vinculadas con la salud cardiovascular. Te mostraremos *la percepción* versus *la realidad* y luego analizaremos más el papel del omega-3 en la enfermedad cardiaca antes de dirigir nuestra atención a las grasas monoinsaturadas y saturadas.

Enfermedad cardiaca

Percepción. Consumir regularmente aceite vegetal reduce tu colesterol y, como resultado, disminuye tu riesgo de padecer enfermedad cardiaca.

Realidad. Consumir una gran cantidad de aceites vegetales y semillas industrializadas sí disminuye el colesterol total y el LDL (el que se conoce como "colesterol malo"), pero *esto no garantiza una vida libre de enfermedad cardiaca o ataques al corazón*. Si piensas que tener colesterol bajo automáticamente te protege, piénsalo de nuevo. Los ataques al corazón son asesinos equitativos: los vemos en personas con colesterol bajo, con colesterol alto y con todos los matices en medio.

Así como sucede con las grasas en tu dieta, cuando se trata del colesterol y el riesgo de padecer enfermedad cardiaca, lo importante no es la cantidad total sino el tipo. El consumo de aceite vegetal incrementa las partículas pequeñas y densas de LDL, que son mucho más dañinas para tu salud cardiaca que las grandes y esponjosas. También incrementa la susceptibilidad que tienen las partículas LDL a la oxidación que, al dañarse, es mucho más probable que afecten tus vasos sanguíneos, en lugar de las partículas no oxidadas. Finalmente, un consumo alto de aceites de semillas industrializadas muchas veces reduce el HDL ("colesterol bueno"). Y si tu colesterol total es bajo porque tu HDL también lo es, no es motivo de celebración.

El papel del omega-3

Percepción. Las grasas omega-3 (EPA y DHA) pueden incrementar el LDL y, por ende, aumentar tu riesgo de desarrollar enfermedad cardiaca. Además, el omega-3 puede elevar tus niveles de glucosa e insulina, y el inherentemente susceptible de oxidarse, agravando el daño oxidativo en tu cuerpo.

Realidad. Es cierto que el EPA y el DHA pueden subir el LDL, pero, a diferencia de los aceites de semilla omega-6, tienden a incrementar el tipo benigno, grande y esponjoso, mientras reproducen el más dañino, pequeño y denso, el cual es más probable que se acumule dentro de tus paredes arteriales. Así que la influencia general del EPA y el DHA en el LDL es beneficiosa. Aunado a ello, el EPA y el DHA reducen la inflamación y la tendencia de tu cuerpo a formar coágulos peligrosos, como los que pueden provocar un ataque cardiaco y un infarto. Estas importantes grasas también pueden reducir la presión arterial y mejorar la salud y el funcionamiento general de tus vasos sanguíneos, la dilatación y la constricción comentadas en el capítulo 4.

La razón de que algunos estudios recientes empiecen a cuestionar los beneficios del omega-3 es que, en algunas circunstancias, no han mostrado tener el efecto positivo que se esperaba de ellos. ¿Cuáles fueron esas circunstancias? ¡Frente a un alto consumo de omega-6! Los estudios que involucran suplementos de omega-3 muchas veces dejan de lado la dieta común de la persona. Si su dieta normal —la dieta común occidental— está inundada con un océano de omega-6, entonces rociar un poco de omega-3 no va a hacer ninguna diferencia. Por otra parte, cuando la dieta de una persona es relativamente baja en omega-6, o cuando las investigaciones ponen énfasis en el índice de ácidos grasos omega-3 en los tejidos, el EPA y el DHA muestran beneficios consistentes para la salud cardiovascular.

Presión arterial

Percepción. Las grasas omega-3 marinas (EPA y DHA) no tienen
ningún beneficio para bajar la presión arterial. Los aceites de
semillas omega-6 no elevan la presión arterial.
Realidad. Consumir EPA y DHA, sobre todo en dosis combinadas de
tres gramos o más al día, tiene un efecto reductor significativo
en la presión arterial, particularmente en pacientes con diabetes
o enfermedad cardiaca. Consumir aceites de semillas omega-6
puede incrementar la presión arterial y dañar las arterias sanas.

La presión arterial alta, llamada *hipertensión*, se conoce como "el asesino silencioso". La razón de ello es que no presenta señales ni síntomas en muchas personas. A diferencia de otros problemas cardiovasculares, que pueden provocar dolor en el pecho, falta de aliento u otros síntomas, la hipertensión se da y progresa calladamente, incluso mientras daña el corazón y los vasos sanguíneos. Ya que es tan insidiosa, es algo a lo que debemos estar muy atentos. Con eso en mente, veamos el papel que desempeñan distintos factores en la presión arterial sana.

Sal

Percepción. Es el villano alimentario que tradicionalmente carga
con la culpa de la hipertensión y se asegura que provoca la
retención de líquidos en el cuerpo, estresando el corazón y los
vasos sanguíneos.
Realidad. Las personas sanas han consumido sal desde tiempos
inmemoriales. Es una víctima inocente en el juego de la
presión sanguínea, mientras que se ignora enormemente la
implicación del omega-6, aun cuando es *mucho más* perjudicial
para la presión sanguínea que el sodio. (El libro del doctor
DiNicolantonio, *The Salt Fix*, provee argumentos contundentes
de que la sal —valorada a lo largo de la historia— no es la
principal causa de presión alta. De hecho, una dieta demasiado
baja en sodio puede propiciar que se eleve la presión arterial.)

Grasa

Percepción. Comer grasa provoca que se obstruyan las arterias.

Realidad. Si tienes una visión típica de la nutrición, probablemente no estás consciente del verdadero efecto de las grasas en tus arterias. La función adecuada de los vasos sanguíneos está controlada por compuestos que ayudan a dilatar y a constreñir esos vasos en respuesta al flujo sanguíneo... Y los vasos *deben* dilatarse. Si no lo hacen, la sangre tiene problemas para fluir a través de ellos y se elevará tu presión.

Uno de los principales compuestos que ayudan a dilatar tus vasos sanguíneos es el óxido nítrico. (No lo confundas con el óxido nitroso, el "gas de la risa", que utilizan los dentistas.) Además de ordenarles a tus arterias que se dilaten, el óxido nítrico también puede ayudar a prevenir la formación de coágulos y de placas arterioscleróticas.[1] Todo suena muy bien hasta ahora. ¿Dónde entran las grasas?

Como dijimos antes, las grasas omega-6, como el ácido linoleico, son muy susceptibles a la oxidación. El ácido linoleico oxidado y dañado desata una avalancha que termina con la reducción de la síntesis de óxido nítrico.[2] Menos óxido nítrico, mayor presión arterial.[3]

Además, recuerda que un consumo alto de grasas omega-6 incrementa el LDL pequeño y denso y también el LDL oxidado. Este último se encuentra en las placas que se acumulan en las paredes arteriales,[4] y éstas pueden interferir en el funcionamiento adecuado de los vasos sanguíneos. Para empeorar las cosas, las grasas omega-6 no sólo afectan tu presión al interferir con la capacidad de dilatación de tus vasos sanguíneos, sino que también pueden promover la formación de compuestos que indiquen directamente a tus vasos sanguíneos que se constriñan.[5] Los aceites de soya, maíz y semilla de algodón se ven mucho menos "saludables para el corazón" cuando sabes que contribuyen a la arterosclerosis y la hipertensión.[6] Sin embargo, no aplica necesariamente al omega-6 que se encuentra en los alimentos naturales, como nueces y semillas.

La figura 5.1 compara los dogmas nuevos con los viejos respecto del papel del ácido linoleico en la enfermedad cardiaca coronaria.

FIGURA 5.1. *Dogmas nuevos y dogmas viejos respecto del ácido linoleico omega-6 y el riesgo de ECC.*

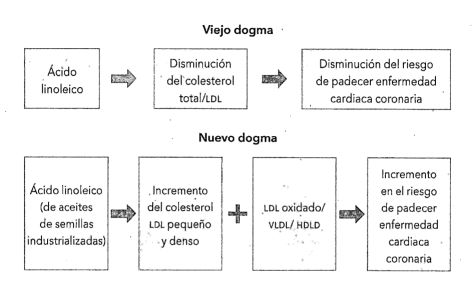

Viejo dogma

| Ácido linoleico | ➡ | Disminución del colesterol total/LDL | ➡ | Disminución del riesgo de padecer enfermedad cardiaca coronaria |

Nuevo dogma

| Ácido linoleico (de aceites de semillas industrializadas) | ➡ | Incremento del colesterol LDL pequeño y denso | + | LDL oxidado/ VLDL/ HDLD | ➡ | Incremento en el riesgo de padecer enfermedad cardiaca coronaria |

Las grasas y la presión arterial

Empecemos con las grasas que ya conocemos mejor en este punto. ¿Cómo se comparan las grasas omega-3 con las omega-6 en cuanto a la presión sanguínea? Un estudio demostró que, en personas con leve hipertensión, tomar seis gramos de aceite de pescado al día durante diez semanas puede bajar la presión sanguínea, comparado con seis gramos de aceite de maíz.[7] De hecho, el aceite de maíz puede *incrementar* la presión, aunque sólo sea un poco.[8] Pero cuando tu presión sanguínea ya está elevada, algo que la eleve siquiera un poco podría llevarte de una categoría en la que no necesites medicamentos a otra que sí. Al menos el aceite de pescado parece ser mejor que el aceite de maíz rico en omega-6 para bajar tu presión y los efectos beneficiosos pueden notarse desde las primeras diez semanas. Si bien seis gramos de omega-3 de cadena larga es una dosis relativamente alta, puedes obtener esa cantidad con una dieta saludable que contenga abundantes productos del mar ricos en omega-3 con un poco de suplementación extra.

Entonces, el EPA y el DHA son mejores para la presión sanguínea que el aceite de maíz. Pero ¿qué pasa con otras clases de grasa? ¿Qué hay de la grasa monoinsaturada? ¿El omega-6 tiene ventaja ahí o sigue sin sorprendernos?

En un estudio que enfrentó el aceite de oliva (altamente monoinsaturado) contra el aceite de girasol (alto en omega-6) en personas con presión arterial alta, el primero ganó sin duda alguna. Durante seis meses la gente consumió una dieta alta en grasa monoinsaturada y baja en grasa poliinsaturada, o viceversa.[9] Después de ese tiempo, cambió a la otra dieta para que pudieran evaluar los resultados de ambas en todos los participantes.

Así pues, ¿qué tan bueno es el aceite de girasol para la salud cardiaca? No tan bueno como la Asociación Americana del Corazón quiere que pienses. Recuerda que recomienda que consumas hasta 10% de tus calorías en la forma de omega-6. La dieta con aceite de girasol dio justo en el blanco. Los participantes empezaron con una presión promedio de 134/90 mmHg (lo normal es menos de 120/80 mmHg).[10] Al final de la dieta con aceite de oliva su presión arterial promedio había bajado a 127/84 mmHg; todavía un poco elevada, pero mucho más cerca de un rango sano. Después de la dieta con aceite de girasol, la presión arterial no bajó en lo absoluto; de hecho, subió un poco a 135/90 mmHg.

Lo realmente fuerte ocurrió en cuanto a la medicación. Después de la dieta con aceite de oliva, el medicamento para la presión de los participantes se redujo 48%, comparado con sólo 4% después de la dieta con aceite de girasol. Ocho personas que siguieron la dieta con aceite de oliva pudieron dejar su medicamento por completo, mientras que los sujetos en la dieta con aceite de girasol siguieron necesitando sus medicamentos. No sólo eso, sino que dos personas que no necesitaban medicamentos para la presión al inicio de la dieta con aceite de girasol ¡sí los necesitaron después! Los investigadores creen que, además de los distintos efectos de los diversos ácidos grasos en los dos aceites, los polifenoles en el aceite de oliva probablemente aumentaron el óxido nítrico, lo que pudo provocar una presión sanguínea más baja.[11] Los polifenoles son responsables del tono picante que tienen algunos aceites de oliva o de la leve sensación de ardor que sientes en la parte de atrás de tu garganta cuando pruebas un aceite de oliva de alta calidad. Así que, si disfrutas las semillas de girasol, está bien comerlas ocasionalmente en tu ensalada o como botana durante un partido (aunque algunos médicos como Steven Gundry creen que deberías evitar las semillas por su alto contenido de lecitina), pero necesitas eliminar los aceites de semillas de tu cocina.

La siguiente lista resume los mecanismos potenciales en que el ácido linoleico de la grasa omega-6 contribuye a la hipertensión:

- Puede reducir la síntesis del óxido nítrico.[12]
- Inhibe la señalización de la insulina y la activación de la síntesis endotelial del óxido nítrico en los vasos sanguíneos.[13]
- Aumenta el LDL oxidado, lo que puede resultar en una disfunción de los vasos sanguíneos e hipertensión.[14]
- Incrementa la producción de los compuestos que constriñen los vasos sanguíneos.[15]
- Aumenta la inflamación crónica, dando como resultado una disfunción de los vasos sanguíneos.[16, 17]

Los beneficios del EPA y el DHA

Altas dosis de grasas omega-3 marinas tienen propiedades naturales que adelgazan la sangre. Es un beneficio importante si estás en riesgo de desarrollar condiciones que involucren sangre hipercoagulable, es decir, sangre que forme coágulos muy fácilmente. Las personas con síndrome metabólico, causado principalmente por la resistencia a la insulina, muchas veces tienen sangre hipercoagulable.[18] Como vimos en el capítulo anterior, un alto consumo de grasas omega-6 parece contribuir al desarrollo de resistencia a la insulina. Piénsalo de esta manera: ante la presencia de una resistencia insulínica, especialmente cuando la glucosa es muy alta, en lugar de un líquido suave y ligero que fluye fácilmente por tus vasos sanguíneos la sangre se vuelve una pasta espesa que presiona contra tus arterias. No es de extrañar que suba la presión arterial.

En un estudio de personas obesas con hipertensión y malos perfiles de lípidos, suplementar con aceite de pescado provocó una disminución de la presión sanguínea y de los triglicéridos, así como una normalización de la coagulación.[19] En otro estudio que involucra a no diabéticos y a pacientes con diabetes tipo 2, suplementar con aceite de pescado propició reducciones impresionantes de la presión sistólica (la cifra mayor). Los no diabéticos pasaron de una presión sistólica promedio de 159 a 146 mmHg; la presión sistólica promedio de los diabéticos bajó de 158 a 142 mmHg. Incluso con estas significativas reducciones, los sujetos seguían siendo hipertensos, pero el aceite marino claramente los llevó hacia una dirección mucho más saludable. El aceite de pescado es poderoso, pero no podemos esperar que haga *todo*. Junto con otras intervenciones alimentarias y de estilo de vida la presión sanguínea seguramente bajaría todavía más.

La investigación que analizó los hallazgos de 31 estudios que comparaban un suplemento de aceite de pescado contra un placebo, descubrió que la suplementación provoca una reducción en la presión sanguínea que depende de la dosis, es decir, que mientras más alta es la dosis de aceite de pescado, mayor es la reducción de la presión sanguínea.[20] Aun así, debemos decir que los mejores efectos se vieron en personas que tomaban al menos 3.3 gramos de aceite de pescado al día, y los resultados fueron más sólidos en personas con hipertensión, perfiles anormales de lípidos y arterosclerosis.

Tiene sentido: **si tu corazón y tus vasos sanguíneos ya están en forma, y tu presión sanguínea se encuentra en un nivel sano, tal vez el aceite de pescado no haga mucho por ti.** Pero si comienzas desde un estado de presión sanguínea alta o tienes otros problemas cardiovasculares el aceite de pescado o el aceite de kril pueden ser de gran ayuda como tratamiento natural. Otro análisis de diversos estudios lo sustentan: cuando recibían dosis mayores a tres gramos al día, las grasas omega-3 de cadena larga redujeron la presión sanguínea sólo de manera casi imperceptible en personas con presión arterial normal, pero la reducción fue notablemente mayor en quienes tenían presión alta.[21]

Otras investigaciones corroboran esos hallazgos. Un análisis de 36 pruebas al azar descubrió que una dosis promedio de 3.7 gramos de aceite de pescado al día produce una disminución significativa de la presión arterial.[22] Otro análisis de 16 pruebas demuestra que la suplementación de omega-3 (desde 0.5 hasta 4.5 gramos al día durante un promedio de dos meses) mejora la dilatación de los vasos sanguíneos.[23] Estos resultados fueron confirmados en quienes tenían sobrepeso o diabetes tipo 2.[24] Los problemas cardiovasculares son la causa principal de muerte de los pacientes de diabetes tipo 2, así que una intervención que propicie una mejor función cardiaca y vascular realmente se aprecia en esta población, sobre todo cuando es algo tan simple y barato como tomar aceite de pescado o kril.

ALA: el omega-3 "progenitor"

En la introducción dijimos que el ácido alfalinolénico (ALA) está considerado el omega-3 "progenitor" y el ácido linoleico (AL) el omega-6 "progenitor" porque son los compuestos iniciales que pueden convertirse en otra clase de grasas omega-3 y omega-6. Si lo piensas en función de un árbol genealógico con muchas ramas para los hijos y los parientes que nacen de dos padres en la copa, el ALA y el AL están en la copa de los árboles genealógicos de los ácidos grasos omega-3 y omega-6.

El ALA, hallado en hojas verdes, semillas de linaza, nueces de Castilla y algunas leguminosas, es el compuesto progenitor de hijos como el EPA y el DHA. Hemos explicado que, a través de nuestra adaptación a distintos hábitats geográficos y reservas de comida, la mayoría de nosotros tenemos una capacidad muy limitada para convertir el ALA en EPA y DHA. Y es mejor si obtenemos estas grasas preformadas en los productos del mar. No obstante, el ALA mismo, independientemente del EPA y el DHA, parece tener efectos beneficiosos en la presión arterial.

Un estudio demostró que por cada 1% de incremento en la cantidad de ALA en una grasa de reserva había una disminución de 5 mmHg en la presión sistólica y diastólica.[25] De nueva cuenta, cinco puntos pueden no parecer mucho, pero con los estándares actuales de diagnósticos, incluso uno o dos puntos pueden representar la diferencia entre ser diagnosticado oficialmente con hipertensión y estar medicado —lo que por lo general viene con efectos secundarios desagradables y a veces hasta peligrosos—, o quedarte en una categoría de menor riesgo en la que tu médico quizá recomiende cambios de dieta y estilo de vida.

Para reducir tu riesgo de enfrentar a este "asesino silencioso", asegúrate de tener un consumo adecuado de grasas omega-3 y reducir tu consumo de omega-6. Si ya estás viviendo con presión arterial alta o con enfermedad cardiovascular querrás optimizar tu equilibrio de estas grasas. En el capítulo 8 te mostraremos cómo hacerlo. Mientras tanto, pasemos de la presión arterial a los lípidos, las grasas y el colesterol en la sangre.

Lípidos en la sangre

Gran parte de la confusión en torno de las grasas alimentarias —las buenas, las malas y las mortales— tiene que ver con los efectos que las distintas grasas en tu *comida* ejercen sobre las grasas que se encuentran en tu *sangre*. Aquí comentaremos la evidencia científica más relevante para ayudarte a separar las grasas buenas de las malas en lo referente a las grasas en la sangre, que llamamos lípidos.

Se han demonizado a la grasa saturada y, en menor medida, a la grasa omega-3 como contribuyentes de la enfermedad cardiaca porque suelen elevar el colesterol LDL. Por el contrario, se celebran los aceites vegetales y de semillas, altos en omega-6, como saludables por su capacidad de bajar el colesterol. Aun así, como exploramos antes, concentrarnos sólo en el colesterol total o en el LDL nos ha orillado a desviarnos en el intento de identificar qué grasas deberíamos incluir en nuestra dieta y cuáles deberíamos evitar.

Un estudio de Reino Unido analizó cuatro dietas diferentes, todas con grasas poliinsaturadas que sumaban alrededor de 6% del total de calorías. Diferían sólo en la cantidad de omega-6 y omega-3. Una dieta que tenía un índice de omega-6/omega-3 de 3:1 —cerca de la proporción sobre la que evolucionamos— propició mejoras en los lípidos en la sangre que no se veían en una dieta con un índice de 11:1 de omega-6/omega-3. Reducir el índice de omega-6 a omega-3 incrementó el tamaño de las partículas LDL y también aumentó el HDL, ambos beneficiosos para la salud cardiovascular.[26]

Otro estudio, uno con participantes de múltiples centros por toda Europa, demostró que ciertas grasas son beneficiosas para el perfil de lípidos de las personas con síndrome metabólico.[27] Una dieta alta en grasa monoinsaturada y una dieta baja en grasa que contenía omega-3 extra ayudó a cambiar a las personas de un "patrón B" a un "patrón A" de lipoproteínas —es decir, de las dañinas LDL pequeñas y densas a las benignas grandes y esponjosas—, comparado con una dieta alta en grasa saturada y una dieta alta baja en grasa que contenía aceite de girasol. También bajaron los triglicéridos en ambos grupos (los triglicéridos elevados son un marcador de la progresión de la enfermedad cardiaca).[28]

Recuerda que el LDL *per se* no es dañino. Las partículas LDL densas y pequeñas son las que tienden a meterte en problemas; todavía peor si se *oxidan*. En un estudio con pacientes de hiperlipidemia familiar (colesterol muy alto genéticamente), suplementar con omega-3 (3.4 gramos de EPA y DHA) bajó el conteo de triglicéridos hasta 25% en sólo ocho semanas.[29] *Nada mal.* Su LDL subió 21%, pero el incremento se debió principalmente a un mayor número del tipo grande y esponjoso y hubo una reducción en el tipo pequeño y denso. Así pues, el omega-3 provoca un incremento del conteo total de LDL, pero el patrón cambió para bien en relación con la salud cardiovascular.[30] Por lo menos siete estudios han demostrado que el omega-3 aumenta el tamaño de las partículas LDL o cambia su patrón B (malo) a un patrón A (bueno).[31] La medicina convencional necesita dejar de mirar al LDL como el villano de la película. Como sucede con muchas cosas en la salud y la nutrición, no es tan simple.

Analicemos un estudio donde hombres con malos perfiles de lípidos siguieron una de tres dietas: una estaba enriquecida con aceite de linaza (alto en ALA omega-3), otra enriquecida con aceite de girasol (alto en omega-6) y la última enriquecida con aceite de girasol más aceite de pescado (alto en EPA y DHA omega-3 de cadena larga). Después de 12 semanas siguiendo sus dietas, los hombres de los tres grupos vieron bajar sus niveles de colesterol, comparado con las cifras iniciales.[32] Sin embargo, los triglicéridos sólo disminuyeron en los grupos de linaza y aceite de pescado, no en el de aceite de girasol. Otro cambio en el que ya puedes confiar para este punto es que el grupo con aceite de pescado tuvo una reducción en el LDL pequeño y denso y un incremento en el HDL. Al haber una disminución de los triglicéridos junto con un incremento de HDL, los hombres en el grupo de aceite de pescado vieron una mejora sustancial en su riesgo de padecer una enfermedad cardiaca coronaria. Este índice —triglicéridos a HDL— es un mejor indicador de ECC que el conteo de LDL.

Vale la pena mencionar que algunos beneficios observados en el grupo con aceite de pescado, como el incremento de HDL y la disminución de LDL pequeño y denso, no se vieron en el grupo con aceite de linaza. Así que, aun cuando el aceite de linaza es alto en omega-3 a partir del ácido alfalinolénico (ALA), el EPA y el DHA son más poderosos cuando se trata de mejorar los marcadores de enfermedad cardiaca. La mejora que se produjo en los hombres del grupo con aceite de pescado pareció correlacionada con cantidades mayores de DHA en tejidos.[33]

DHA *versus* EPA para los lípidos

Cuando se trata de mejorar los lípidos en la sangre parece que hay algo único respecto del EPA y el DHA que no podemos encontrar en el ALA. Así que, para mejorar tu perfil de lípidos, quizá no sea suficiente sólo aumentar el ALA en general, comúnmente llamado omega-3 vegetal. Es posible que necesites ser más específico y consumir EPA y DHA. ¿Pero cuál? ¿Ambos? Analicemos esto más detenidamente.

La mejora que se produce en el tamaño y la densidad del LDL parece deberse más al DHA que al EPA.[34, 35] En un estudio de personas sanas con colesterol normal, los niveles de HDL aumentaron 13% cuando los sujetos tomaron 2.3 gramos de DHA al día, pero no cuando recibieron la misma cantidad de EPA.[36] El DHA también es mejor que el EPA para disminuir los triglicéridos.[37] En pacientes con lípidos anormales, tres gramos de DHA al día redujeron los niveles más que la misma cantidad de

EPA.[38] Independientemente del EPA, el DHA también parece tener efectos protectores contra la arritmia cardiaca (un ritmo cardiaco anormal), la coagulación y la formación de placa arterial.[39]

Lo anterior puede parecer un punto irrelevante porque el hecho es que, a menos que tengas acceso a aceites altamente procesados, es casi imposible obtener EPA puro o DHA puro. Puesto que se encuentran naturalmente en los alimentos, por lo general están juntos. La mayoría de los suplementos de omega-3 también contienen ambos, aunque por lo común tienen un poco más de EPA que de DHA. Sin embargo, algunas marcas poseen más DHA que otras, lo que puede ser beneficioso si buscas sacar ventaja de las propiedades específicas que el DHA puede ofrecer.

Las plaquetas y la coagulación

Las plaquetas son las células en tu sangre responsables de la coagulación, esto es, de formar coágulos. A primera vista, decir coágulos suena a algo malo. Después de todo, son muy importantes en los ataques cardiacos y en los infartos, y si un coágulo se desprende de un vaso sanguíneo y viaja hacia los pulmones, puede ser mortal (una embolia pulmonar). Pero la coagulación no es enteramente mala. Así como sucede con la inflamación, la coagulación es un proceso natural y normal que puede salvar tu vida, mientras suceda donde y cuando debe hacerlo. El problema ocurre cuando la sangre se vuelve demasiado viscosa y espesa, propensa a una coagulación excesiva. Los medicamentos que se conocen como "anticoagulantes" están diseñados para ayudar a las personas cuya sangre se coagula muy fácilmente, por lo que están en riesgo de infarto, ataque cardiaco y embolia pulmonar.

Desde hace tiempo se sabe que el EPA y el DHA son adelgazantes naturales de la sangre; una dosis alta de EPA y DHA incluso puede fungir como los fármacos patentados, pero con menos efectos secundarios. Tanto el EPA como el DHA son efectivos en este aspecto, pero, como vimos con el colesterol y con otros lípidos, el DHA también tiene una ligera ventaja sobre el EPA en la reducción de la agregación plaquetaria, el término formal para la coagulación.

Pero ¿qué pasa si no te gusta tomar tantas pastillas? La mayoría de las cápsulas de EPA y DHA son grandes, así que tal vez no te agrade tragarlas o quizá simplemente prefieres obtener tu EPA y DHA de forma tradicional, comiendo pescados sanos. Si es así, tienes suerte. Los pescados grasosos

funcionan. Las personas que consumieron un poco más de medio kilo-
gramo de pescado grasoso a la semana sólo durante cuatro semanas,
redujeron sus marcadores de agregación plaquetaria hasta 35%, comparado con los que no comieron tanto pescado y cuyos marcadores volvieron a sus valores originales después de cesar el consumo de pescado.[40]

Tiene sentido. **Tu cuerpo es un sistema bioquímico dinámico y
siempre cambiante. Si quieres experimentar los efectos positivos de
algo, tienes que *seguir haciendo* las cosas que provocan esos efectos.**
Si quieres tener dientes y encías sanos, no puedes cepillarte una vez y
nunca más volver a hacerlo; debes mantener el hábito. Sucede lo mismo
con las grasas saludables, ya sea que las obtengas de alimentos enteros
o a través de suplementos. No puedes esperar que tu cuerpo siga apro-
vechando los beneficios del omega-3 si cenas pescado un día y nunca lo
vuelves a hacer, o si tomas EPA y DHA una semana y luego se te olvida.

Si la coagulación sanguínea es un proceso normal y natural, ¿es posible tener *muy poca* coagulación? Sabemos que muchos coágulos pueden
ser un desastre, pero ¿puedes tomar tanto omega-3 que tu sangre no coa-
gule *lo suficiente*? La sangre espesa y viscosa es muy pesada para que el
corazón pueda bombearla, pero ¿y si se adelgaza demasiado? Esto parece
constituir un miedo infundado. Un investigador que abordó esta cuestión
descubrió que los pacientes que habían estado tomando un suplemento de omega-3 antes de una cirugía mayor enfrentaban un riesgo de sangrado excesivo "virtualmente inexistente".[41] Las mujeres a veces pierden
grandes cantidades de sangre durante el parto, por ejemplo, pero un estudio descubrió que las embarazadas que consumían alrededor de 2.7 gramos de omega-3 diariamente no tenían una pérdida excesiva de sangre
durante el alumbramiento.[42]

Las personas que deberían tener cuidado con la suplementación de
omega-3 son las que ya están tomando medicamentos anticoagulantes. Si
ya tomas una medicina potente para adelgazar tu sangre, aumentar este
efecto puede provocar efectos indeseables. Es cuestión de lógica. Pero
la evidencia indica que, incluso para esas personas, los suplementos de
omega-3 no disparan el riesgo de padecer problemas de sangrado.[43]

A continuación listamos los efectos beneficiosos del EPA y el DHA en
los lípidos. En todos los casos, el DHA es más potente que el EPA, pero
no es cuestión de desacreditar al EPA o hacerlo parecer poco importante. Tiene otros efectos positivos fuera del sistema cardiovascular, así que
no deberías evitarlo. Sólo implica que si buscas un buen suplemento de

EPA y DHA, sería mejor que eligieras uno con más DHA. (En el capítulo 8 te mostraremos cómo elegir un suplemento adecuado.)

Los beneficios del EPA y el DHA en los lípidos y las plaquetas incluyen:

- Reducción de triglicéridos.
- Reducción de LDL pequeño y denso.
- Incremento de LDL grande y esponjoso.
- Incremento de HDL.
- Optimización de la agregación plaquetaria (coagulación excesiva).

Ataque cardiaco y muerte cardiaca súbita

El síntoma más común para la enfermedad cardiaca es, desafortunadamente, la muerte súbita, ya que es responsable de 50 o 60% de todos los decesos por enfermedad arterial coronaria,[44] por lo que es indispensable tener una estrategia proactiva. La mayoría de las personas con enfermedad cardiaca no tiene una segunda oportunidad.

Alrededor de 300 000 personas mueren cada año fuera del hospital, sólo en Estados Unidos, por un paro cardiaco súbito no relacionado con un traumatismo; es decir, su corazón se detiene sin ninguna advertencia y no vuelve a latir. Muchos de estos casos se producen por una contracción anormal del músculo cardiaco (llamada fibrilación) provocada por un coágulo.[45, 46] El EPA y el DHA pueden ser una de las mejores estrategias para reducir este riesgo. Los estudios sugieren que si tu consumo de omega-3 es bajo, especialmente combinado con un alto consumo de omega-6, tienes un riesgo mayor no sólo de sufrir un ataque cardiaco, sino de *morir*. En un estudio italiano, los pacientes que tomaron un suplemento de EPA y DHA después de un ataque cardiaco tuvieron un índice menor de muerte cardiaca súbita en sólo cuatro meses.[47]

En 2003 la Sociedad Europea de Cardiología recomendó que el aceite de pescado fuera parte del tratamiento básico de un paciente después de sufrir un ataque cardiaco.[48] De hecho, se ha demostrado que en sólo tres meses de suplementar con aceite de pescado se reduce el índice de mortandad después de un ataque cardiaco.[49] La evidencia de muchas pruebas clínicas indica que el pescado o el aceite de pescado reducen la mortandad cardiovascular de 30 a 50% y pueden disminuir la muerte cardiaca súbita de 45 hasta 81%.[50] Si una empresa farmacéutica pudiera desarrollar un medicamento con esa clase de beneficios, sería una mina de oro que sin duda te costaría una fortuna en cada compra. Pero, por suerte para ti, puedes ir a la tienda naturista y obtener los mismos beneficios con un suplemento de EPA y DHA de buena calidad.

La incidencia de muerte cardiaca súbita en la población general de los países occidentales es casi 20 veces mayor que en Japón,[51] donde el índice de omega-3 de nuevo marca la pauta. El índice promedio en Japón es de 10%, mientras que en los países occidentales es de 45%.[52, 53] **Un índice de omega-3 de 8% o más está asociado con una reducción de 90% del riesgo de muerte cardiaca súbita, comparado con un índice de 4% o menos.**[54] Dicho de otra manera, la gente con un índice de omega-3 menor a 4% tiene un riesgo de muerte cardiaca súbita diez veces mayor que las personas con un índice superior a 8%.[55] Las personas con un índice de 5% tienen un riesgo menor de 70% de paro cardiaco, en comparación con un índice de 3%;[56] así que elevar tu índice es claramente beneficioso, pero podemos hacerlo mejor. Para la mayoría de nosotros, subir nuestro índice de omega-3 hasta 10% (como el de Japón) podría significar el mejor beneficio para nuestra salud cardiovascular.

Como puedes ver, el índice de omega-3 es una pieza clave de información que puede ayudarte a optimizar tu balance de EPA y DHA. Tristemente, no es una prueba disponible en la mayoría de los laboratorios comerciales, pero existen laboratorios especializados que la realizan a un costo relativamente bajo. Pero no hay necesidad de ir a un laboratorio: sólo necesitas ordenar el material y, una vez que lo recibas en el correo, tomas unas cuantas gotas de sangre de tu dedo, la aplicas a la tarjeta y la envías de vuelta al laboratorio. Si te interesa esta prueba puedes visitar www.mercola.com/omega3test.

Enfermedad cardiaca coronaria

Los europeos del sur, como los griegos de Creta, son conocidos por sus bajos índices de enfermedad cardiovascular. Comparados con los europeos del norte —que tienen índices más elevados de enfermedad cardiaca—, sus dietas incluyen más grasa monoinsaturada (del aceite de oliva en particular) y menos grasa omega-6.[57]

Se ha descubierto que la principal grasa en el aceite de oliva, llamada ácido oleico, tiene múltiples efectos positivos en la salud cardiovascular: reduce la susceptibilidad del LDL a oxidarse, dismi-

nuye la coagulación sanguínea y mejora el funcionamiento de los vasos sanguíneos.[58]

Desde una perspectiva epidemiológica, un consumo elevado de ácido oleico, como el de la dieta mediterránea, está correlacionado con un índice menor de enfermedad cardiaca, mientras que un consumo elevado de omega-6 en la forma de aceites vegetales se correlaciona con un índice *alto* no sólo de enfermedad cardiaca sino de hipertensión, diabetes tipo 2 y obesidad.[59-61] La última encarnación de los lineamientos alimentarios de Estados Unidos, publicados en 2015, recomienda el consumo de "aceites", los cuales incluyen aceite de oliva *o* aceites vegetales altos en omega-6, sin aportar ningún detalle sobre los que sería preferible consumir. Tal vez eso sea mejor que no recomendar el aceite de oliva en lo absoluto; no obstante, como hemos comentado, hay muchas pruebas de que el aceite de oliva (especialmente el extravirgen de alta calidad) es bueno para tu corazón, mientras que los aceites ricos en omega-6 son todo lo contrario.

El aceite de oliva extravirgen: dar ese paso extra

Comúnmente se cree que el aceite de oliva extravirgen, sobre todo si lo comparamos con el aceite de oliva refinado, es más saludable por su alto contenido de polifenoles. Una prueba buscó determinar si el contenido de polifenoles del aceite de oliva es relevante para la salud cardiaca.[62] Si consideramos la gran variedad de aceites de oliva que tenemos disponibles hoy en día, es una cuestión importante. ¿Es suficiente comprar la marca que sea o vale la pena buscar una tienda especial y gastar un poco más de dinero por un aceite alto en polifenoles, que suele ser más caro?

Los sujetos de estudio consumieron aceites de oliva con un contenido ya sea bajo, medio o alto de polifenoles, y los resultados mostraron que, mientras más alto era el contenido de polifenoles, más subía el colesterol HDL y bajaba el nivel de LDL oxidado. Los autores escribieron: "El aceite de oliva es mucho más que una grasa monoinsaturada. Su contenido fenólico también puede aportar beneficios para los niveles de lípidos en plasma y el daño oxidativo".[63] Hipócrates, el médico griego que muchas veces se denomina "padre de la medicina", lo dijo mejor: "Deja que tu alimento sea tu medicina y que la medicina sea tu alimento".

Cómo encontrar un buen aceite de oliva[64]

Un análisis de diversos aceites de oliva reveló que entre 60 y 90% de los aceites de oliva que se venden y se sirven en supermercados y restaurantes de Estados Unidos están adulterados con aceites vegetales baratos, oxidados y cargados de omega-6, como aceite de girasol o cacahuate, o aceites de oliva no aptos para consumo humano, dañinos de múltiples maneras. Incluso el aceite de oliva "extravirgen" muchas veces se diluye con otros aceites menos caros, incluyendo aceites de avellana, soya, maíz, girasol, palma, ajonjolí, semilla de uva y nuez de Castilla. **Estos aceites añadidos no aparecen en la etiqueta, así que la gente no puede discernir si su aceite de oliva es 100% puro o no.**

De la misma manera, las fechas de "consumo preferente" y de "elaboración" en la botella realmente no significan mucho porque no existe una regulación para asegurar que el aceite sea de alta calidad hasta llegada esa fecha. La fecha que realmente te interesaría saber es la de "prensado" o de "cosecha", que es esencialmente lo mismo porque las aceitunas se echan a perder casi inmediatamente después de que se recolectan.

Se prensan para extraer el aceite de oliva básicamente el mismo día que se cosechan. Un aceite de oliva de alta calidad se prensa un par de horas después de la cosecha. Los aceites de oliva de peor calidad se pueden prensar hasta diez horas después de recolectar las aceitunas. Idealmente, el aceite debería extraerse en menos de una hora después de la cosecha, pero no varias horas ulteriormente. La fecha de cosecha debería ser menor a seis meses de cuando consumas el aceite, pero desafortunadamente muy pocos aceites incluyen la fecha de cosecha. En cuanto al aceite de oliva en los restaurantes, muchas veces es de muy mala calidad y sería mejor evitarlo.

El aceite de oliva es increíblemente perecedero, incluso cuando se utiliza en frío, gracias a su contenido de clorofila que acelera la descomposición. Si actúas como la mayoría de las personas, probablemente dejas tu botella de aceite de oliva sobre la barra de la cocina y la abres y la cierras múltiples veces a la semana. Es importante recordar que, cada vez que el aceite se expone al aire o a la luz, se oxida, y la clorofila en el aceite de oliva extravirgen acelera la oxidación de las grasas insaturadas. Claramente, consumir aceite echado a perder (de la clase que sea) hará más daño que bien. Para cuidar que tu aceite de oliva no se torne rancio, asegúrate de:

- Mantenerlo en un lugar oscuro y fresco.
- Comprar botellas pequeñas para asegurar la frescura.
- Cerrar la tapa inmediatamente después de verter la cantidad deseada.

En cuanto a dónde comprar aceite de oliva, busca tiendas que permitan y promuevan una degustación, como las tiendas gourmet o de especialidades. ¿Cómo puedes distinguir un aceite de oliva superior de otro de baja calidad, o saber si tu aceite de oliva se echó a perder? Éstas son cuatro señales que puedes observar:

1. **Rancidez.** Si huele a crayolas o a plastilina, si sabe a nueces rancias o tiene un regusto grasoso, tu aceite está rancio y no deberías usarlo.
2. **Sabor a humedad.** Los aceites "húmedos" se producen cuando las aceitunas se guardan en reserva demasiado tiempo antes de prensarlas, llevando a la fermentación en la ausencia de oxígeno. Los sabores a humedad son increíblemente comunes en los aceites de oliva, así que muchos simplemente piensan que esos sabores son normales. Sin embargo, tu aceite de oliva no debería tener un olor a fermentado, parecido a calcetines sucios o a vegetación pantanosa. Para ayudarte a discernir este sabor en particular, busca una porción de aceitunas Kalamata y alguna que esté café y aplastada, en lugar de morada o marrón y firme. El sabor de la aceituna café y blanda tiene justamente ese sabor húmedo.
3. **Sabor mohoso.** Si tu aceite de oliva sabe a polvo o a moho, probablemente se debe a que se prensó con aceitunas mohosas, otro defecto ocasional en el aceite de oliva.
4. **Sabor a vino o a vinagre.** Si tu aceite de oliva sabe como si tuviera un tono de vino o de vinagre (o incluso de barniz de uñas), probablemente se deba a que las aceitunas comenzaron a fermentarse con oxígeno, provocando este sabor fuerte y desagradable.

Éste es un resumen que hicimos a partir de los múltiples consejos de expertos para encontrar un aceite de oliva de la mejor calidad:

- **Fecha de cosecha.** Intenta comprar aceites que sean del mismo año de la cosecha. Busca las menciones "cosecha temprana" o "cosecha de otoño".

- **Conserva y duración.** Encuentra un vendedor que guarde el aceite en contenedores de acero inoxidable limpios, a una temperatura controlada, rematado con un gas inerte, como nitrógeno, para mantener a raya el oxígeno, y lo embotelle como se vende. Pide probarlo antes de comprarlo.
- **Color y sabor:** De acuerdo con Guy Campanile, un productor de aceite de oliva, el aceite extravirgen genuino, de alta calidad, tiene un color verde casi luminiscente. Sin embargo, los buenos aceites se dan en todas las tonalidades, desde un verde luminiscente hasta un dorado u ocre pálido, así que el color no es determinante.

El aceite debe oler y saber fresco y afrutado, con otras características como sabor a pastura, a manzana, a plátano macho, a hierba, y con un tono amargo o picante (el picor es indicativo de antioxidantes saludables).

Evita los sabores mohosos, cocidos, grasosos, a carne, metálicos o parecido al cartón.

- **Botellas.** Si compras un aceite preembotellado, elige contenedores o botellas que lo protejan de la luz; el vidrio oscuro, el acero inoxidable o incluso una botella transparente, pero en caja, son buenas opciones. Idealmente, compra sólo la cantidad que vayas a utilizar en seis semanas.
- **Etiquetados.** Asegúrate de que tu aceite esté etiquetado "extravirgen", ya que otras categorías —aceite "puro" o "ligero", "aceite de oliva" y "aceite de orujo de oliva"— conllevan un proceso químico.

Algunos términos comúnmente utilizados en las etiquetas del aceite de oliva no significan nada, como "de primera extracción" y "prensado en frío". Puesto que en la actualidad la mayoría de los aceites de oliva extravírgenes se extrae en centrífugas, no se "prensan" en lo absoluto, y un verdadero aceite extravirgen proviene exclusivamente del primer proceso de las aceitunas.

- **Ventas de calidad.** Las organizaciones productoras como el Consejo de Aceite de Oliva de California y la Asociación Australiana de Olivas obligan a que el aceite de oliva cumpla estándares más estrictos que los elementales del Departamento de Agricultura de Estados Unidos (USDA, United States Department of Agriculture).

Otros sellos quizá no ofrezcan la misma seguridad. Por supuesto, encontrar un aceite "certificado orgánico" es un bono, pero no es la única consideración.

Aunque no siempre es garantía de calidad, los estatus DOP (denominación protegida de origen) y IPP (indicación de procedencia protegida) deberían inspirar un poco de confianza.

- **Conservación y uso.** Conserva tu aceite de oliva en un lugar oscuro y fresco y ciérralo inmediatamente después de usarlo. Nunca lo dejes expuesto al aire.
- **Prolongar la frescura.** Para desacelerar la oxidación intenta añadir una gota de astaxantina a la botella. Es roja, así que tintará tu aceite de este color. Conforme el aceite empiece a perder color, sabrás que es momento de tirarlo.

Otra opción es añadir una gota de luteína, que es de color naranja. La vitamina E también puede funcionar, pero puesto que no tiene color, no te dará un indicador visual de frescura.

Enderecemos el barco de la nutrición

Cuando se trata de grasas alimentarias llegamos a un mundo al revés, donde arriba es abajo, abajo es arriba y los aceites se promueven como saludables para tu corazón, pero son exactamente lo opuesto.

El consumo excesivo de ácido linoleico promueve el estrés oxidativo (incluyendo el colesterol LDL oxidado), la inflamación crónica leve, la hipertensión, la arterosclerosis y las arritmias cardiacas. Sin duda alguna es un contribuyente importante de la enfermedad cardiaca y de todas las enfermedades cardiovasculares, sobre todo cuando se consume en la forma de aceites de semillas industrializadas, y todavía más cuando se combina con una dieta alta en azúcar y otros carbohidratos refinados. Los alimentos enteros altos en AL no parecen ser tan problemáticos y en algunas instancias proveen incluso beneficios para la salud por su contenido inherente de antioxidantes, vitaminas, minerales, omega-3 saludable y otros constituyentes de alimentos enteros que ayudan a proteger el AL de la oxidación. Por ejemplo, la mayoría de las nueces y las semillas son buenas fuentes de vitamina E, un antioxidante potente que puede evitar que se dañe el frágil omega-6.

Sin embargo, en casi todas las naciones industrializadas la mayoría del omega-6 ya no proviene de alimentos enteros, como pescados y mariscos, nueces, semillas y huevos. Ahora procede de aceites de semillas inestables químicamente y que pueden dañarse con facilidad. Puesto que el consumo promedio de estos aceites industriales es de alrededor de 40 a 55 gramos al día en muchas de estas sociedades, comparado con un ínfimo consumo de EPA y DHA de sólo 0.1 a 0.3 gramos al día, el índice de omega-6 a omega-3 se alejó del que nos ha mantenido sanos y fuertes durante milenios hacia el que promueve la inflamación y la arterosclerosis. **Reducir tu consumo de aceites de semillas industrializadas y aumentar el consumo de omega-3 vegetal y marino puede ser una de las estrategias *más efectivas* y *sencillas* para reducir tu riesgo de padecer enfermedad cardiovascular.**

Resumen

* Muchos de los "datos" que te han dado sobre los alimentos que comes y cómo se relacionan con la enfermedad cardiaca están equivocados. Las grasas no obstruyen tus arterias, la sal no causa hipertensión, la grasa omega-3 sí eleva tu colesterol, pero no es necesariamente algo malo, porque el colesterol bajo tampoco te mantiene sano.
* El omega-3, específicamente el EPA y el DHA, disminuyen la agregación plaquetaria, la coagulación sanguínea y las partículas densas y pequeñas de LDL en el torrente sanguíneo.
* El DHA y el EPA han demostrado promover la salud, pero si quieres trabajar a favor de la salud *cardiaca*, el DHA es más efectivo. Esto no quiere decir que deberías buscar sólo DHA, pero sí considera un suplemento que tenga más DHA que EPA.
* El aceite de oliva, en particular el extravirgen de alta calidad, contiene ácido oleico y polifenoles, los cuales pueden reducir significativamente la susceptibilidad del LDL a la oxidación y promover un contenido sano de lípidos.

CAPÍTULO 6

Omega-3 *versus* omega-6: grasas que regeneran y no degradan

Como hemos visto hasta ahora, los expertos en salud y nutrición te han recomendado convertir las grasas omega-6 en una parte significativa de tu dieta para asegurar una vida más larga y sana, pero esa recomendación propició el deterioro general de la salud a nivel poblacional en múltiples países de todo el mundo. En un nivel individual, probablemente te ha enfermado más, te ha hecho engordar y te tiene inflamado. En este capítulo observaremos el desarrollo cerebral, así como enfermedades específicas y cómo se relacionan con el índice trastocado de omega-6 a omega-3 de la dieta moderna. Algunos padecimientos pueden empeorar con el exceso de omega-6 adulterado y una deficiencia de omega-3, pero también pueden mejorar si se reestablece este índice.

En el capítulo 3 vimos que los humanos tienen la capacidad de convertir las grasas omega-6 y omega-3 "progenitoras" en otras grasas de la misma familia. El proceso de conversión requiere múltiples pasos, cada uno controlado por una enzima, y diversas condiciones de salud afectan su actividad. La resistencia a la insulina y la diabetes tipo 2 son condiciones cuya incidencia se disparó en los últimos años; más de la mitad de la población de Estados Unidos tiene prediabetes o diabetes tipo 2 declarada y estas condiciones reducen la actividad de una de las enzimas clave en esa conversión.[1,2]

Por otra parte, la insulina *aumenta* la acción de otras enzimas involucradas en la secuencia de conversión. Cuando la actividad de distintas enzimas se regula hacia el límite superior o inferior, trabajan de más o no lo hacen suficiente; los compuestos que se producen escasean o se acumulan. Piensa en una línea de ensamblaje: cada trabajador en la línea tiene que hacer su trabajo en el lugar correcto o toda la producción se compromete. Es lo mismo con la conversión de los progenitores omega-6 y omega-3 —ácido linoleico y ácido alfalinolénico, respectivamente— en sus metabolitos resultantes. En el caso del ALA, esos metabolitos son factores esenciales que contribuyen a la síntesis de EPA y DHA, los cuales también escasean en nuestra reserva de comida actual.

El cuadro 6.1 ofrece la explicación acerca de por qué necesitamos más grasas omega-3 de cadena larga hoy en día, debido a diversos procesos naturales, condiciones de salud y medicamentos que interfieren con el proceso de conversión.

CUADRO 6.1. *Causas de la insuficiencia de EPA y DHA y por qué necesitamos más de estas grasas*

Exceso de ácido linoleico omega-6 adulterado en la dieta (principalmente de aceites de semillas industrializadas, como soya, algodón, maíz y cártamo)
Cantidades inadecuadas de ALA, EPA y DHA en la dieta
Los estados de inflamación crónica incrementan la necesidad de omega-3   • La contaminación del aire y el uso de productos de limpieza del hogar y cuidado personal estimulan la inflamación de pulmones y arterias.   • Acumulación de metales pesados.

Poca actividad de la conversión de enzimas
 Las enzimas involucradas en las conversiones de ácidos grasos requieren nutrientes específicos como cofactores esenciales. Entre ellos, zinc, magnesio, biotina y vitamina B_6. Diversos factores interfieren con la absorción de dichos nutrientes, reduciendo potencialmente la producción de EPA y DHA:
 • Medicamentos.
    –Antiácidos (incluyendo los inhibidores de la bomba de protones que se prescriben comúnmente, al igual que otra clase de antiácidos).
    –Medicamentos para la presión (inhibidores de la enzima convertidora de angiotensina [ECA], diuréticos, bloqueadores del canal de calcio).
    –Anticonceptivos orales.
    –Estatinas.[3-9]
 • Cirugía bariátrica.
 • Condiciones intestinales que promueven la mala absorción de nutrientes (enfermedad de Crohn, colitis ulcerosa, enfermedad celiaca, SII, intestino permeable).
 • Agentes que incrementan la excreción de vitaminas y minerales (cafeína, diuréticos).

Exceso de ácido linoleico omega-6 adulterado en la dieta (principalmente de aceites de semillas industrializadas, como soya, algodón, maíz y cártamo)
Cantidades inadecuadas de ALA, EPA y DHA en la dieta
Niveles de insulina   • Insulina crónicamente alta (quienes tienen diabetes tipo 2 o resistencia a la insulina): insulina alta = menos ALA, resistencia a la insulina = menos EPA/DHA.   • Bajos niveles de insulina (quienes tienen diabetes tipo 1 o diabetes tipo 2 avanzada) = menos EPA/DHA.
Consumo de grasas trans industriales
Hipotiroidismo
Edad avanzada (la conversión enzimática disminuye naturalmente con la edad)
Menopausia (los niveles bajos de estrógenos pueden afectar la conversión efectiva de grasa)[10]

Las personas con inflamación crónica leve pueden considerarse en un estado deficiente de EPA y DHA. Además de las dificultades de salud que provoca la inflamación existente, la escasez de EPA y DHA puede provocar otros problemas, puesto que no habrá suficiente de ninguno para realizar sus tareas cotidianas y normales en el cuerpo, como servir de componentes estructurales en las membranas celulares. **Las neuronas de tu cerebro son particularmente ricas en DHA, así que una reserva inadecuada puede contribuir a propiciar problemas cognitivos y desequilibrios en el estado de ánimo**. Cuando miras la incidencia creciente de demencia y depresión en el mundo occidental, no puedes evitar preguntarte si el descenso significativo de omega-3 en nuestra reserva alimentaria es un factor de peso.

A continuación se encuentra una lista de enfermedades y otras complicaciones de salud asociadas con un EPA y un DHA inadecuados, pero ten en cuenta que sólo es una lista pequeña e incluye los problemas más comunes y más serios. Si consideramos los papeles tan importantes que tienen estas grasas esenciales en distintos aspectos de la fisiología humana, hay otros problemas menos severos que también podrían surgir por una insuficiencia de omega-3 a largo plazo.

Estados de enfermedad asociados con la deficiencia de EPA/DHA:

* Resistencia a la insulina.
* Prediabetes.

- Diabetes, particularmente retinopatía diabética (daño ocular) y neuropatía (daño nervioso).
- Obesidad.
- Enfermedad cardiovascular.
- Hipertensión.
- Hígado graso o EHNA (esteatohepatitis no alcohólica).
- Enfermedad renal crónica.
- Enfermedad vascular periférica; enfermedad arterial periférica.
- Enfermedad arterial coronaria; enfermedad cardiaca coronaria.
- Infarto isquémico.
- Inflamación de vías respiratorias (asma, EPOC).
- Síndrome de dificultad respiratoria aguda.
- Enfermedad de Alzheimer y otras formas de demencia.
- Degeneración macular relacionada con la edad.
- Depresión.
- Esquizofrenia.
- Ansiedad.
- Trastorno bipolar.
- Trastorno afectivo estacional.
- Enfermedades autoinmunes (incluyendo síndrome de intestino inflamado [enfermedad de Crohn, colitis ulcerosa], psoriasis, artritis psoriásica, enfermedad celiaca, esclerosis múltiple).
- Fallo cardiaco.
- Periodontitis.

Conversión de ALA: no está garantizada

En condiciones ideales, sólo una fracción del ALA se convierte en EPA y DHA. Muchas personas operan bajo esas condiciones ideales, con una salud metabólica óptima y buenas decisiones alimentarias. Algunos expertos en alimentación vegetal observan que las personas metabólicamente sanas y con suficiente ALA en su dieta parecen no tener mucho problema en realizar esta conversión. Y la conversión efectiva de ALA en DHA sucede cuando el índice de omega-6 a omega-3 en la dieta es de 3-4:1.[11] Pero las personas en la mayoría de los países industrializados consumen un índice de 10:1, más o menos, lo cual reduce significativamente la conversión. Así que incluso si técnicamente puedes hacer esta conversión no quiere decir que se dé perfectamente en todo momento.

Los panaderos expertos saben que la altitud, la humedad y otros facto-res ambientales afectan la forma en que se hornea un pan casero. Ocurre lo mismo con estas conversiones de grasa: sólo porque todos los ingre-dientes estén en la mesa no significa que espontáneamente se ordenarán para formar un pan. Tienen que amasarse de la manera correcta y cada paso en particular tiene su tiempo. Pasa lo mismo con las grasas omega-3 en tu cuerpo; no se trata sólo de tener los materiales a la mano: las condi-ciones deben ser adecuadas para que produzcan los resultados deseados.

El desarrollo en la primera infancia: el omega-3 de cadena larga es el mejor amigo del cerebro del bebé

La nutrición con omega-3 en la primera infancia —incluyendo desde el vientre— es un factor importante en el desarrollo sano del cerebro, pues éste influye en todo, desde la cognición hasta la atención, la capacidad de concentración, la comunicación, el aprendizaje y la interacción con el mundo. Si consideramos los elevados índices de trastorno por déficit de atención (TDA), las discapacidades formativas y otras cuestiones que afectan el aprendizaje, la función cognitiva y el estado de ánimo de los niños, es posible que la dieta común de las mujeres embarazadas, tan alta en omega-6 y tan baja en omega-3, contribuya.

Un consumo elevado de omega-6 adulterado, que ya establecimos como problemático para tu corazón y tu salud general, puede ser inde-seable en particular porque reduce la cantidad de omega-3 de cadena lar-ga disponible en el bebé en desarrollo.[12] Un índice elevado de omega-6 a omega-3 en mujeres embarazadas puede provocar problemas de desarro-llo en el bebé. Y suplementar a los infantes prematuros con aceites ricos en DHA ha demostrado reducir este riesgo.[13] La formación adecuada del cerebro —y la función cognitiva sana que ésta permite— no sólo afecta a la infancia. Estos procesos, influidos por la nutrición en las primeras etapas de la vida, tienen implicaciones a lo largo de la adolescencia y de la edad adulta,[14] así que es mejor si les das a tus hijos las mejores opor-tunidades desde el inicio.

Las mujeres en edad reproductiva tienen la gran capacidad de conver-tir ALA en EPA y DHA. Quizá sea influencia de su alto nivel de estrógenos y tal vez sea otra característica de la evolución y la biología humana que persisten en la actualidad: los fetos y los bebés recién nacidos en desa-rrollo requieren una gran cantidad de omega-3 de cadena larga, así que es mejor si la mamá obtiene el suficiente de su dieta o puede convertirlo a partir del ALA, tanto en el embarazo como después para asegurar su presencia en la leche materna luego de que nazca el bebé. La conversión promedio de ALA en EPA y DHA en la mayoría de la gente varía de 0.2 a 8 y 0.05%, respectivamente, pero llega hasta 21 y 9%, respectivamente, en mujeres jóvenes.[15] Sin embargo, a partir del escaso ALA que consume la mayoría de la gente, incluso las mujeres jóvenes con este índice de conversión relativamente alto podrían terminar con una pequeña cantidad de DHA. **Aun cuando el índice de conversión sea alto, una persona sólo puede convertir lo que está disponible *para tal efecto*, y no suele haber mucho ALA para empezar.**

La Sociedad Internacional para el Estudio de los Ácidos Grasos y los Lípidos recomienda que las mujeres consuman 300 mg al día de DHA durante el embarazo y la lactancia. Pero el consumo promedio de las mujeres en estas etapas es de 60 a 80 mg al día, cerca de 25% de la cantidad recomendada.[16]

Que las mujeres en edad reproductiva sean mucho mejores que los hombres y las mujeres mayores para convertir el ALA en EPA y DHA sugiere que estas grasas son particularmente importantes para el desarrollo del feto. El DHA en particular es esencial para el desarrollo sano del cerebro y de los ojos, ya que es el ácido graso poliinsaturado prevalente en el sistema nervioso central. La acumulación de DHA en los bebés ocurre sobre todo durante el tercer trimestre[17] y continúa hasta los primeros seis a diez meses de nacido.[18]

Si bien la dieta en general de una mujer puede alterar la composición de ácidos grasos en su leche materna (mientras más elevado sea su consumo de omega-3, más presencia tendrá en la leche), el promedio de grasas en la leche materna es de 0.5 a 1% de ALA (omega-3), 0.4 a 0.7% de ácido araquidónico (un omega-6), 8 a 17% de ácido linoleico (AL) y sólo 0.3 a 0.6% de DHA.[19] No obstante, los investigadores sugieren que la leche materna debe contener un poco más de DHA —alrededor de 0.8%—[20] para que los niveles de este ácido graso lleguen a su punto máximo.

Menos de 1% de las grasas en la leche materna como DHA quizá no parezca mucho, pero te sorprendería lo importante que es incluso en una cantidad pequeña. Recuerda que, comparadas con la grasa saturada y la grasa monoinsaturada de tu dieta, las grasas poliinsaturadas en general suman sólo una pequeña porción del total de grasa, pero su impacto es desproporcionadamente alto. Sucede lo mismo con las vitaminas y los minerales: algunos de estos nutrientes se miden en miligramos o en *microgramos* —cantidades extraordinariamente pequeñas—, pero una deficiencia de algo puede tener un efecto significativo en tu salud. Es muy importante que las mamás se cercioren de consumir suficiente EPA y DHA, ya que sólo tienen una oportunidad de asegurar que sus bebés reciban cantidades adecuadas en sus días y sus meses formativos. Y las mujeres embarazadas con gemelos necesitan *todavía más* omega-3.[21]

Tener un equilibrio correcto de grasas no sólo es importante cuando el bebé está en el vientre. El cerebro de los recién nacidos y su sistema nervioso siguen desarrollándose después de haber llegado al mundo y necesitan contar con los compuestos estructurales correctos. La forma-ción de neuronas termina antes de nacer, pero la síntesis de varios otros tipos de células es esencial para que el funcionamiento cerebral adecua-do continúe después del parto.[22] La formación de sinapsis —los espacios entre las neuronas y los sitios como tales de comunicación celular en el cerebro— depende de un abastecimiento adecuado de DHA, al igual que la síntesis de mielina, una sustancia grasosa que rodea y protege las neuro-nas, como el recubrimiento plástico que aisla los cables eléctricos de los aparatos que tienes en tu hogar.[23] Al parecer los bebés tienen un mejor desempeño cognitivo cuando se les da DHA durante sus primeros meses.[24]

Las neuronas no sólo orquestan la comunicación celular en tu cerebro. También lo conectan con tus músculos, que es lo que te permite cami-nar, correr, arrojar una pelota, parpadear e incluso respirar. Así que la formación correcta de neuronas y la sinapsis entre ellas —dependiente de la presencia suficiente de DHA—[25] son importantes más que sólo para tu sistema nervioso central. En un nivel básico, este proceso es esencial sólo para permitirte pensar y moverte.

El DHA en la primera etapa de vida es esencial para un sano desarrollo durante la infancia y también en la evolución hacia la edad adulta. Asegurar una reserva adecuada de omega-3 durante este periodo tan importante no sólo ayuda al desarrollo ocular y cerebral, sino que, se cree, influye en la cognición, el aprendizaje, el comportamiento y la reproducción más adelante en la vida.

Aun cuando las mujeres en edad reproductiva son expertas en con-vertir ALA en DHA, *expertas* es un término relativo: recuerda que la conver-sión es de sólo 9% y la mayoría de las mujeres jóvenes consumen muy poco ALA. Durante el embarazo y la lactancia, deben procurar un índice de menos de 4:1 de omega-6 a omega-3 en su dieta para que aseguren el paso de suficiente DHA hacia sus bebés. De acuerdo con un grupo de inves-tigadores: "En conjunto, la evidencia de estudios en infantes humanos indica que a pesar de que la fórmula para bebés con suplemento de ALA contribuye eficientemente al mantenimiento del estatus de omega-3 en los recién nacidos prematuros, tiene un impacto modesto en los niveles de DHA, y los niveles no llegan a los de infantes lactantes".[26] Como sucede con los adultos, al parecer los bebés están mejor si reciben directamente el DHA, en lugar de apoyarse en una conversión típicamente muy ineficiente de ALA.

Ya que el DHA se acumula en mayores cantidades durante el tercer trimestre, los bebés nacidos de manera prematura pierden esta exposición tan importante al DHA. La leche materna contiene DHA, así que los bebés pueden empatar sus niveles, sobre todo si la dieta de la madre es alta en DHA. Los bebés prematuros que son amamantados tienen cifras más altas de desarrollo a los 18 meses, en comparación con los bebés alimentados con fórmula, y los infantes prematuros que reciben leche materna durante cuatro semanas o más tienen un IQ significativamente más elevado a los siete u ocho años de edad, en comparación con los que sólo recibieron fórmula.[27] La lactancia también conlleva mejores resultados en el desarrollo cognitivo, el vocabulario, la coordinación visomotora y el comportamiento.[28-30] Son beneficios que perduran en la infancia: la lactancia, ya sea en bebés prematuros o de término, está asociada con una capacidad cognitiva mayor, con los logros académicos y con menos anormalidades neurológicas a los nueve años de edad.[31, 32] ¿Quieres que tus bebés sean inteligentes y se adapten bien al mundo? Asegúrate de que reciban suficiente EPA y DHA.

Por supuesto, no siempre es posible que las mujeres amamanten a sus bebés, pero considera que muchas fórmulas comerciales para bebé sólo proveen AL y ALA. Ésta puede ser la razón de que los bebés alimentados con fórmulas carentes de omega-3 tengan una incidencia más elevada de discapacidades formativas más tarde en la vida, comparados con los bebés lactantes.[33-35] Los bebés prematuros que se alimentan con fórmula pueden tener un riesgo especialmente alto de DHA deficiente. Y la falta de esta grasa tan importante se asocia con numerosos resultados adversos, como menos cognición, visión deficiente, menos capacidad de aprendizaje y alteraciones del comportamiento. Dicho lo cual, los bebés prematuros —y los bebés de término— todavía pueden tener un buen comienzo en la vida si consumen fórmulas fortificadas con omega-3, sobre todo en la forma de EPA y DHA, en lugar de ALA. **Ya sea que los bebés lacten o tomen fórmula, lo importante es asegurar que reciban suficiente EPA y DHA.**

En el capítulo 5 dijimos que un consumo generoso de omega-3 y evitar el omega-6 adulterado ayuda a llevar la presión sanguínea a un nivel sano. Muchas mujeres embarazadas están en riesgo de padecer hipertensión inducida por el embarazo y una condición relacionada llamada preeclampsia. Consumir cantidades altas de omega-3 de cadena larga en su dieta puede reducir este riesgo. Las mujeres inuit que viven cerca del mar y consumen más omega-3 son casi tres veces menos propensas a desarrollar hipertensión en el embarazo, comparadas con las mujeres inuit que viven tierra adentro.[36, 37] Un índice más bajo de omega-3 en la madre (la cantidad de omega-3 en los glóbulos rojos) se asocia con un mayor riesgo de padecer preeclampsia.[38] De acuerdo con un estudio, un incremento de 15% del índice de omega-3 a omega-6 en los glóbulos rojos se asocia con una reducción de 46% del riesgo de padecer preeclampsia, así que incluso un cambio modesto en la dieta puede aportar un gran beneficio.[39]

Para ser justos, otro estudio mostró que las mujeres embarazadas en riesgo de desarrollar hipertensión no tuvieron un beneficio significativo con la suplementación de EPA/DHA.[40] La dosis de omega-3 que se usó en el estudio —2.7 gramos— fue generosa, pero es posible que las mujeres tuvieran un consumo mayor de omega-6, así que esta cantidad de omega-3 tal vez no era suficiente para corregir el desequilibrio. Cuando están equilibradas, el cuerpo de evidencia indica que los suplementos de DHA y EPA son beneficiosos para las mujeres embarazadas y para sus bebés.

Recomendaciones de DHA y EPA para mujeres durante el embarazo y la lactancia:

- Las mujeres embarazadas deberían tomar un suplemento al menos de 300 mg de DHA al día. Tal vez se necesiten cantidades mayores de omega-3 marino en mujeres embarazadas con gemelos o embarazos múltiples y en mujeres que ya tuvieron múltiples embarazos, sobre todo si fueron seguidos (para asegurar que su reserva de omega-3 se restauró desde su último embarazo).
- Consumir aceite de pescado de alta calidad u otros aceites marinos, como kril, puede ser una estrategia más segura que consumir pescado, ya que los aceites marinos de alta calidad suelen estar procesados para eliminar el mercurio y otros compuestos dañinos.

- Durante la lactancia las mujeres deberían tomar un suplemento con DHA y EPA (sobre todo DHA), particularmente si su bebé nació prematuro. Recomendamos al menos 500 a 1000 mg de EPA/DHA.
- Durante el embarazo y la lactancia las mujeres deberían limitar su consumo de grasas omega-6 adulteradas y de grasas trans industriales, evitando las margarinas, los aderezos para ensalada con aceite de soya, los untables y los alimentos procesados que contengan aceites de soya, maíz, semilla de algodón y cártamo.
- Los bebés alimentados con fórmula deberían tomar un suplemento de DHA, o DHA y EPA si la fórmula no contiene cantidades adecuadas de DHA (0.2 a 0.5% del total de grasa). Puedes añadir estas grasas a la fórmula del bebé abriendo una cápsula de aceite de pescado o de aceite de kril y vertiendo el contenido a la fórmula, o añadiendo una pequeña cantidad si tienes una botella de aceite marino líquido (aceite de pescado o de alga).

La depresión y los trastornos de estado de ánimo

Al considerar el papel indispensable del DHA y el EPA de cadena larga en el cerebro, es lógico que una cantidad insuficiente de ellos pueda contribuir a la epidemia de depresión, ansiedad y otros trastornos de estado de ánimo que afligen a millones de personas hoy en día. Por supuesto, la sociedad moderna cambia mucho más rápido, así que es difícil seguirle el paso; además de que hay suficientes factores no alimentarios que también contribuyen al problema: preocupaciones económicas, estrés laboral, falta de sueño, agresión y *bullying* en línea, presión por el físico, etcétera. Sin embargo, los investigadores creen que, a pesar del paso inclemente de la vida de hoy, el incremento progresivo de la depresión en el mundo industrializado desde la Segunda Guerra Mundial no puede deberse enteramente a los cambios sociales, a los cambios de criterio en los diagnósticos o a los prejuicios al respecto.[41, 42] En otras palabras, no se trata sólo de que la depresión se reconozca más que antes o simplemente que la gente que no se solía clasificar como depresiva hace algunas décadas caiga en esta categoría ahora. **La depresión *está* aumentando, no sólo nuestra conciencia de ella.**

La depresión es una cuestión bastante difícil con la que hay que lidiar, pero todavía es peor cuando sabes que hasta 30 o 40% de la gente con un trastorno depresivo importante se considera "resistente al tratamiento", es decir, que su depresión no mejora con medicamentos ni con terapia.[43] **El aumento en la incidencia de la depresión se ha disparado paralelamente al consumo de aceites vegetales. Se calcula que el trastorno depresivo severo se convertirá en la segunda causa de discapacidad a nivel mundial hacia el año 2020, pero las poblaciones que consumen mucho pescado tienen una prevalencia baja de este padecimiento.[44, 45]**

En el capítulo 1 aprendimos de los errores de Ancel Keys y otros investigadores que no debemos confundir la correlación con la causa. Sólo porque la gente consuma menos omega-3 y más omega-6 que antes, y haya un incremento significativo de la depresión y de los trastornos de estado de ánimo, no quiere decir que el cambio en las grasas alimentarias provoque los estados de ánimo inestables. Éste no es un juego de asociación. La ciencia indica que este cambio significativo en las grasas *es* responsable, al menos en parte. Otras cosas pueden y han contribuido, por supuesto, pero cuando tienes un equilibrio biológicamente más adecuado de estas grasas en tu dieta *y en tu cerebro*, puede ser mucho más fácil lidiar con esas otras cosas.

En el capítulo 4 describimos la inflamación y cómo la dieta moderna hace que el cuerpo actúe como si estuviera en un "incendio" por la inflamación crónica. Probablemente te sientas inclinado a pensar en la inflamación como un estado relacionado con el dolor físico, pero la inflamación también puede ocurrir en nuestro cerebro y el resultado se percibe y se siente como un dolor emocional y psicológico, más que como una sensación física. Existe un exceso de compuestos proinflamatorios y moléculas de señalización en pacientes con depresión.[46] Los estados de ánimo sanos, una perspectiva mental positiva, la resiliencia emocional y la capacidad de lidiar con los estresores cotidianos, dependen de que tu cerebro pueda generar y utilizar el equilibrio correcto de neurotransmisores: moléculas como la dopamina y la serotonina, que tal vez conoces como los "químicos para sentirse bien". Los investigadores han observado que los compuestos inflamatorios de tu cerebro reducen la disponibilidad de los precursores y de los componentes estructurales de esos neurotransmisores, además de que interfieren en el funcionamiento adecuado de tu hipotálamo y de tu glándula hipófisis, los cuales producen hormonas que también contribuyen al equilibrio del estado de ánimo.[47, 48] Algunos medicamentos antidepresivos parecen funcionar en parte al inhibir la liberación de estos compuestos proinflamatorios.[49] Pero ¿qué pasaría si consumieras una dieta que fuera menos inflamatoria desde un principio?

Recuerda que las grasas omega-3 afectan algunas de las mismas secuencias bioquímicas que la aspirina, lo cual explica en parte su efecto antiinflamatorio. *En parte* es el término fundamental aquí, y éste es el resto de la historia: se creía que el omega-3 ayudaba con la inflamación disminuyendo la producción de compuestos inflamatorios, pero investigaciones más recientes demuestran que, además de esto, el EPA y el DHA son precursores de compuestos llamados *resolvinas*, llamadas así porque ayudan a resolver la inflamación una vez que sucede, así como *protectinas*, llamadas así por su papel en la protección celular, en particular de las neuronas, contra el daño y la muerte.[50]

El doctor Joseph Hibbeln, médico y capitán de la Armada de Estados Unidos, investigador de los Institutos Nacionales de Salud, descubrió que los países con poblaciones consumidoras de pescado tienen menores índices de depresión.[51] Numerosos estudios confirman su hallazgo,[52] mostrando poblaciones que consumen más pescado y tienen menos riesgo de pensar en el suicidio[53] y un estado mental más sano.[54] Los pacientes con depresión poseen menores niveles de EPA y DHA en su grasa corporal o en el torrente sanguíneo.[55-57]

Volvamos un momento al tema de las mujeres embarazadas. Hibbeln descubrió una correlación inversa entre la depresión posparto y el consumo total de productos del mar, así como de la cantidad de DHA en la leche materna, en 22 países: mientras más alto era el consumo de productos del mar y más elevado el DHA en la leche materna, había menor incidencia de depresión posparto.[58]

El DHA y el EPA pueden mejorar los efectos de los neurotransmisores, en parte porque mantienen sanas las membranas celulares. Recuerda que el DHA es un constituyente principal de las membranas neuronales en el cerebro. La membrana celular es el perímetro exterior o el límite de una célula, el punto de contacto entre lo que hay dentro de la célula y todo lo que se encuentra afuera. Si no se construye correctamente —porque no tenga DHA y EPA en cantidades adecuadas—, las cosas no pueden entrar ni salir de la célula como deben hacerlo, incluyendo la serotonina y la dopamina.[59] Tener una cantidad inadecuada de DHA y EPA en tu cerebro también puede afectar la forma en que éste utiliza la energía.[60] Si piensas en la depresión, podemos describirla como la fatiga de tu cerebro o un estado de baja energía emocional. Un compuesto de gran nombre —fosfatidilserina— ha demostrado tener efectos antidepresivos, y el omega-3 de cadena larga incrementa su presencia en las membranas celulares del cerebro.[61]

Las personas que viven con depresión muchas veces experimentan insomnio. No se sabe a ciencia cierta si la falta de sueño contribuye a la depresión o si ésta dificulta la acción de conciliar el sueño, pero de cualquier manera los dos están vinculados. **Suplementar con dos gramos de EPA al día ha mostrado mejoras en el insomnio, el estado depresivo y los sentimientos de culpabilidad y preocupación, cuando se incluyen en una terapia antidepresiva, beneficio que ocurre en sólo tres semanas.**[62] Un estudio notó que, comparado con un placebo, 6.6 gramos al día de EPA y DHA, junto con una terapia común antidepresiva en pacientes con trastorno depresivo severo, mejoran significativamente sus resultados en las evaluaciones usuales de depresión (la Escala Hamilton para la Depresión) en sólo ocho semanas.[63] Si tú o alguien que conoces ha experimentado depresión alguna vez, sobre todo a largo plazo, entonces sabes lo debilitante que puede ser, así que una mejora considerable en sólo tres o incluso ocho semanas constituye un rayo de esperanza para atacar una enfermedad muy oscura.

Como hemos dicho, comparado con personas sanas, la gente con depresión por lo general tiene niveles más bajos de EPA y DHA en sus tejidos.[64] Al saber ahora lo importante que es el omega-3 para la salud cerebral en general y para apoyar los estados de ánimo equilibrados y el funcionamiento adecuado de los neurotransmisores, no es de sorprender que un metaanálisis de pruebas controladas al azar descubriera que el omega-3 es efectivo para mejorar el trastorno depresivo severo.[65] La mayoría de las pruebas clínicas que analizan el omega-3 marino descubrieron mejoras en los trastornos depresivos, comparado con un placebo, y algunos incluso han encontrado que el DHA y el EPA son igualmente efectivos que antidepresivos como fluoxetina (marca de Prozac).[66-71] ¿Tan efectivo como un medicamento de prescripción, sin ningún efecto secundario y con todos esos beneficios? Nada mal para algo que ha sido parte de la dieta humana desde el principio de la humanidad.

Pero como sucede con la enfermedad cardiovascular, la hipertensión y otras condiciones que ya comentamos, incrementar el DHA y el EPA no es la única pieza de este rompecabezas. También es importante evitar los aceites de semillas altos en omega-6, los cuales promueven la inflamación corporal y cerebral. Un alto consumo de omega-6 adulterado se asocia con un mayor riesgo de padecer depresión y trastornos de ansiedad.

Y sabemos que los efectos del omega-3 quedan relegados en un contexto de consumo elevado de omega-6.[72-74] Como sucede con la enfermedad cardiaca, la salud en general, así como la depresión y los estados de ánimo inestables, no es suficiente atender nada más los problemas subyacentes llenándote de omega-3, sino que es necesario detener el problema desde su fuente, limitando el consumo de omega-6 adulterado.

Trastornos de comportamiento, cambios de estado de ánimo y otros trastornos cerebrales

La depresión es una de las principales causas de discapacidad y de baja calidad de vida, pero no es el único problema desafortunado de salud mental vinculado con la insuficiencia de grasas omega-3. Cuando piensas en el papel esencial de DHA y EPA en tu cerebro, es lógico que una horda de otras cuestiones psicológicas, de estado de ánimo y de comportamiento, puedan surgir ante la ausencia de estas grasas. Y de hecho es exactamente lo que vemos en casos de TDAH, trastorno del espectro autista, trastorno bipolar y más. Como sucede con la depresión, existen múltiples factores que contribuyen al desarrollo de estos trastornos, además de que tienen varios subtipos. Así pues, la falta de DHA y EPA no es lo único que los promueve, pero es un punto importante que podemos corregir fácilmente sin un costo económico considerable.

TDAH, trastornos del espectro autista y dispraxia

El trastorno por déficit de atención e hiperactividad (TDAH) afecta de 4 a 15% de los niños en edad escolar sólo en Estados Unidos, y muchos siguen padeciéndolo hasta la edad adulta.[75] Los niños y los adultos con TDAH tienen niveles más bajos de DHA y EPA, lo cual se correlaciona con problemas de comportamiento y aprendizaje, incluyendo mala conducta, hiperactividad e impulsividad, ansiedad, berrinches, mal humor y problemas para dormir.[76] Un estudio japonés de doble ciego, controlado al azar, mostró que los padres y los maestros de niños con síntomas parecidos al TDAH que recibían alimentos fortificados con omega-3 (que les daban alrededor de 510 mg de DHA y 100 mg de EPA al día) parecían mejorar.[77] Otro estudio de doble ciego demostró que, comparado con un placebo, un suplemento de aceite de onagra con omega-3 mejoró significativamente la atención, el comportamiento y el trastorno de oposición desafiante en niños con síntomas parecidos al TDHA.[78]

También se ha visto que niños con trastorno del espectro autista (TEA) tienen bajos niveles de DHA y de omega-3 en general.[79] Un informe descubrió deficiencias de DHA y EPA en la sangre en casi 100% de los casos con TEA,[80] y en 90% de los pacientes con trastorno generalizado de desarrollo (TGD).[81] En un estudio de doble ciego niños de cinco a 17 años de edad diagnosticados con TDA mejoraron su sintomatología de hiperactividad y estereotipos (acciones repetidas persistentes) cuando les daban 1.54 gramos de suplemento de DHA y EPA al día.[82]

La dispraxia, también conocida como trastorno de desarrollo de la coordinación (TDC), es un impedimento de la función motora gruesa y fina y de la coordinación que afecta a 5% de los niños, aproximadamente.[83] (Las funciones motoras "gruesa" y "fina" engloban movimientos grandes y pequeños, respectivamente, como caminar y saltar, pero también la escritura y, en algunos casos, el habla.) Estos niños también son más propensos a tener problemas psicosociales, de aprendizaje y de comportamiento. Un estudio de doble ciego descubrió que 117 niños de cinco a 12 años de edad con TDC, quienes recibieron un suplemento de poco más de 700 mg de EPA y DHA (80% aceite de pescado y 20% aceite de onagra), con una cantidad muy pequeña de omega-6 (en índice de 4:1 de omega-6/3), además de vitamina E, mostraron mejoras significativas en lectura, ortografía y comportamiento después de tres meses de tratamiento, comparado con un placebo de aceite de oliva.

Estado de ánimo y agresión

Un estudio de doble ciego demostró que la suplementación de DHA y EPA reduce la ira, la ansiedad y los estados depresivos en adultos jóvenes y sanos después de sólo 35 días.[84] La dosis que utilizaron fueron 1 600 mg de EPA y 800 mg de DHA al día. Comparado con lo que la Asociación Americana del Corazón recomienda a la gente sin enfermedad cardiaca (dos pescados grasosos a la semana, lo que rinde alrededor de 500 mg de EPA y DHA combinados) o a quienes ya la padecen (1 000 mg de omega-3 de cadena larga). Ahora bien, los sujetos en el estudio eran relativamente sanos. Es posible que necesiten más las personas con casos severos de ansiedad, depresión u otro trastorno de estado de ánimo, o con problemas físicos de salud.

Las personas con esquizofrenia y trastorno limítrofe de la personalidad también se pueden beneficiar de un suplemento de omega-3. En su autopsia, los pacientes esquizofrénicos tenían niveles muy bajos de omega-3 de cadena larga.[85] En cuanto al trastorno limítrofe de la personalidad, cuando se comparó con un placebo, un gramo de EPA al día durante ocho semanas redujo los síntomas de agresión y depresión en mujeres con esta enfermedad.[86]

El DHA y el EPA también disminuyen los actos de violencia y los suicidios.[87, 88] Se han observado niveles bajos de EPA en personas que intentaron suicidarse.[89] En pacientes que se dañan físicamente de manera recurrente, tomar un suplemento de dos gramos de EPA y DHA diariamente provocó una mejora de la depresión, las ideas de suicidio y el estrés cotidiano.[90] De la misma forma, los bajos niveles de EPA y DHA están presentes en el trastorno de ansiedad social[91] y en el trastorno bipolar.[92]

Un análisis de las múltiples investigaciones sobre suplementación de EPA y DHA concluyó que las pruebas de doble ciego, al azar, controladas por placebos, el "estándar de oro", demostraron consistentemente que las combinaciones de EPA y DHA beneficiaban el TDAH, el autismo, la dispraxia, la dislexia y la agresión. Las investigaciones también sustentaron el papel de estos omega-3 de cadena larga para mejorar el trastorno bipolar, además de que mostraron tener potencial para el tratamiento de esquizofrenia y trastorno limítrofe de la personalidad, aunque se requiere más investigación en estas dos últimas áreas.[93]

Claramente, no todos los que presentan niveles bajos de EPA y DHA tienen mala salud mental. Pero la correlación entre los bajos niveles de omega-3 de cadena larga y una gran variedad de condiciones mentales indica decididamente que existe una relación entre ambos, mezclado con otros factores.

Declive cognitivo y enfermedad de Alzheimer

Hasta 40% de las personas mayores de 85 puede tener alguna forma de demencia.[94] Esta enfermedad cobra una cuota emocional y económica devastadora sobre los individuos que la padecen, sus seres queridos y sus cuidadores. La carga de la enfermedad en distintas condiciones de demencia y de otros trastornos cerebrales puede igualar o superar la del cáncer y la enfermedad cardiovascular.[95, 96]

Se ha descubierto que los pacientes de Alzheimer tienen bajas cantidades de DHA en su cerebro, comparado con las personas sanas.[97] El DHA y el EPA también son importantes para la señalización de la insulina en tu cerebro y tu sistema nervioso central y la enfermedad de Alzheimer puede afectar este proceso. ¿Recuerdas lo que comentamos sobre la necesidad del DHA y el EPA para el correcto desarrollo cerebral de los bebés? Tu cerebro nunca cesa su desarrollo. Las personas de todas las edades necesitan omega-3 de cadena larga, ya que es particularmente importante para la memoria, la función cognitiva y la plasticidad cerebral.[98] Si el DHA desempeña un papel tan importante en la estructura física de las neuronas, no es exagerado afirmar *que no puedes tener una función cognitiva sana sin una reserva adecuada de DHA.*

A cualquier edad necesitamos DHA y EPA, pero las personas mayores, particularmente si viven solas, pueden sentirse menos inclinadas que los jóvenes a preparar comida casera que provea estas grasas de manera natural. Si dan preferencia a los alimentos procesados y empaquetados para casi todas sus comidas, reciben mucho más omega-6 que omega-3. Piénsalo: es mucho más fácil que un hombre de 82 años descongele su cena en el microondas a que ase un filete de salmón.

Se cree que el DHA representa hasta 30 o 50% de todas las grasas en el cerebro de los mamíferos.[99] Los estudios demuestran que los animales que consumen dietas altas en omega-3 tienen concentraciones más elevadas de neurotransmisores, más receptores de estos (los neurotransmisores no sirven de mucho si no llegan a las células destinadas), un mayor crecimiento de neuronas en el hipocampo (la región cerebral involucrada con la memoria y el aprendizaje), concentraciones más grandes de enzimas antioxidantes, menos concentraciones de grasas neuronales dañadas, mejor irrigación sanguínea en el cerebro y mejor memoria.[100]

Un consumo alto de pescado se asocia con un menor riesgo de demencia y enfermedad de Alzheimer.[101,102] Un estudio descubrió que **las personas que consumen pescado una vez a la semana o más tienen 60% menos riesgo de padecer Alzheimer, comparado con las personas que rara vez comen pescado, o nunca.**[103]

El Alzheimer y la resistencia a la insulina

La resistencia a la insulina es un factor de riesgo sustancial en el declive cognitivo. Algunos investigadores incluso llaman a la enfermedad de

Alzheimer "la resistencia a la insulina del cerebro" o "diabetes cerebral".[104] La enfermedad de Alzheimer y otras formas de declive cognitivo también están asociadas con una reducción de la asimilación y el metabolismo de la glucosa.[105] La glucosa por lo general funge como la fuente de combustible principal para el cerebro y las tomografías por emisión de positrones muestran que los pacientes con Alzheimer presentan reducciones considerables en la asimilación de glucosa en el cerebro (hasta 20% en algunas áreas).[106] Esto significa que algunas formas de demencia simplemente son resultado de que el cerebro "muera de hambre" y necesite energía.

Aun así, la glucosa no es el único combustible que puede utilizar el cerebro. Las cetonas son otra molécula que tu cerebro puede emplear como energía. Si estás al corriente de la información actual sobre salud y nutrición, sin duda has escuchado acerca de las dietas cetogénicas. (De hecho, el doctor Mercola escribió un libro bestseller, *Contra el cáncer*, sobre cómo optimizar la cetogénesis cíclica.) La intención de este enfoque es mejorar la función mitocondrial para ayudarle a tu cuerpo a recuperar la flexibilidad metabólica y que pueda quemar grasa como combustible principal, permitiendo que tu cuerpo produzca grasas solubles en agua llamadas cetonas.

Puesto que las cetonas pueden fungir como fuente importante de energía para tu cerebro, una gran cantidad de estudios ha demostrado que son útiles para las personas con Alzheimer y otras formas de desgaste cognitivo. Las mejores grasas que pueden ayudar a tu cuerpo a generar cetonas son los triglicéridos de cadena media y, todavía mejor, el ácido caprílico, que sólo tiene ocho carbonos y se metaboliza de manera relativamente fácil en cetonas.

La resistencia a la insulina —un factor de gran relevancia en la enfermedad de Alzheimer— inhabilita la capacidad de tu cuerpo para producir cetonas, que generalmente sólo se producen cuando tus niveles de insulina están bajos y hay poca disponibilidad de carbohidratos. Al ser una hormona, la insulina tiene múltiples funciones, una de las cuales es indicar a tu cuerpo que acabas de comer. Si consumes una dieta occidental común, con muchos carbohidratos, tu nivel de insulina por lo general se eleva después de una comida, haciendo saber a tu cuerpo que hay suficiente glucosa (de los carbohidratos), así que *no necesitas* producir cetonas para tener energía.

En cambio, si tienes resistencia a la insulina, tu cerebro se enfrenta a un doble problema en términos de su hambre de energía: no se utiliza la glucosa de modo eficiente y los altos niveles de insulina evitan que se produzca una generación apreciable de cetonas, así que tu cerebro no recibe *ninguno* de los dos combustibles. La resistencia a la insulina sin duda provoca la reducción de la reserva de combustible disponible en tu cerebro y es un factor de riesgo terrible para los problemas cognitivos. Sin embargo, recuerda lo que dijimos sobre la resistencia a la insulina en el capítulo 4: no se trata sólo de carbohidratos. Tu cerebro necesita un DHA adecuado para producir glucosa de forma adecuada. Y puesto que el EPA estimula la quema de grasa, lo que podría propiciar una mayor producción de cetonas, suplementar con EPA y DHA puede ayudar a abastecer un cerebro envejecido y resistente a la insulina con cetonas nutritivas y potencialmente facilitar que tu cerebro utilice la glucosa también.[107]

Estudios *post mortem* han confirmado que los pacientes con Alzheimer, así como con otras discapacidades cognitivas que no sea demencia, poseen niveles más bajos de DHA en la sangre y en el cerebro, comparados con personas sanas.[108-112] Un mayor consumo de DHA y EPA se asocia con la disminución del riesgo de declive cognitivo, así que tener una cantidad suficiente de esta grasa en tu dieta puede ser una buena herramienta en tu arsenal para prevenir potencialmente el desgaste cognitivo.[113] Estudios con animales han mostrado que la deficiencia de DHA y EPA de cadena larga puede reducir la asimilación de glucosa en el cerebro hasta 30 o 40%.[114] No es que la glucosa no esté *ahí*, sino que el cerebro no la toma. Tener suficiente DHA ayuda a que el cerebro acepte la glucosa.

Entre 10 y 15% de los pacientes con un impedimento cognitivo leve desarrollará demencia a un año de ser diagnosticados y se ha descubierto que tienen niveles bajos de EPA y DHA en la sangre.[115] En el Estudio Framingham del Corazón, el cual siguió a 899 hombres y mujeres sin demencia durante nueve años, **los sujetos que presentaban los niveles más elevados de DHA también tenían 40% menos riesgo de desarrollar demencia, comparado con los sujetos que tenían los niveles más bajos.**[116]

En una prueba de seis meses de doble ciego, controlada al azar, los pacientes que tenían un grado leve de disfunción cognitiva y recibieron un suplemento de DHA (1.7 gramos al día) y EPA (0.6 gramos al día) presentaron un declive cognitivo más lento, comparado con los sujetos que tomaron un placebo. Cuando el grupo que inició con un placebo comenzó a tomar el suplemento de omega-3, también mostró un declive cognitivo más lento, pero desafortunadamente quienes ya tenían un desgaste más avanzado o enfermedad de Alzheimer no demostraron haber recibido un beneficio con el omega-3, así que tal vez exista una ventana de oportunidad cuando la función cognitiva y la salud neuronal todavía estén lo suficientemente sanas como para que una dosis mayor de DHA y el EPA tenga un efecto positivo. Es posible que haya un umbral o un "punto sin retorno", y después de cruzarlo, el daño simplemente ya es demasiado severo y prolongado como para que las grasas hagan alguna diferencia.[117] ¿Conclusión? **Empieza a tomar un suplemento de omega-3 marino antes, y no después, para proteger tu función cognitiva.**

El EPA y el DHA son importantes como tratamiento y para reducir el riesgo de padecer demencia y discapacidad cognitiva sin demencia. Un metaanálisis de estudios de doble ciego, controlado con placebos, descubrió que en los pacientes con discapacidad cognitiva sin demencia tomar suplementos de EPA y DHA provocó una mejoría en la memoria inmediata, la atención y la velocidad de procesamiento. No se encontraron beneficios entre quienes ya padecían Alzheimer, lo cual sugiere de nueva cuenta ese umbral límite para que las intervenciones que sí son prometedoras en una discapacidad leve ya tengan efectividad.[118]

En un estudio con 39 pacientes de Alzheimer, al comparar un placebo, una dosis de omega-3 solo y una combinación de EPA, DHA y ácido alfalipoico, esta última provocó un declive general más lento en la cognición y en el desempeño de actividades cotidianas, medido con una herramienta de análisis común: el Mini Examen del Estado Mental (MMSE, Mini-Mental State Examination). Si consideramos el papel de la resistencia a la insulina y la disfunción del metabolismo de la glucosa en tu cerebro como dos factores importantes en la enfermedad de Alzheimer, tiene sentido que el DHA, el EPA y el ALA juntos mostraran un beneficio, en comparación con el placebo, e incluso en comparación con el omega-3 por su cuenta. Al atacar el problema de glucosa y de insulina, así como el estatus de ácidos grasos que pueden contribuir a una disfunción cognitiva, la combinación constituye un golpe doble contra el Alzheimer a nivel de energía celular.[119]

En la medida en que la enfermedad de Alzheimer sí sea realmente "la resistencia a la insulina del cerebro" o "la diabetes del cerebro", no se encuentra muy lejos de la diabetes tipo 2 en cuanto a que protegerte de esta terrible enfermedad —tanto como cualquiera de nosotros se *pueda* proteger— comienza con eliminar los carbohidratos refinados de tu dieta. Es igualmente importante retirar las *grasas* malas de tu alimentación y consumir las buenas.

A continuación, listamos un resumen de los efectos que tienen las grasas en tu salud cerebral.

Efectos negativos de la deficiencia de EPA y DHA en tu cerebro:[120]

- Función deficiente de la membrana celular.
- Menos generación de energía en las neuronas.
- Incremento en los niveles de compuestos inflamatorios.
- Menos contenido de fosfatidilserina.
- Niveles más bajos de dopamina y de la actividad receptora de dopamina.
- Menos flujo sanguíneo en tu cerebro.
- Disponibilidad reducida de los factores de crecimiento que apoyan las neuronas sanas.
- Menos entrega de aminoácidos a través de tu barrera hematoencefálica (los aminoácidos son componentes de la serotonina, de la dopamina y de otros neurotransmisores).

Condiciones que se pueden beneficiar del EPA y el DHA:

- Enfermedad de Alzheimer.[121, 122]
- Trastorno por déficit de atención e hiperactividad (TDAH).[123]
- Autismo.[124]
- Depresión.[125, 126]
- Trastorno limítrofe de la personalidad (estados de ánimo inestables y agresión impulsiva).[127]
- Esquizofrenia.[128]
- Hostilidad.[129]
- Ansiedad.[130]
- Trastorno bipolar.[131, 132]
- Trastorno afectivo estacional.[133]

La oxidación de las grasas omega-6 promueve la neurodegeneración

Hemos pasado una gran cantidad de tiempo enfocándonos en la importancia de las grasas omega-3 y en lo que puede suceder si no tienen una presencia suficiente en tu dieta. Veamos ahora con más profundidad los efectos nocivos del exceso de omega-6. Recuerda que los aceites vegetales, las fuentes de omega-6 predominantes en la dieta occidental, son las grasas que las autoridades gubernamentales, médicas y de nutrición recomiendan específicamente que consumas después de determinar de manera equívoca que las grasas saturadas tienen la culpa de todos los problemas de salud que existen. Así que si intentas hacer lo correcto siguiendo este consejo, definitivamente necesitamos aclarar la situación.

Como dijimos antes, los ácidos grasos —todas las clases, incluyendo saturados, monoinsaturados y poliinsaturados— son elementos primarios en todas tus membranas celulares. Éstas actúan como los guardias de seguridad, defendiendo el perímetro de cada una de tus células: dejan entrar lo bueno, como vitaminas y minerales, y dejan afuera lo malo, como las toxinas y los productos de desecho. Para que tus membranas celulares puedan hacer su trabajo correctamente necesitan estar construidas correctamente, lo cual significa que deben tener una estructura sana de grasas intactas y no dañadas. No construirías una cabaña con madera podrida.

Hay una gran variedad de factores que contribuyen a la oxidación o al daño de estas frágiles grasas: microorganismos (bacterias y otros agentes infecciosos), contaminación del aire, el hábito de fumar, la mala alimentación y otras agresiones que pueden dañar las grasas en tus membranas celulares. Antes dijimos que la estructura química de las grasas determina lo susceptibles que son a la oxidación. Mientras más enlaces dobles tiene una grasa, más fácilmente se oxida. Ésa es la razón de que las grasas saturadas, que no tienen enlaces dobles, sean las más estables, y de que las grasas poliinsaturadas, que tienen dos o más enlaces dobles, sean las que se dañen más fácilmente. Se considera que la oxidación de estas grasas estructurales contribuye a la enfermedad de Parkinson, la enfermedad de Alzheimer, la esquizofrenia, la arterosclerosis, la inflamación y muchas otras más. Las grasas oxidadas pueden provocar un caos en tu salud si se incorporan a tus membranas celulares.[134]

Si es uno de los temas que producía sueño en la clase de biología en la preparatoria o en la clase de química orgánica en la universidad, despierta, porque es indispensable comprenderlo. Si tus membranas celulares no se construyen de manera adecuada, las moléculas biológicas diseñadas para anclarse o incorporarse a ellas no van a trabajar bien tampoco.

¿Cuáles son estas moléculas biológicas? Para empezar, son los receptores de la insulina, los transportadores de la glucosa, los receptores de la hormona tiroidea, los receptores de LDL y los receptores y transportadores de toda clase de hormonas, enzimas, nutrientes y demás compuestos que, en total, *te mantienen con vida y funcionando.*

No subestimes la importancia de algo que puede parecer mundano e insignificante, como son tus membranas celulares. Cuando te das cuenta de que casi todo lo que sucede en tu interior ocurre porque cada célula individual —ya sea del hígado, de un músculo, del cerebro o del páncreas— realiza la función para la que fue diseñada, comprendes la magnífica orquesta que es tu cuerpo y cómo cada una de tus *billones* de células toca su parte, pero armoniza perfectamente con todas las demás. Tus membranas son todo *menos* mundanas e insignificantes. La salud comienza a nivel celular y si tus membranas celulares no están sanas es tan simple como decir que *tú* tampoco lo estás.

Cuando las grasas se oxidan en tus células se puede desencadenar una reacción en cadena que haga que otras moléculas biológicas se dañen también, incluyendo el ADN y las proteínas.[135] La enfermedad de Alzheimer, la enfermedad de Parkinson y otros trastornos neurológicos y neurodegenerativos comparten el sello distintivo de la acumulación de proteínas anormales y disfuncionales, las cuales pueden no ser la causa principal de esas condiciones, pero conforme se acumulan y alcanzan niveles tóxicos dentro y fuera de las células claramente empeoran el proceso.

Lo que es peor, la reacción en cadena destructiva de la oxidación y el daño no permanecen localizados en una célula. Ah, no, eso sería muy fácil. La mayoría de las células están tan cerca unas de otras que las moléculas que causan la oxidación —los radicales libres— pueden brincar de una célula a otra y a otra, extendiéndose como fichas de dominó hasta que llegan a un área con suficientes *antioxidantes* como para neutralizarlas.[136]

Puesto que las membranas celulares —sobre todo las de tu cerebro y las de tu sistema nervioso central— son tan ricas en grasas poliinsaturadas, tu cuerpo parece interpretar su oxidación como una señal de daño y de que debe organizar una respuesta para reparar el deterioro celular.[137] Las grasas dañadas son la alarma que suena en una estación de bomberos, indicándoles que se pongan el equipo y corran al camión.

El DHA parece ser el canario en la mina de carbón en términos de lo que desata la señal de alarma. El DHA tiene *seis* enlaces dobles, así que es muy frágil y altamente susceptible de oxidación. (DHA significa ácido docosa*hexa*enoico, y "hexa" significa seis, como un hexágono.) Si una célula está tan dañada que es más seguro que se sacrifique a sí misma en lugar de "infectar" a las células contiguas, comete un suicidio celular, proceso llamado *apoptosis*. Pero si una membrana celular no tiene suficiente DHA en ella, es posible que nunca se disparen las alarmas, permitiendo que esta célula dañada se replique y se extienda. Que las células se repliquen y se extiendan... Si te suena a cáncer, ahora comprendes lo importante que es tener un DHA adecuado para la salud, desde la parte más pequeña de ti, hasta tu vida en sí.

Disfunción mitocondrial

Si sigues las últimas noticias de salud y nutrición, o si leíste el libro del doctor Mercola, *Contra el cáncer*, probablemente estás familiarizado con la disfunción mitocondrial. Es relevante porque algunas condiciones que mencionamos antes —particularmente la depresión y la enfermedad de Alzheimer— se deben en parte a una carencia de energía en ciertas áreas de tu cerebro. ¿Y dónde se genera la energía? ¡En tus mitocondrias!

Las mitocondrias son responsables de la producción de casi todo el ATP (trifosfato de adenosina) de tu cuerpo, o la divisa energética de tu cuerpo. Un par de tipos de células, como los glóbulos rojos y las células epiteliales, no tienen mitocondrias, pero casi todas las demás células sí. De hecho, algunas células tienen *miles* de mitocondrias, y si se dañan, las células no tienen suficiente energía, lo cual contribuye directamente a casi todas las enfermedades crónicas que conocemos. La mayoría de los trastornos neurodegenerativos está asociada a una disfunción mitocondrial de las neuronas. Además del Alzheimer, esto aplica para la enfermedad de Parkinson, la esclerosis múltiple y la esclerosis lateral amiotrófica (o enfermedad de Lou Gehrig), por nombrar algunas.

¿Qué *provoca* entonces la disfunción mitocondrial? Lo primero es el daño oxidativo de consumir demasiados carbohidratos y omega-6, lo que reduce tu capacidad de quemar grasa como combustible principal. Pero por ahora nos enfocaremos en el daño en las grasas de tus tejidos. Al igual que tus células, todas las mitocondrias en ellas están rodeadas por su propia membrana. De hecho, tus mitocondrias poseen *dos* membranas: una afuera y otra en forma de un compartimento interior. Y como sucede con tus membranas celulares, tus membranas mitocondriales se componen principalmente de grasa. Si estas membranas se construyen con las grasas equivocadas o se dañan de alguna manera, tus mitocondrias se tornan disfuncionales. El ácido linoleico omega-6 oxidado y sus subproductos han demostrado dañar particularmente a las mitocondrias e impedir la función celular sana.[138, 139]

En general sucede una de dos cosas en la disfunción mitocondrial. Cuando tus células tienen energía insuficiente y se "mueren de hambre" durante mucho tiempo, se deterioran y eventualmente mueren, como sucede con el Alzheimer, el Parkinson y la esclerosis lateral amiotrófica. Por otra parte, tal vez se *rehúsen* a morir. Mencionamos el proceso de apoptosis: el suicidio programado de una célula. Tus mitocondrias controlan este proceso, por lo que, si funcionan mal, quizá no puedan apretar el "interruptor" para matarlas, lo que provocaría que estas células dañadas sigan replicándose sin cesar y, eventualmente, se extiendan a otras partes de tu cuerpo, destrozando todo el vecindario.

Alergias y asma

Si sientes que las personas tienen cada vez más alergias que antes, no te equivocas. Si tienes un hijo en edad escolar es difícil ignorar cuántos niños y adultos jóvenes hoy en día padecen alergias mortales a algunos alimentos. Obviamente, las alergias no son nada nuevo, pero sí parecen afectar a más personas que nunca antes.

La prevalencia de las alergias y de las enfermedades alérgicas en el mundo industrializado se ha incrementado tanto que ya no es razonable atribuirlo a la genética. Y el hecho de que tantos niños tengan alergias severas y enfermedades alérgicas indica que no es una cuestión de "sólo envejecer". Algo más está provocando este incremento. Nuestro ambiente físico ha cambiado, por supuesto: hay más contaminación en el aire, pesticidas, ingredientes tóxicos en los productos de cuidado personal y de limpieza, y cualquiera de ellos, ya no digamos todos juntos, puede provocar que el sistema inmunológico de la gente esté en alerta. Pero también es posible que la dieta occidental tenga algo que ver con este problema.

El impresionante incremento en el índice de omega-6 a omega-3 durante los últimos 100 años es paralelo al aumento en la prevalencia de enfermedades alérgicas, como rinoconjuntivitis (congestión nasal, secreción nasal, estornudos, goteo posnasal, irritación en los ojos, comezón en la nariz), asma alérgica y eczema atópica.[140] Muchos compuestos inflamatorios que se forman a partir de las grasas omega-6 están involucrados en el asma alérgica y en otras enfermedades alérgicas. Una dieta alta en omega-6 mantiene a las personas susceptibles en un estado "hiperalérgico", contrariamente al omega-3, que calma las cosas.

Recuerda que el omega-6 y el omega-3 compiten por las mismas secuencias biológicas: las que generan compuestos inflamatorios y proalergénicos, o las que generan compuestos antiinflamatorios y antialergénicos. Mientras más omega-6 consumas, más se inclina la balanza hacia el estado inmunológico inflamado e hipervigilante. La combinación de dejar las grasas omega-6 adulteradas e incrementar tu consumo de omega-3, estimulando la formación de resolvinas (los compuestos formados a partir del omega-3 que "resuelven" la inflamación), puede ayudar a reducir la inflamación crónica y el estado alérgico crónico.

Una revisión sistemática y un metaanálisis de 15 estudios determinó que las mujeres embarazadas pueden ser capaces de reducir el riesgo de que sus hijos tengan enfermedades·alérgicas consumiendo una cantidad adecuada de EPA y DHA.[141] La mayoría de la información muestra una incidencia menor de enfermedades alérgicas en niños cuyas madres consumieron más omega-3 de cadena larga durante el embarazo. Las reducciones se confirmaron para eczema y para alergia al huevo, pero también hubo reducciones en la sensibilidad a cualquier alimento y a cualquier análisis positivo de punción de la piel (aun cuando prueben múltiples alérgenos), al menos durante el primer año de vida.[142]

Comparado con un alto consumo consistente de pescado durante el embarazo, no comer pescado en absoluto se asocia con 30% más de riesgo de asma en los niños a la edad de cinco años. También está correlacionado con un incremento de 46% del riesgo de que hospitalicen a un niño por asma y 37% de riesgo de que le prescriban un medicamento para asma a los cinco años.[143] Un mayor índice alimentario maternal de omega-6/omega-3 en el embarazo se asocia con 37% más de riesgo de que los niños tengan rinitis alérgica a los cinco años de edad,[144] y consumir alrededor de 210 gramos o más de pescado a la semana durante el embarazo se asocia con una reducción de 43% del riesgo de eczema en los hijos.[145] Comparado con nunca comer pescado, comerlo sólo una vez a la semana durante el embarazo ha demostrado una correlación con una reducción de 43% de la presencia de eczema y 72% de fiebre del heno en niños de cinco años.[146] Es cierto que "eres lo que comes", pero también es verdad que eres lo que tu *madre* comió, o si estás embarazada o quieres concebir, tus hijos serán lo que *tú* comas.

Cáncer

Ya mencionamos brevemente cómo las grasas oxidadas y dañadas en las membranas celulares y mitocondriales puede facilitar la transición de una célula sana a una cancerosa. Esto sólo te habla de la necesidad de conservar un índice óptimo de omega-6 a omega-3, pero ésta no es toda la historia. Los metabolitos antiinflamatorios de DHA y EPA pueden ayudar a reducir el crecimiento y la cualidad invasiva de los tumores,[147-149] mientras que el ácido linoleico (AL) en realidad puede revertir los efectos antiproliferativos del EPA (inhibición del crecimiento de cáncer), provocando entonces que el tumor crezca.[150] El AL ha demostrado incrementar los compuestos de señalización que promueven la angiogénesis (generar

nuevos vasos sanguíneos para alimentar a las células y a los tumores can-
cerígenos) y aumentan la capacidad de las células cancerígenas de inva-
dir otros tejidos y de crear metástasis o extenderse hacia otras partes del
cuerpo, mientras que el EPA y el DHA la inhiben.[151]

Para las personas que ya viven con cáncer, el EPA y el DHA pueden
ser útiles en conjunto para su tratamiento. Un grupo de investigadores
descubrió que suplementar con EPA y DHA durante la quimioterapia o la
radiación ayuda a prolongar la supervivencia sin influir negativamente
en los efectos de las terapias convencionales.[152]

Tener suficiente DHA y EPA también puede estimular la eficacia de los
medicamentos contra el cáncer. Para que estos funcionen tienen que
entrar en las células cancerosas. Y las membranas celulares que tienen
una presencia adecuada de EPA y DHA son más permeables a estos medicamentos; es decir, penetran las células con más facilidad. Los agentes que
pasan directamente a través de la membrana celular (en lugar de hacerlo a través de un tubo o un canal especial dentro de la membrana) llegan a las células cancerígenas con más facilidad cuando las membranas
contienen más grasas insaturadas de éstas.[153] De hecho, algunas células cancerígenas que desarrollan una resistencia a los medicamentos de
quimioterapia pueden hacer este truco terrible de reducir la fluidez de
su membrana, dificultando que los medicamentos entren. De acuerdo
con un investigador: "La suplementación alimentaria con ciertas grasas,
incluyendo EPA, DHA y AGL [...] puede proveer los medios para incrementar la respuesta a las terapias de cáncer. Alterar las propiedades físi-
cas y funcionales de las membranas celulares en los tumores a partir del
enriquecimiento con estas grasas puede aumentar la respuesta a la quimioterapia y a la radiación, y hasta cierto grado, revertir la resistencia de
las células cancerígenas a ciertos agentes de la quimioterapia".[154]

Por favor ten presente que no estamos diciendo que todos los tipos de
cáncer se desarrollan por una presencia inadecuada de omega-3 y ome-
ga-6 (aunque claramente es posible que algunos cánceres sí lo hagan).
Esta enfermedad es muy compleja y multifactorial, con numerosos
factores contribuyentes, muchos de los cuales quizá no se hayan identi-
ficado todavía. Simplemente te mostramos que incrementar el omega-3
y disminuir el omega-6 en tu dieta puede darte una ventaja al pelear con
esta temida enfermedad. Incluso en lo que respecta al cáncer una ligera
ventaja es mucho mejor que nada.

¿Qué te pareció este rápido paseo por los sorprendentes efectos de las
grasas omega-6 y omega-3 en la salud? Cuando haces algo tan frecuente

como comer —tres veces al día, cada día, para la mayoría de las personas—, es fácil dar por sentadas sus implicaciones. Pero es precisamente
porque lo haces tan seguido que las implicaciones son inmensas. Como
hemos comentado, consumir las grasas correctas —más grasas buenas,
menos grasas malas— puede ayudarte a estar sano física y mentalmen-
te, en cuerpo y mente, de la cuna a la tumba.

En el siguiente capítulo cambiaremos el enfoque de explorar la carga
de la enfermedad crónica a otro aspecto, una incidencia mayor que también ha aumentado paralelamente con el cambio en nuestras grasas alimentarias: la obesidad.

Resumen

- El consumo inadecuado de omega-3 puede tener un impacto pro-
  fundo y negativo en tu salud mental y física.
- Desde el útero y hasta la primera infancia, el desarrollo cerebral
  de los infantes requiere un alto consumo nutricional de DHA, específicamente, ya sea a través de la lactancia o mediante una fórmula que lo contenga.
- Los bajos niveles de omega-3 de cadena larga pueden provocar o
  empeorar la depresión, los trastornos de estado de ánimo y diversos trastornos mentales, mientras que un suplemento adecuado
  de EPA y DHA puede mejorar o aliviarlos.
- El declive cognitivo, incluyendo la enfermedad de Alzheimer, se
  atribuye profundamente a la deficiencia de omega-3, y si se reme-
  dia con suficiente tiempo, los efectos pueden compensarse.
- Las grasas oxidadas, por lo general de aceites de semillas industrializadas, provocan que las membranas celulares funcionen mal,
  inhibiendo casi todas las funciones corporales. Cuando estas grasas se oxidan en las membranas de las mitocondrias, la planta de
  energía de la célula, la merma de energía contribuye a desarrollar
  enfermedades mentales degenerativas.
- El asma y las alergias son, en esencia, formas de inflamación, y como
  tales pueden controlarse con un consumo adecuado de EPA y DHA.
- Las grasas oxidadas en las membranas celulares y mitocondriales
  pueden provocar que la célula sana se transforme en cancerosa,
  y los suplementos de EPA y DHA pueden ayudar a desacelerar esta
  transición, estimulando la respuesta a las terapias contra el cáncer.

CAPÍTULO 7

Las grasas que adelgazan y las grasas que engordan

El consumo de una dieta occidental a lo largo del último siglo —compuesta principalmente de alimentos procesados— ha propiciado una epidemia de obesidad. Incluso, en Estados Unidos más de dos tercios de la población tienen sobrepeso o están obesos.[1] Pero lo que tal vez *no* sabes es que **puedes verte delgado por fuera y estar gordo.** ¿Cómo? ¡Es cierto!

Es una condición en la que las personas tienen una cantidad no saludable de grasa córporal, pero en lugar de ser la llamada grasa "subcutánea" —que sólo está debajo de la piel y es la grasa que amas odiar en tus brazos, tus muslos o tu espalda—, ésta se deposita en zonas donde no debería estar, donde no puedes verla, como adentro y alrededor de tu hígado y de tu páncreas.[2]

Esta grasa oculta se llama grasa "visceral" porque rodea tus órganos internos (es decir, tus *vísceras*) y es mucho más dañina que la grasa suave de tus brazos o de tu cadera.[3] La gente lo denomina casualmente como ser "flaco gordo" —flaco por *fuera*, gordo por *dentro*—, pero en el mundo de la investigación científica se denomina "obesidad de peso normal", que te indica exactamente lo que es: puedes tener un peso normal y obtener resultados anormales en tus análisis de sangre, además de la clase de problemas metabólicos que los médicos esperarían en una persona obesa.

A nivel mundial, la prevalencia media de la enfermedad de hígado graso es de 20%.[4] No obstante, de 33 a 46% de los adultos en Estados

Unidos padecen enfermedad de hígado graso, lo que interfiere con las múltiples funciones esenciales que realiza el hígado, sobre todo la regulación de la glucosa.[5, 6] Con esto en mente, no debería sorprenderte que 52% de los adultos en Estados Unidos sean diabéticos o prediabéticos,[7] ya que la grasa que se acumula en el hígado contribuye en gran medida a la diabetes tipo 2. Si este problema no se resuelve pronto, la carga económica de esos problemas de salud seguramente dejará a la nación en bancarrota antes de que puedas decir "papas a la francesa".

Algunas grasas son más propensas a provocar la reserva de grasa visceral dañina, pero el problema no sólo es la acumulación de la grasa, sino cuando cambia de un estado antiinflamatorio a uno proinflamatorio. La grasa acumulada no es inerte. No sólo está ahí tranquilamente, como un testigo inocente, mientras el resto de tu cuerpo sigue su trabajo. Piensa en la grasa guardada como una glándula endocrina que envía moléculas de señalización al resto de tu cuerpo, o mejor aún, piensa en ella como una estación de radio: la grasa acumulada "transmite" mensajes que otras partes del cuerpo reciben, las cuales hacen lo que dicen esos mensajes. Por ejemplo, la grasa acumulada puede decirles a tus vasos sanguíneos que se constriñan y provocar que se eleve la presión.

El cambio en la grasa de un estado antiinflamatorio a uno proinflamatorio provoca una inflamación sistémica crónica y leve, y los mensajeros celulares (llamados *citocinas*) que liberan las células adiposas inflamadas influyen en una gran cantidad de padecimientos que definen quién es quién con base en las condiciones crónicas que acosan a millones de personas: resistencia a la insulina, diabetes tipo 2, hipertensión y enfermedad cardiovascular. Y ésas son sólo las grandes. Las citocinas inflamatorias también contribuyen a problemas menos devastadores, pero igualmente molestos, como acné, resequedad de la piel y dolores menstruales. Un buen marcador de grasa inflamatoria es la cantidad de grasa de tu hígado, la cual aumenta por tres factores alimentarios principales:

1. **Azúcar refinada**. Sobre todo en la forma de azúcares añadidos, como sacarosa ("azúcar de mesa") y jarabe de maíz de alta fructosa, pero también los azúcares que consideras "naturales", como el jugo 100% de fruta.
2. **Aceites de semillas industrializadas**. Aceites de semilla de algodón, cártamo, soya, maíz y girasol.
3. **Bajo consumo de omega-3**. Particularmente de EPA y DHA.

De esos tres factores, consumir aceites de semillas industrializadas probablemente es el peor, ya que altera la grasa de un estado antiinflamatorio a uno proinflamatorio, pero siempre está acompañado de un escaso consumo de grasas omega-3, sobre todo EPA y DHA, pero también ALA. Cuando tu cuerpo se encuentra en un estado crónico de inflamación leve, es como un asador con los carbones todavía calientes y rojos, sacando chispas de vez en cuando. Si además de eso consumes aceites de semillas con omega-6 en exceso, es como si alguien llegara y echara gasolina sobre los carbones calientes: cuando le añades combustible al fuego arde fuera de control. Para reparar la situación necesitas cambiar tu consumo de grasas alimentarias para que puedas comenzar a apagar el fuego.

Como explicamos en el capítulo 4, una pequeña cantidad de inflamación controlada y aguda es sana y, en realidad, necesaria para un funcionamiento biológico óptimo. Sólo la inflamación a largo plazo, crónica, que no se resuelve, debe preocuparte. Y aunque múltiples cosas contribuyen a ella, un consumo elevado de grasa omega-6 junto con la escasez de omega-3 está entre los primeros lugares.

¿Cómo *saber* si tienes esa dañina grasa inflamatoria oculta? Trabaja con tu médico para identificar las señales de la enfermedad de hígado graso, ya que la grasa hepática es un buen indicador de esta clase de grasa en otra parte de tu cuerpo. Más adelante analizaremos estrategias para reducir tu riesgo de acumular grasa inflamatoria y para ayudarte a disminuir la grasa antiinflamatoria que ya tienes.

A continuación, un resumen de las grasas sanas *versus* las grasas dañinas.[8]

Grasa dañina

- Grasa ectópica con efectos locales: la grasa dentro y alrededor de los riñones y el músculo cardiaco, la cual afecta sobre todo esas áreas.
- Grasa ectópica con efectos sistémicos: la grasa dentro y alrededor del hígado, el páncreas y los músculos esqueléticos, la cual afecta todo el cuerpo.

Grasa sana

- Grasa subcutánea: la grasa justo debajo de tu piel, la que es visible y a la que por lo general llamas grasa corporal.

La grasa deficiente de omega-3 es grasa inflamada

La grasa visceral y subcutánea tiene un déficit de resolvinas y protectinas para ayudarte a neutralizar y protegerte contra la inflamación. Pacientes con enfermedad vascular periférica tienen grasa marcadamente inflamada con una escasez de estos compuestos derivados del DHA.[9, 10] Un estudio descubrió que los metabolitos del DHA "son mediadores potentes en pro de resolver, los cuales contraatacan la producción local de citocinas".[11] Cuando tu grasa corporal en reserva es deficiente de omega-3 no hay nada que frene las señales de inflamación que envía. Por otra parte, si tu tejido adiposo tuviera suficiente omega-3 podría mantener bajo control su propio estado inflamatorio.

Un tejido adiposo con poco omega-3 todavía es más inflamatorio porque la enzima que activa estos compuestos especializados contra la inflamación no está regulada en el tejido adiposo.[12] Esto significa que hay más inflamación, combinada con menos capacidad para controlarla. Es semejante a que alguien encienda un fuego, los bomberos estén de camino al lugar, pero conforme el incendio se extiende y crece, de alguna manera los bomberos reciben un mensaje de que no los necesitan, así que regresan a su estación. La inflamación sigue ahí, empeorando, pero ahora tu cuerpo quedó bloqueado para hacer algo al respecto.

Restaurar el omega-3 en animales obesos ha mostrado que se puede revertir la deficiencia de compuestos de omega-3 para resolver y cambiar el estado del tejido adiposo a antiinflamatorio.[13] Proporcionarles precursores de resolvinas o protectinas de DHA a ratones obesos y diabéticos mejoró la resistencia a la insulina en el tejido adiposo, redujo la expresión de las señales celulares inflamatorias y mejoró la tolerancia a la glucosa, así como también bajó los niveles de glucosa en ayuno, mejorando en conjunto la salud metabólica en general.[14, 15] Los resultados de estudios con ratones y otros animales no se aplican automáticamente a los seres humanos, pero sí proveen información útil a partir de la cual podemos formular ideas, así que vale la pena prestarles atención.

En conclusión: los compuestos de DHA ayudan a reducir la inflamación por medio de múltiples secuencias. Y cuando ésta se reduce de tal manera —a nivel celular, cambiando los tipos de moléculas que secretan distintos tejidos—, el estado inflamatorio general de tu cuerpo disminuye, lo que significa un menor riesgo de desarrollar una condición discapacitante promovida por la inflamación sistémica crónica o una mejora de los síntomas si ya vives con una o más de ellas.

Los investigadores han aseverado que incrementar la producción de compuestos antiinflamatorios de grasas omega-3 es una parte importante de la estrategia para combatir la inflamación en el tejido adiposo.[16] Un abastecimiento adecuado de EPA y DHA asegura que tu cuerpo tenga una reserva de material para crear estos compuestos. Los compuestos antiinflamatorios son tan poderosos que no debería sorprenderte si eventualmente una empresa farmacéutica desarrolla medicamentos derivados de ellos que se puedan inyectar directamente a las reservas de grasa visceral. Si lo hacen, sin duda costarán una fortuna, así que lo mejor que puedes hacer es simplemente dejar los aceites vegetales y comer más productos del mar limpios, o tomar suplementos de alta calidad de aceite de pescado o de kril.

El omega-6 promueve la obesidad y la grasa inflamada

¿Sabías que cada una de tus células adiposas puede expandirse casi 1 000 veces su volumen y diez veces su diámetro?[17] Son como globos que se pueden llenar, llenar y seguir llenando sin reventar. Sólo que, en lugar de llenarse con helio, tus células adiposas están llenas de... bueno, de grasa, por supuesto.

La inflamación crónica leve promueve la expansión de tus células adiposas, lo que se puede asegurar por la presencia de compuestos inflamatorios en tu sangre, los cuales son una clase de mensajes que ordenan a tus células adiposas que acumulen grasa y la conserven. Piénsalo un minuto: no hemos dicho nada sobre calorías ni carbohidratos. Ésos realmente no son el problema. La desregulación de tus células adiposas, que provoca que se aferren a la grasa, surge principalmente de la *clase* de grasa que comes, la que incorporas a tus células adiposas y la clase de señales que envía.

¿De dónde surgen estos compuestos inflamatorios? Una de sus principales fuentes es el ácido linoleico omega-6 (AL) en tus reservas de grasa. Como sabes, de todos los tipos diferentes de grasa que se guardan en tus células adiposas, el AL es el que prevalece más y es susceptible de convertirse en mediadores proinflamatorios llamados *metabolitos oxidados de* AL (MOAL). El incremento masivo de AL en la dieta occidental —y en la grasa corporal de las personas— es paralelo a la presencia de enfermedades crónicas, incluyendo obesidad y diabetes tipo 2.[18] No es de sorprender, considerando lo que ahora sabes sobre el AL que *estimula* la reserva de grasa.

¡Pero no pierdas la esperanza! La suplementación con un tipo particular de grasa, llamado ácido gammalinolénico (AGL), del aceite de borraja, ha demostrado que se pueden reducir algunas señales de reserva de grasa en sólo dos semanas.[19] Otras formas de disminuir esta señalización incluye consumir más EPA, DHA y ácido oleico (que encontramos en el aceite de oliva, en los aguacates y en las nueces de macadamia),[20] así como eliminar el consumo de AL. Evitar los alimentos procesados llenos de aceites de maíz, soya y semilla de algodón es un precio muy pequeño por comer alimentos deliciosos, altos en grasas *saludables*, ¡y quizá perder peso mientras tanto!

En caso de que te sientas un poco abrumado por esto, las siguientes son algunas medidas sencillas para reducir la grasa corporal inflamatoria:

- Reduce el consumo de aceites de semillas industrializadas (semilla de algodón, soya, maíz, cártamo, girasol).
- Aumenta el consumo de AGL (aceite de borraja, aceite de onagrá o aceite de semilla de grosella negra).
- Aumenta el consumo de ácido oleico (aceite de oliva, aguacate, nueces de macadamia).
- Aumenta el consumo de grasas omega-3 sanas (ALA, EPA, DHA).

¿Te preocupa perder peso?

Si reestablecer un buen índice de omega-6 a omega-3 puede ayudar a mejorar algunos efectos adversos de la inflamación y la resistencia a la insulina, es posible que mantener un índice adecuado también sirva para prevenir directamente algunas enfermedades que se desarrollan a partir de estos asuntos. Como dice el dicho, un gramo de prevención es igual a un kilo de cura, así que no esperes hasta que ya estés enfermo para empezar a poner atención a la cantidad de omega-6 y omega-3 que consumes. Obtener el balance correcto de estas grasas en tu dieta debería volverse un hábito, como cepillarte los dientes. Tal vez requiera un poco de esfuerzo al principio, pero después de un tiempo será tu segunda naturaleza y ni siquiera tendrás que pensar en ello.

¿Qué pasa con el ácido alfalinolénico (ALA)? Hemos puesto énfasis en el EPA y el DHA porque estas grasas marinas de cadena larga son las más potentes de las omega-3 y porque desempeñan diversas funciones que el ALA simplemente no puede realizar. Pero eso no significa que el omega-3 progenitor de origen vegetal no sea biológicamente útil. Para nada. Las investigaciones sugieren que el ALA ayuda a estimular la quema de grasa como combustible en las células musculares, así como en las células adiposas.[21]

Si has estado luchando por perder peso, no subestimes la importancia de introducir las clases correctas de grasa en tu dieta. Es particularmente importante si tienes problemas para dejar los alimentos dulces. En un estudio alimentaron a ratones con una dieta alta en grasa (60% del total de calorías en la forma de grasa) y relativamente alta en azúcar (17.6% del total de calorías). Al final del estudio, los ratones que comieron grasa alimentaria, particularmente en la forma de aceite de soya, pesaban más, mientras que los ratones que comieron sobre todo aceite de pescado pesaban menos. De mayor a menor peso corporal, los aceites que predominaban en la dieta eran: soya, palma, manteca, canola, cártamo, perilla y pescado.[22] Sí, leíste bien: el aceite de soya, uno de los "aceites vegetales" de omega-6 que nos han recomendado consumir, ¡engordó a los ratones más que la manteca! Los aceites de perilla y pescado, altos en omega-3, los adelgazaron.

Y lo que es peor, de las distintas grasas que se probaron las más altas en ácido linoleico omega-6 se asociaron positivamente con niveles más altos de glucosa en la sangre; esto significa que mientras más ácido linoleico comían los ratones, más subía su glucosa. Después de darles una dosis considerable de azúcar, los ratones que comieron aceite de cártamo (hecho con un impresionante 78% de ácido linoleico) tenían el área más amplia de glucosa bajo la curva, mientras que los ratones alimentados con aceite de pescado tenían la más baja. Lo cual sugiere que, comparada con una dieta alta en grasas omega-6, una dieta alta en omega-3 de cadena larga (EPA y DHA) puede ayudar a mitigar el aumento de peso y las elevaciones de glucosa provocadas por una dieta alta en azúcar.

Estos impresionantes hallazgos se replicaron en otros estudios. Por ejemplo, las ratas alimentadas con aceite de pescado tuvieron menos grasa corporal, menos grasa intraabdominal (visceral) y menos resistencia a la insulina que las ratas alimentadas con aceite de maíz o manteca.[23] Estudios con ratones muestran que las grasas omega-3 de cadena larga estimulan la quema de grasa dentro de las células adiposas y pueden inhibir el crecimiento y la proliferación de células adiposas.[24-27] En otras palabras, mientras que los aceites con mucho omega-6 contribuyen a la obesidad y elevan la glucosa, las grasas omega-3 de cadena larga son *antiobesidad*.

El árbol genealógico de la grasa

Si acaso creías que esto se trataba sólo de *ti*, tomemos un minuto para hablar de tus hijos y de tus nietos. La cantidad de células adiposas que tiene una persona se determina durante la infancia y la adolescencia.[28] Muchos estudios con animales muestran claramente que las grasas omega-6 incrementan la formación de células adiposas totalmente desarrolladas a partir de los preadipocitos (precursores de las células adiposas), provocando una mayor/acumulación de grasa, mientras que las grasas omega-3 tienen el efecto contrario.[29-31] A ratas embarazadas que amamantaban les dieron ALA omega-3, e incluso en la presencia de omega-6 tuvieron crías con menos peso corporal, menos grasa corporal y células adiposas individuales más pequeñas, en comparación con las crías de ratas que recibieron una dieta alta en omega-6 sin ALA.[32]

Es bueno saberlo... en el caso de los ratones. Pero ¿qué pasa con los seres humanos? En nuestra especie, las madres con altos niveles de omega-6 en la sangre tuvieron hijos con más grasa corporal al llegar a los cuatro y seis años de edad, mientras que los niveles maternales más elevados de omega-3 tuvieron una correlación con masa muscular más magra.[33] Así pues, las madres con niveles altos de omega-6, comparadas con la presencia de omega-3 en el embarazo, simplemente tendrán hijos más gordos que las mujeres con índices menores de omega-6/omega-3.

En el capítulo anterior vimos cómo el consumo de omega-6 y omega-3 de una mujer embarazada puede influir en la salud de su hijo —particularmente en su salud mental— hasta la adolescencia e incluso más adelante en su vida. Parece que lo mismo es cierto en cuanto a la capacidad de los niños de conservar un peso sano o encaminarlos hacia una tendencia almacenadora de grasa. Un estudio llamado Proyecto Viva mostró que un índice de omega-6/omega-3 más alto en la dieta maternal y en la sangre del cordón umbilical está correlacionado con el incremento de la obesidad infantil.[34] Cuando las mamás tenían más grasas omega-3 en su cuerpo y las transmitían a sus bebés, estos eran menos propensos a tener sobrepeso durante la infancia. Si estás embarazada o piensas embarazarte, por favor asegúrate de determinar tu estatus de omega-3 para darle a tu hijo el mejor comienzo que pueda tener hacia una salud metabólica de por vida.

Muchas veces se asegura que la obesidad es genética o que corre en la familia. Lo que realmente corre en la familia son los hábitos alimenticios y de estilo de vida. Así que sí existe un aspecto familiar, pero no parece haber un gen de la obesidad. Sin embargo, **el escenario se construye en el vientre, diseñado por las grasas buenas y malas en la dieta de la mamá; así que, sin importar qué clase de dieta sigas ahora, tus meses literalmente formativos dificultan o facilitan que puedas mantener un peso corporal sano durante la edad adulta.**

Aun así, recuerda que no necesitas preocuparte tanto por consumir omega-6 en exceso de alimentos enteros, sin procesar, como nueces y semillas, donde estos ácidos grasos tan frágiles están acompañados de antioxidantes y otros fitonutrientes que los protegen del daño por rancidez y oxidación. La clase de omega-6 que quieres evitar se encuentra en aceites líquidos y alimentos procesados: aceites de soya, maíz, cártamo, semilla de algodón y girasol.

Lee las etiquetas en el supermercado y encontrarás estos aceites en casi todo, pero algunos de los peores productos son aderezos para ensalada, mayonesa, margarina, imitación de mantequilla a base de aceites vegetales, decoración de pasteles, galletas saladas y dulces, pasteles (de hecho, casi todos los productos horneados), mantequilla de cacahuate, comidas congeladas, etcétera.

El omega-3 marino y la pérdida de peso

Si alguna vez has tenido que luchar para perder peso, entonces sabes que no es tan fácil hacerlo, como aseguran los expertos. Muchas personas siguen diligentemente la recomendación constante de "come menos y muévete más", sin ningún resultado. Eliminan sin misericordia todas las moléculas visibles de grasa en sus alimentos y pasan horas en la caminadora o en la elíptica para constatar muy pocos cambios o ninguno en su peso y su figura. Decir que es "frustrante" se queda corto.

Las personas que enfrentan una batalla campal para perder peso necesitan toda la ayuda que puedan tener. **Si consideramos el papel de las grasas omega-3 para mejorar la sensibilidad a la insulina y reducir la inflamación, no debería sorprendernos que estas magníficas moléculas puedan ser un as bajo la manga en la pérdida de peso.** Muchos estudios en animales han encontrado un mayor aumento de masa magra (músculo, hueso, tejido conectivo), menos aumento de grasa corporal y grasa intraabdominal, más sensibilidad a la insulina y un índice metabólico mayor con dietas altas en aceite de pescado, comparadas con otra clase de grasas (como aceites vegetales, aceite de oliva, manteca y sebo de res).[35-37] Estos resultados se produjeron a pesar de que cada grasa proveía la misma cantidad de calorías; cuando se trata de la pérdida de peso, la clase de grasa que comes es tan importante, o quizá *más* importante, que la cantidad total. Aun cuando se añadían como calorías *extra* en una dieta ya de por sí alta en grasa saturada y grasas omega-6, los aceites de pescado omega-3 ayudaron a reducir el crecimiento de células adiposas y el depósito de la peligrosa grasa visceral.[38]

En un estudio que siguió a mujeres obesas con una dieta muy baja en calorías, las que tomaron suplementos de aceite de pescado experimentaron una pérdida de peso mayor y grandes reducciones en el índice de masa corporal y en la circunferencia de la cadera, comparadas con quienes siguieron la misma dieta, pero sin aceite de pescado.[39] **El omega-3 parece *estimular la capacidad de tu cuerpo de quemar eficientemente la grasa*. No sólo funciona mejor el metabolismo en general, sino la quema de *grasas* específicamente.**

Recuerda que si quieres perder grasa corporal, lo que debes quemar es eso: *grasa*. No sirve quemar más carbohidratos. Los autores del estudio concluyeron: "Los resultados sugieren que el EPA y el DHA estimulan la pérdida de peso en mujeres obesas tratadas con una dieta muy baja en calorías. El DHA, más que el EPA, parece ser el componente activo".[40] La parte relevante que podemos aplicar en el mundo real es añadir EPA y DHA a dietas bajas en calorías para ayudar a la gente a perder más grasa, en lugar de sólo hacer dietas. Entre los compuestos específicos responsables de este efecto el DHA es el más poderoso.

¿Y si ya estás sano? ¿Las grasas omega-3 todavía pueden ayudarte a mantener un peso corporal sano? *Incluso sin hacer cambios en tu dieta o en tus hábitos de ejercicio*, consumir más omega-3 marino *todavía* puede tener un efecto beneficioso en la composición de tu cuerpo. Y mientras que las grasas omega-3 ofrecen beneficios, las omega-6 tienen efectos *adversos*.

Cuando se trata de mejorar tu salud, perder *peso* no es tan importante como perder *grasa*. Así que es mejor medir el porcentaje de grasa corporal y no medir el peso en la báscula. ¡También en esto ganan los aceites marinos! De nueva cuenta, los cambios absolutos fueron pequeños, pero en un estudio los sujetos que tomaron aceite de pescado perdieron grasa corporal, mientras que los sujetos que tomaron aceite de cártamo *generaron* más. El índice metabólico en reposo (la cantidad de energía o de calorías que quema tu cuerpo aun cuando estés acostado sin hacer nada) subió en el grupo con aceite de pescado, pero disminuyó en el grupo con aceite de cártamo. El aceite de pescado que se añade a las dietas para perder peso ha demostrado que se pueden producir reducciones mayores de peso y circunferencia de cintura, que la misma dieta sin aceite de pescado.[41]

El EPA y el DHA incrementan la quema de grasa y merman la acumulación de grasa, un éxito rotundo para cualquiera que intente perder esa necia grasa corporal.[42] Para reducir la grasa corporal, ya sea en tu cadera y en tus muslos, o dentro y alrededor de tus órganos internos, prepárate una dosis de grasa: menos omega-6 y más omega-3.

DHA: el "marcapasos" de tu metabolismo

Uno de los puntos clave para mantener un peso saludable es tener un índice metabólico alto. Después de todo, casi todos los ejercicios no se comparan con la energía que tu cuerpo gasta sólo para mantenerte vivo. Si pudieras encontrar la manera de ajustar este "termostato" interno, quemarías más calorías todo el día, incluso cuando *no* haces ejercicio. No es fácil lograrlo, pero una forma efectiva de hacerlo es elevar la concentración de DHA en tu cuerpo.

Las grasas omega-3 de cadena larga, particularmente el DHA, son los determinantes principales del índice metabólico basal (la temperatura a la que se encuentra el termostato de tu cuerpo).[43] Hace varios años, los biólogos propusieron que las membranas celulares actuaban como marcapasos del índice metabólico. Observaron que los mamíferos y las aves de sangre caliente tienen índices metabólicos basales, más altos que los de reptiles, anfibios y pescados de tamaño similar, pero de sangre fría. Descubrieron que lo anterior se debe a una mayor cantidad de grasas poliinsaturadas en las membranas celulares: los mamíferos pequeños tienen más grasa poliinsaturada en sus membranas celulares, comparados con los animales de sangre fría.

También descubrieron que el grado de insaturación de las grasas en las membranas celulares de los mamíferos se relaciona con el índice de masa corporal (es decir, comparado con mamíferos pequeños, los mamíferos grandes tienen menos omega-3 en sus membranas celulares). El DHA en particular actúa como un energizante celular: las concentraciones más elevadas de DHA se encuentran en las membranas celulares de órganos y tejidos que involucran una actividad veloz o continua, como las alas de los colibríes y los corazones, los cerebros y los espermatozoides (que tienen que nadar lejos y rápido para sobrevivir) de numerosos animales.[44]

Con esto en mente, incrementar el contenido de grasa insaturada de tus membranas celulares —particularmente con omega-3— estimula la actividad metabólica de las proteínas adheridas a esas membranas, lo que contribuye, al menos, a 50% del índice metabólico basal en general. Quizá esto explique por qué los estudios demuestran que los suplementos de omega-3 estimulan el índice metabólico basal. Imagínalo: aumentar la cantidad de energía que usa tu cuerpo, *incluso mientras te relajas*, sólo consumiendo una cantidad saludable de omega-3. ¡No bromeábamos al decir que las membranas celulares son importantes!

Las proteínas adheridas a las membranas se ven afectadas por el grado de insaturación de las grasas en la membrana celular. Son menos activas cuando las membranas contienen grandes cantidades de grasas saturadas y monoinsaturadas, así como colesterol. Todos estos elementos son necesarios para el funcionamiento saludable de las membranas celulares; las cosas no sólo salen mal y la función celular —incluyendo la quema de grasa— se ve comprometida cuando se encuentran en las proporciones incorrectas. Si tienes un gato o un perro tal vez haces todo lo posible por proporcionarle un alimento de alta calidad para asegurarte de que esté sano. Haz lo mismo por tus membranas celulares: aliméntalas con suficiente omega-3. Con el incremento que provocará en el índice metabólico, tu cintura te lo agradecerá.

El omega-3 marino y los músculos: más músculo, más quema de grasa

Otra buena manera de aumentar tu índice metabólico basal consiste en incrementar la cantidad de masa muscular que tengas. El tejido muscular es "metabólicamente caro". Requiere energía sólo para *existir*, ya no digamos para ejercitarse, cuando necesita mucha más energía. Y si lees "requiere energía", piensa que *quema grasa*. ¿Existe un papel para las grasas omega-3 en este incremento de masa muscular? ¡Sí! Cuando las membranas celulares contienen cantidades más elevadas de omega-3 de cadena larga, aumenta el índice metabólico en reposo de tu cuerpo, así como la síntesis de proteínas... Y si quieres desarrollar músculos, tienes que sintetizar proteínas.[45]

Hay una gran cantidad de proteínas en tus membranas celulares para ayudar a transportar los nutrientes (incluyendo el sodio, el calcio, la glucosa y los aminoácidos, por nombrar algunos) dentro y fuera de la célula.

Tener más omega-3 en tus membranas celulares hace que estos procesos se lleven a cabo mejor y más rápido,[46] ya que tener la cantidad correcta de omega-3 en tus membranas celulares les da la forma adecuada. Y si tus membranas celulares *no* tienen la forma correcta, entonces las proteínas adheridas quizá tampoco tengan la forma ni la orientación adecuadas. Y cuando una proteína está en esas condiciones, no funciona como debería hacerlo.

El envejecimiento: mantener la masa muscular

La pérdida natural de masa muscular que ocurre durante el proceso normal de envejecimiento —llamado *sarcopenia*— es un problema de salud significativo. Reduce la fuerza y la movilidad, incrementa el riesgo de caídas, reduce la calidad de vida en general e incluso puede provocar una muerte prematura.[47] En personas de mediana edad la masa muscular disminuye en un índice de aproximadamente 0.5 a 1% al año, con la pérdida correspondiente de *función* muscular de 2 o 3% en el mismo periodo.[48] Tal vez esto no parezca mucho, pero piénsalo: cuando tengas 60 años, podrías ser *30% más débil* de lo que eras a los 50. Eso podría tener serias implicaciones en tu capacidad de llevar una vida independiente. Olvídate de hacer lagartijas o levantar pesas: ¿todavía podrías cargar las bolsas del supermercado o subir las escaleras? A menos de que seas un fisicoculturista profesional, desarrollar y conservar el tejido muscular no tiene nada que ver con la vanidad. Más bien, tiene que ver todo con mantener tu salud y tu movilidad a largo plazo.

La sarcopenia se atribuye principalmente a algo llamado "resistencia anabólica". El *anabolismo* es la palabra técnica para "construir". (Piensa en la testosterona: es una hormona *anabólica* porque contribuye al desarrollo de la masa muscular.) La *resistencia* anabólica se produce cuando el cuerpo tiene una respuesta menor a los factores que normalmente provocarían el anabolismo, como la insulina, los aminoácidos y la testosterona. Conforme envejeces, tu cuerpo ya no responde tan bien a estos factores como cuando eras joven. Tiene mucho que ver con los cambios hormonales que se producen durante el envejecimiento, pero las grasas también influyen. Los suplementos de omega-3 han demostrado que pueden incrementar la respuesta anabólica a los aminoácidos y a la insulina, lo cual puede ayudar a mantener a raya esa fragilidad mientras envejecemos.

Los animales que recibieron un suplemento de omega-3 tuvieron un incremento en la síntesis de proteínas en todo el cuerpo, así como en la activación de las proteínas anabólicas de señalización de los músculos, cuando se les administraron insulina y aminoácidos.[49] La frase "síntesis de proteína en todo el cuerpo" es la clave. Probablemente piensas en los músculos cuando escuchas la palabra "proteína". Y es cierto que los músculos están formados por proteínas, pero también los huesos, el cabello, la piel, las uñas, las articulaciones, los tendones y los ligamentos. ¡Y ésta es una lista muy resumida!

Los anticuerpos y los glóbulos blancos que utiliza el sistema inmunológico para luchar contra las infecciones también están formados por proteínas. Y quizá ésa es la razón de que las personas mayores, con su síntesis proteínica reducida, tengan un riesgo mayor de contraer resfriados, gripas y otras enfermedades infecciosas. El omega-3 cuenta con una larga historia en la prevención de la pérdida de masa muscular y en la estimulación del crecimiento y la fuerza muscular en una gran variedad de escenarios clínicos, pruebas de cáncer, quemaduras, artritis reumatoide y otros.[50-54]

El omega-3 también ayuda a conservar el tejido muscular de dos maneras: incrementa el desarrollo de la musculatura mientras reduce la descomposición de los músculos.[55] A diferencia de las grasas omega-6, que inducen la inflamación e ordenan al cuerpo que guarde grasa —incluyendo la clase peligrosa en el hígado—, el omega-3 reduce la acumulación en el hígado, así como en los músculos.[56-58] Prevenir que la grasa se acumule en los músculos puede ser una de las mejores formas como el omega-3 reduce la pérdida de fuerza muscular con el envejecimiento.

Otros mecanismos incluyen un incremento de la biogénesis, el contenido y el funcionamiento de las mitocondrias.[59] En el capítulo 6 dijimos que las mitocondrias son las generadoras de energía en la forma de ATP dentro de tus células. Son los lugares donde se convierten en energía las moléculas de los alimentos que comes. Y puesto que tus músculos necesitan energía para tener fuerza y poder, están repletos de mitocondrias. Una sola célula muscular puede contener miles. Se podría decir que, en lo referente al envejecimiento, eres tan viejo como tus mitocondrias.

Claramente, entonces, para envejecer con elegancia y con tu capacidad mental intacta, sería bueno apoyar una función mitocondrial sana. Las grasas omega-3 adecuadas hacen justamente eso. El omega-3 estimula la biogénesis mitocondrial (la creación de nuevas mitocondrias) y sustenta el funcionamiento mitocondrial sano. Un estudio descubrió que suplementar con dos gramos de aceite de pescado al día incrementa los efectos del entrenamiento de fuerza en mujeres mayores, después de sólo tres meses, mejorando la fuerza muscular y la capacidad funcional.[60]

Los autores sugieren que el omega-3 puede producir una contracción muscular más rápida, al mejorar el funcionamiento de la membrana celular y ejecutar una transmisión más veloz de los impulsos nerviosos, esta última alimentada por las mitocondrias. Nunca es demasiado tarde para desarrollar músculos y nadie es demasiado viejo ni demasiado "mayor" como para empezar un programa de entrenamiento de fuerza. Encuentra un entrenador calificado con quien trabajar, empieza a levantar pesas… y toma aceite de pescado o kril.

El omega-3 marino puede mejorar tu nivel de energía, reducir tu fatiga e incrementar tu condición física

Los beneficios del omega-3 no se detienen en la conservación de la masa muscular y el apoyo del crecimiento de nuevo tejido muscular. El omega-3 también influye beneficiosamente en lo que sucede cuando *usas* esos músculos. Se ha descubierto que el EPA y el DHA mejoran la eficiencia del oxígeno en los seres humanos durante el ejercicio. En un estudio con 16 ciclistas entrenados, cuando se comparó con el aceite de oliva, una dosis diaria de 3.2 gramos de omega-3 durante ocho semanas propició un ritmo cardiaco más bajo y menor consumo de oxígeno en el cuerpo durante el ejercicio.[61] Mientras menos oxígeno consuma durante el ejercicio, más eficiente será el cuerpo de un atleta, así que es algo bueno.

Lo mismo sucede con el ritmo cardiaco: en personas sanas, mientras menor sea el ritmo cardiaco durante un periodo de extenuación, más fuerte será el músculo cardiaco, así que podrá bombear sangre con más potencia en cada contracción y, por ende, necesitará menos contracciones para realizar su labor. Ten en mente, no obstante, que esto aplica para personas *sanas*. Las personas mayores, o quienes padezcan una función cardiovascular comprometida, pueden tener un ritmo cardiaco más bajo porque su músculo cardiaco está debilitado. Los autores concluyeron: "Este estudio indica que el aceite de pescado puede actuar dentro de los músculos cardiaco y esquelético sanos para reducir tanto la demanda de oxígeno del cuerpo como de las mitocondrias durante el ejercicio, sin que haya una disminución del desempeño".

La última línea es fundamental: "sin disminución del desempeño" implica que fueron capaces de generar la misma cantidad de energía y velocidad, al mismo tiempo que consumen menos oxígeno y presentan un ritmo cardiaco más bajo. En otras palabras, su cuerpo se volvió más eficiente. Piensa en ello como subirte a un automóvil con un motor desgastado y cambiarlo por el motor turbo de un Porsche V8. El motor común hace el trabajo, pero el mejorado tiene un kilometraje superior, corre sin problemas y provee una mejor experiencia de manejo.

El cuerpo de estos atletas no sólo es más eficiente con un suplemento de aceite marino, sino que su valoración de la extenuación *percibida* en todo su cuerpo, específicamente en su pecho, mejoró de manera significativa. Lo que significa lo anterior es que mientras hacían ejercicio sentían que se cansaban menos, aun cuando el entrenamiento era el mismo. Un índice de extenuación menor puede ayudar a que los atletas entrenados y los principiantes por igual entrenen durante más tiempo y más duro antes de sentirse fatigados, lo que potencialmente puede propiciar mejores resultados, como velocidad, fuerza o resistencia mejores.

El cuadro 7.1 es un resumen de los efectos beneficiosos que puede tener el omega-3 marino en el desempeño atlético.

CUADRO 7.1. *Los beneficios del omega-3 marino de cadena larga para la pérdida de peso y el desarrollo muscular*

Disminuye	Incrementa
• La síntesis de grasa y la grasa corporal. • El hambre (menos consumo calórico y más saciedad después de las comidas). • Pérdida muscular. • Fatiga inducida por el ejercicio. • Tejidos adiposos inflamados. • Niveles de cortisol (menos aumento de peso inducido por estrés). • Acumulación de grasa ectópica (acumulación de grasa intramuscular y grasa visceral, especialmente en tu hígado).	• Quema de grasa (en descanso, durante el ejercicio y después de una carga de azúcar). • Masa magra. • Desarrollo y fuerza muscular. • Índice metabólico en descanso y durante el ejercicio. • La capacidad y el desempeño en el ejercicio. • La biogénesis y el funcionamiento mitocondrial.

La mayoría de los adultos consume al menos dos gramos de EPA y DHA combinados al día para proveer suficiente omega-3 y tener **membranas celulares sanas, apoyar la quema de grasa y prevenir la pérdida de masa muscular**. Para efectos máximos en el desarrollo de la fuerza y la masa muscular, los adultos mayores pueden necesitar cantidades más grandes: alrededor de tres o cuatro gramos al día.

Resumen

- La grasa subcutánea (la grasa justo debajo de nuestra piel, la que todos queremos evitar) es mucho menos peligrosa que la grasa visceral, la que se acumula alrededor de tus órganos.
- Esta clase de grasa reservada frecuentemente se inflama, así que envía señales incorrectas al cuerpo (por ejemplo, provocando que los vasos sanguíneos se constriñan) o no envía las señales correctas (por ejemplo, para indicar a las resolvinas y las protectinas que combatan la inflamación).
- Los aceites de semillas industrializadas (omega-6) tienden a provocar inflamación, mientras que el AGL, el ácido oleico y las grasas omega-3 la disminuyen.
- La capacidad de nuestro cuerpo para procesar estas grasas se determina en el útero; si recibimos altos niveles de aceites de semillas industrializadas sin tener niveles igualmente altos de DHA para combatirlos, tendremos problemas para mantener un peso corporal sano conforme crecemos y envejecemos.
- El omega-3, particularmente el DHA, le dirá a tu cuerpo que queme más grasa.
- La sarcopenia, el proceso de degeneración muscular, puede detenerse con suficiente consumo de omega-3, ya que ayuda a conservar el tejido muscular en dos frentes: incrementa el desarrollo muscular mientras reduce la descomposición muscular. También apoya el funcionamiento mitocondrial.

CAPÍTULO 8

Aceite de pescado y más: una guía para los suplementos y los aceites menos conocidos

A lo largo de este libro hemos subrayado que disminuir tu consumo de omega-6 y aumentar el de omega-3 —especialmente de EPA y el DHA— son pasos sencillos y altamente efectivos que puedes dar para mejorar múltiples aspectos de tu salud. Pero hay otras grasas importantes que no hemos comentado todavía, ya que definitivamente hay más grasas buenas además del aceite de pescado. Sin importar si estás sano y buscas seguir así, o si estás lidiando con una condición específica que pueda responder a un cambio en las grasas que consumes, obtener la mezcla correcta de grasas puede inclinar la balanza a tu favor. Algunas condiciones de salud pueden responder a clases específicas de grasas que no se encuentran usualmente en los alimentos que consumes la mayor parte del tiempo, así que te mostraremos cuáles son y cómo consumirlas.

Convertir grasas esenciales de omega-3 y omega-6

Para que los "progenitores" omega-3 y omega-6 se conviertan en grasas de cadena larga, necesitan moléculas de ayuda llamadas enzimas. Como puedes ver en la figura 8.1, delta-6 desaturasa (D6D) es la enzima necesaria para poner estas conversiones en movimiento. Es la primera ficha del dominó para tirar la siguiente y hace que todas las demás caigan también.

La insulina estimula la D6D —es decir, envía la señal a tu cuerpo para producir y utilizar esta enzima—; por lo tanto, los niveles altos de insulina reducen los niveles de AL, ya que el AL comienza el proceso de conversión. Por otra parte, los *bajos* niveles de insulina pueden *reducir* la actividad de la D6D, dejando que el AL se acumule, porque sin la ayuda de esta enzima el AL no puede empezar a recorrer la secuencia de la conversión. Sin una actividad suficiente de D6D, tu cuerpo no puede convertir los progenitores omega-6 y omega-3 en otros tipos de ácidos grasos que surgen de ellos, como el ácido gammalinolénico (AGL), el ácido dihomogammalinolénico (ADGL) y el ácido araquidónico (formados a partir del AL), o el EPA y el DHA (formados a partir del ALA).[1]

FIGURA 8.1. *Elongación de las grasas omega-3 y omega-6*[2]

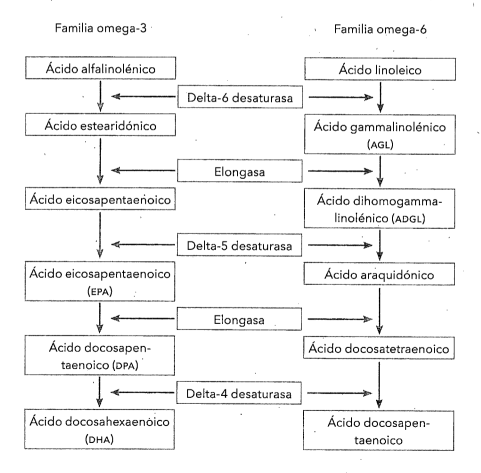

166

Conforme las grasas progenitoras omega-6 y omega-3 se mueven a través del proceso de conversión, necesitan diferentes enzimas, esto es, diferentes fichas de dominó. La delta-5 desaturasa (D5D) es la siguiente ficha. El estudio Maastricht sobre Diabetes y Arterosclerosis en la Cohorte Danesa (CoDAM) descubrió una actividad de D5D menor en los pacientes de diabetes tipo 2, comparado con los no diabéticos.[3] Otros estudios han descubierto que los niveles altos de insulina no sólo se correlacionan con una actividad menor de D5D, sino que lo hacen igualmente con una mayor actividad de D6D.[4-6] De esta manera, los niveles crónicamente elevados de insulina *aumentan* la actividad de la primera enzima en esta secuencia, mientras *disminuye* la actividad de la siguiente.[7] Esto crea una especie de bloqueo en el sistema.

Al mirar específicamente el lado omega-3 de esta secuencia, la actividad mayor de D6D reduce los niveles de ALA, ya que éste comienza a moverse a lo largo del proceso, pero con una actividad *menor* de D5D las grasas cruciales que vienen después —EPA y DHA— no se producen. Por este motivo, las personas con resistencia a la insulina son particularmente susceptibles de tener deficiencias de EPA y DHA. Aun si no eres diabético, deberías considerar que la resistencia a la insulina por lo general no está diagnosticada. El doctor Joseph Kraft, patólogo, diseñó una prueba sensible de resistencia a la insulina que sugiere que alrededor de 75% de la población adulta es resistente.

¿Cómo lo arreglas? La respuesta depende de qué situación aplica: demasiada insulina o muy poca. La diabetes tipo 1 tiene una actividad mermada de D6D y D5D, la cual se restaura a sus niveles normales con la terapia insulínica.[8] Pero los diabéticos tipo 2 y 75% de la población con resistencia insulínica probablemente se beneficiarían del EPA y el DHA. El cuadro 8.1 es un resumen de los efectos de la resistencia a la insulina en el metabolismo de omega-6 y omega-3.

La insulina no es la única hormona que afecta la actividad de estas enzimas convertidoras de grasa. El glucagón, la adrenalina, el cortisol y la aldosterona son algunas de las hormonas que influyen en estos procesos bioquímicos.[9] Las dietas muy bajas en sodio (sal) aumentan la adrenalina y la aldosterona, y estas hormonas *reducen* la actividad de D6D y D5D. Por ese motivo, las dietas bajas en sal incrementan la necesidad de EPA y DHA, por la actividad reducida de la enzima desaturasa. Otro problema hormonal extremadamente común hoy en día, uno que interfiere con la conversión de las grasas progenitoras omega-6 y omega-3 en sus derivados, es el hipotiroidismo. La hormona tiroidea es necesaria para la actividad correcta de la D6D y la D5D, así que las personas con niveles tiroideos subóptimos pueden beneficiarse si consumen más EPA y DHA o toman suplementos de alta calidad.[10]

CUADRO 8.1. *Los efectos de la hiperinsulinemia/resistencia insulínica en el metabolismo de omega-6 y omega-3*

Omega-3	Omega-6
La insulina estimula la D6D, provocando: • ALA bajo • Ácidos eicosatetraenoico y estearidónico altos	La insulina estimula la D6D, provocando: • AL bajo • AGL alto • ADGL alto
La resistencia a la insulina inhibe la D5D, provocando: • EPA bajo • DHA bajo	La resistencia a la insulina inhibe la D5D, provocando: • AA bajo

Recuerda que el AL y el ALA *compiten* por las enzimas de conversión y mientras más AL omega-6 haya en tu dieta, más desplazará al ALA omega-3, acaparando el uso de esas enzimas. Para darte algunas cifras, el consumo incremental de AL de 15 a 30 gramos al día disminuye la conversión de ALA en EPA y DHA hasta 40%.[11] Para traducirlo en algo significativo en la mesa, una sola porción generosa de aderezo para ensalada podría representar 15 gramos de ácido linoleico, ¡por sí sola! Altos niveles de insulina, bajos niveles de hormona tiroidea y consumo de grasas omega-6 y trans: no es de sorprender que millones de personas sufran los efectos de una deficiencia de omega-3.

Triglicéridos de cadena media

Los triglicéridos de cadena media (TCM) son grasas saturadas de seis a 12 carbonos de longitud,[12] con base en la cantidad de átomos de carbono de la molécula. Por ejemplo, el ácido butírico (que se encuentra en la mantequilla) tiene sólo cuatro átomos de carbono y se considera un ácido graso de cadena *corta*, y el ácido oleico (que se halla en el aceite de oliva y en la manteca) tiene 18 átomos de carbono y se considera un ácido graso de cadena *larga*. Las fuentes alimentarias de TCM que probablemente te parecen más familiares son el aceite de coco, el queso Roquefort y el aceite de palma (utilizado sobre todo en chocolates, dulces y otras golosinas).

Los TCM se consideran ideales para la pérdida de peso, en comparación con las grasas de cadena larga, porque no se metabolizan como otras grasas, las cuales pasan del intestino pequeño al sistema linfático y luego al torrente sanguíneo, donde pueden llegar a las células que las usarán como combustible de inmediato, o se quedarán en reserva dentro de las células adiposas como combustible para otro momento. Contrariamente a lo anterior, los TCM pasan de tu intestino delgado directamente a tu hígado, el cual los puede usar como combustible o convertirlos en cetonas, otra clase de combustible que las células pueden utilizar. A partir de esta diferencia, es menos probable que se guarden como grasa corporal las grasas que contienen TCM, que otras.

Además, la rápida conversión de TCM en combustible provoca una mayor saciedad y un menor consumo alimentario, por lo que los TCM han demostrado inducir menos la obesidad, en comparación con grasas saturadas de cadena larga.[13] Un metaanálisis de 13 estudios controlados al azar encontró que, en comparación con las grasas de cadena larga, los TCM reducen el peso corporal, la circunferencia de cintura, la circunferencia de cadera, el total de grasa corporal y, quizá lo más importante, la grasa visceral.[14] Si se puede decir que una grasa es buena para *perder* grasa, son los triglicéridos. Por eso el aceite de coco se ha vuelto tan popular recientemente. También puedes encontrar aceites de TCM puros como suplemento en las tiendas naturistas; a algunas personas les gusta agregar una cucharada o dos de aceite de coco o aceite de TCM a su café o té en la mañana para tener un estímulo energético además de la cafeína.

Las personas obesas suelen tener una deficiente quema de grasas saturadas de cadena larga. Es decir, no "queman" este tipo de grasa ni obtienen energía de ellas tan efectivamente como las personas delgadas. Sin embargo, no es lo mismo con los TCM.[15] Consumir TCM, al menos comparado con las grasas saturadas de cadena larga, propicia un mayor gasto energético a nivel celular después de las comidas, lo que significa "quemar más calorías" *incluso si no estás haciendo ejercicio*. Lo cual no significa que puedas quedarte sentado toda la vida y esperar verte bien simplemente comiendo más TCM, pero puede implicar que, cuando ya estés siguiendo una dieta sana y realizando suficiente actividad física, los TCM pueden ser una herramienta extra para ti, un pequeño as bajo la manga para quemar todavía más grasa.

Aceite de coco

El aceite de TCM no es apto para cocinar, pues contiene sobre todo ácidos caprílico y cáprico y ambos contienen puntos de humeo muy bajos. El aceite de coco, por otra parte, es muy bueno para cocinar porque casi 50% de su contenido de grasa es un TCM llamado ácido láurico, el cual tiene un alto punto de humeo, adecuado para freír y saltear.

Además de poseer un punto de humeo alto, otra característica favorable del aceite de coco, y de otros aceites altos en ácido láurico para cocinar, es que son bajos en grasas insaturadas frágiles e inestables, y por ende son menos propensos a la oxidación y a volverse rancios —volviéndose dañinos— cuando se calientan. Si ya estás siguiendo un plan para perder peso, pero todavía quieres disfrutar el sabor y la saciedad que ofrecen las grasas alimentarias, el aceite de coco es una buena opción para cocinar, comparado con las grasas saturadas en la mantequilla o en la manteca, contrariamente a las grasas en los aceites de soya y de maíz. Al compararlo con el aceite de soya, el aceite de coco ha demostrado promover la pérdida de grasa abdominal en los seres humanos.[16] En un pequeño estudio con 20 personas obesas, pero sanas en general, el aceite de coco virgen provocó una reducción de tres centímetros en la circunferencia de cintura durante una sola semana.[17] Parece que el aceite de coco comparte algunas propiedades antiobesogénicas de los TCM tradicional.

Índices de oxidación de las grasas

Consumir grasas con índices de oxidación más altos puede disminuir el aumento de peso, gracias a una menor reserva de grasa y al incremento de la quema de grasa como energía. El ácido láurico es una de las grasas con mayor índice de oxidación en los seres humanos, lo cual puede explicar por qué el aceite de coco parece ser una grasa tan buena para perder peso.[18, 19] Las grasas insaturadas y las grasas saturadas de cadena larga tienen índices de oxidación más bajos, aunque las grasas insaturadas de cadena larga son más fáciles de metabolizar y, por ende, se oxidan a un índice mucho mayor, comparadas con las grasas saturadas de cadena larga.[20] Dentro de la categoría de las grasas saturadas, el índice de oxidación disminuye cuando se *incrementa* la longitud de la cadena: mientras más larga sea la cadena de grasa saturada, *menor* será el índice de oxidación. En términos del índice: ácido caprílico (8 carbonos) > ácido láurico

(12 carbonos) > ácido mirístico (14 carbonos) > ácido palmítico (16 carbonos) > ácido esteárico (18 carbonos). Así, debido a sus índices de oxidación más altos, las grasas saturadas de cadena media pueden ser mejores para perder peso que las grasas de cadena más larga.[21, 22] Un estudio con animales demostró que los que recibieron TCM (con sus índices de oxidación altos) vía nutrición parenteral (alimentación intravenosa) tuvieron más gasto de energía diario y sólo un tercio del aumento de peso, contrariamente a los animales que recibieron grasas de cadena larga.[23]

¿Qué implica esto para ti en el mundo real, a la hora de comer? Bueno, si buscas perder grasa corporal y conservar tu salud, podrías quitarle la grasa a tu filete y usar un poco de aceite de coco en su lugar. Ten en mente, por supuesto, que la pérdida de grasa depende de muchos factores, además del índice de oxidación de una grasa. Obtener más grasa alimentaria en la forma de TCM, en lugar de grasa de res o de cerdo, es un "truco" para inclinar la balanza a tu favor.

Si tu meta es perder peso, las siguientes son opciones buenas, mejores y óptimas del consumo de grasa alimentaria, y también las que deberías evitar lo más posible. Para obtener mejores resultados en la pérdida de grasa, intenta incorporar alimentos de las columnas "mejores" y "óptimas":

A evitar	Buenas	Mejores	Óptimas
Grasas trans	AL de alimentos enteros (por ejemplo, nueces y semillas)	Omega-3 Fuentes marinas (EPA y DHA de productos del mar) Fuentes vegetales (ALA de nueces, semillas y carne y huevos de libre pastoreo)	Triglicéridos de cadena media
Aceites de semillas industrializadas (aceites de soya, maíz, semilla de algodón, cártamo)	Aceite de palma	Ácido oleico (aceite de oliva, nueces de macadamia, aguacate)	Aceite de coco

Ten en cuenta que esto aplica principalmente para personas que consumen una cantidad moderada/alta de carbohidratos. Quienes siguen dietas bajas en carbohidratos pueden obtener resultados distintos.

Algunos productos con aceite de TCM que encuentras en las tiendas son aceites purificados que sólo contienen grasas con ocho carbonos; pero otras versiones más baratas que no se convierten en cetonas tan fácilmente son mezclas de grasas con ocho y diez carbonos. Algunos fabricantes ahora producen aceites de TCM que contienen hasta 30% de ácido láurico (una grasa con 12 carbonos, predominante en el aceite de coco) porque esto eleva el punto de humeo, adaptándolos para el uso en la cocina, a diferencia del aceite normal de TCM. Los aceites de TCM formulados para contener ácido láurico suelen tener menos efectos secundarios desagradables que las personas que tienden a experimentar cuando consumen grandes cantidades de aceite de TCM normal, como molestias estomacales o diarrea.[24]

Otros usos del aceite de TCM incluyen añadir un poco a tu café o té como estímulo cetónico, o agregarlo a tus aderezos para ensalada caseros. Sólo no lo prepares exclusivamente con aceite de TCM; usa aceite de oliva extravirgen o aceite de aguacate como ingrediente principal y sustituye un poco con aceite de TCM. No hay necesidad de tomar un suplemento de aceite de TCM o aceite de coco, pero puedes usar este último y los aceites de TCM altos en ácido láurico para cocinar y hornear. También puedes utilizar aceite de coco para hidratar tu piel.

¿Qué quiere decir todo esto?

Evitar los carbohidratos refinados constituye una excelente estrategia para perder peso, pero para las personas que no pueden imaginar su vida sin pan, la *clase* de grasa que coman ayudará a compensar esa pequeña indulgencia. Y prestar atención a la clase de grasa es particularmente importante para quienes tienen diabetes tipo 2 o resistencia a la insulina. Para estas personas, consumir alimentos con más omega-3 (productos del mar y linaza), TCM (aceite de coco) y grasas monoinsaturadas (aguacates, nueces, aceite de oliva) puede facilitar la pérdida de grasa y mejorar la sensibilidad a la insulina, comparado con los alimentos que contienen grasas trans, aceites de semillas industrializadas y lácteos enteros (mantequilla, queso, crema, leche).

Las grasas monoinsaturadas, los TCM y las grasas omega-3 (sobre todo EPA y DHA) son la selección alimentaria de ensueño cuando se trata de perder grasa corporal, conservando la masa muscular y desarrollando todavía más músculo magro. Estas grasas envían mensajes a tu cuerpo para que libere el exceso de grasa, conserve la preciada musculatura y mantenga encendido tu metabolismo, ya sea que estés en medio de un entrenamiento o sólo relajándote.

Por otra parte, los aceites vegetales altos en omega-6 ponen en marcha la tormenta perfecta para generar grasa corporal y *conservarla*, sin importar cuánto ejercicio hagas para deshacerte de ella. Así que en lugar de ir por una hamburguesa con carne de res alimentada con granos, busca carne de animales de libre pastoreo y asegúrate de que los pescados salvajes tengan mucha más presencia en tu dieta. Las grasas omega-3 son vitales y definitivamente te puedes sentir bien al comerlas.

Suplementos: no dejes que te abrumen

Creemos que los alimentos enteros siempre son las mejores fuentes de nutrientes. Por eso, en el capítulo 9 te llevaremos de la mano por toda la variedad de grasas buenas que puedes elegir y las grasas malas que debes evitar. Pero también estamos conscientes de que no siempre es fácil consumir productos del mar saludables, libres de toxinas, en cantidades suficientes para tener una "dosis terapéutica" de EPA y DHA como para crear un efecto significativo en una condición específica, y quizá tu presupuesto no te permite llevar una dieta que consista exclusivamente de carnes de libre pastoreo, carnes de caza y otros alimentos ricos en DHA y EPA. Además, si has estado siguiendo una dieta occidental común durante casi toda tu vida, quizá primero debas salir del hoyo del omega-6, por así decirlo: consumir omega-3 extra para establecer un mejor equilibrio de grasas en tu cuerpo antes de disminuir paulatinamente tu dosis y lograr un mantenimiento cotidiano.

Con esto en mente, puede ser casi imposible que obtengas suficiente omega-3 sólo con tus alimentos. Aquí es donde tiene cabida la suplementación. Comprendemos que elegir entre la inmensa gama de cápsulas, botellas, polvos y pastillas en las tiendas puede ser abrumador, y nadie te culpa si te das por vencido y sales de ahí con las manos vacías. Si bien hemos escrito extensamente acerca de los cambios negativos provocados por la alimentación moderna, la cual ha creado un caos en tu salud, existen algunos aspectos de la tecnología alimentaria moderna que te pueden ser útiles. Los aceites marinos (de pescado, kril y algas) y otros suplementos de ácidos grasos están entre ellos.

Aceite de pescado

Ya que el aceite de pescado es la fuente más económica de suplementos de EPA y DHA, empezaremos con ellos. Es importante tener cuidado con los aceites de pescado comerciales que son muy baratos. Los aceites de pescado mal fabricados y conservados seguramente harán más daño que bien. Recuerda que estas grasas son altamente insaturadas, así que se oxidan con facilidad y es posible que algunas marcas de dudosa reputación no tengan las cantidades enteras de EPA y DHA que indican sus etiquetas.[25] Puesto que el calor y la luz son dos factores capaces de dañar estos frágiles aceites, es una buena idea guardar el aceite de pescado en el refrigerador, de preferencia en el congelador. (El aceite de pescado puro no se congelará.) Recomendamos tomar omega-3 con tu comida más abundante del día para minimizar la leve molestia gastrointestinal que pueda surgir, así como los "eructos de pescado" que experimentan algunos.

En cuanto a la dosis, la FDA considera que es seguro consumir tres gramos de EPA y DHA combinados al día. Deberías ser selectivo sobre el origen de tu aceite porque no todos los pescados son iguales. Algunos pueden tener niveles de mercurio y otros contaminantes lo suficientemente altos como para sobrepasar los beneficios que de otra manera obtendrías de un aceite de pescado derivado de ellos. El salmón tiene menos contaminantes que otros de su especie, pero los suplementos de aceite de pescado derivados de peces pequeños y de otras formas de vida acuática al final de la cadena alimenticia marina (como sardinas, anchoas y kril) son todavía más seguras.[26]

Pero en cuanto a los suplementos, lo bueno es que, sin importar el tipo de aceite de pescado que consumas, la producción de esta clase de aceite requiere un procesamiento y una purificación extensivos, incluyendo la destilación a una temperatura relativamente alta. Esta refinación elimina los metales pesados y también reduce una cantidad de contaminantes orgánicos resistentes.[27] Como resultado, preocuparte por metales pesados y otros contaminantes en los pescados y en otros productos del mar es una cuestión más importante cuando los compras para comerlos enteros que cuando compras los aceites purificados. Por otra parte, el proceso de purificación debe hacerse con cuidado para no dañar estos aceites tan frágiles, así que asegúrate de utilizar una fuente de renombre, que quizá no sea la más barata.

Aceite de pescado: ¿la fórmula importa?

En su estado natural, el EPA y el DHA están atados a los triglicéridos, pues así como nosotros guardamos la grasa con triglicéridos, también los pescados lo hacen. Los aceites de pescado de prescripción, por otro lado, suelen contener EPA y DHA atados a otra clase de moléculas llamadas éter etílico. Algunos productores fabrican aceites de pescado que restauran a su forma con triglicéridos, conocida como TAG reesterificado, o rTAG. Aunque ambas formas son efectivas para incrementar el índice de omega-3 (la cantidad de omega-3 en los glóbulos rojos), la forma rTAG funciona un poco mejor, así que busca aceites de pescados producidos por marcas que añaden este paso extra.[28-30]

Una advertencia sobre los aceites de omega-3 excesivamente refinados

Como leíste en los capítulos 2 y 3, el proceso de refinamiento industrial de los alimentos puede tener consecuencias imprevistas. En el caso de las grasas trans constituyó una catástrofe de salud a nivel mundial, con una magnitud de daño desconocida casi un siglo después. Cuando obtienes tus grasas marinas de manera natural (es decir, al comer pescado en lugar de suplementos), tu EPA y tu DHA vienen junto con otros ácidos grasos y nutrientes complejos, los cuales conllevan beneficios adicionales, incluyendo algunos que tal vez todavía no comprendemos. El refinamiento excesivo de los aceites de omega-3 puede alterar o destruir estos compuestos naturales en formas que no anticipamos, pero no queremos cometer dos veces el mismo error de sobreindustrialización. **Recomendamos elegir suplementos que hayan pasado sólo por un proceso mínimo y cuidadoso.**

Lineamientos para suplementar con aceite de pescado:

1. Guárdalo en el refrigerador o en el congelador.
2. Mantenlo lejos de la luz.
3. Consúmelo con una comida.
4. Evita consumirlo con alimentos ricos en hierro, ya que éste puede oxidar los ácidos grasos poliinsaturados del omega-3 en el ambiente ácido del estómago.
5. La dosis óptima de EPA y DHA juntos para la mayoría de las personas es de tres a cuatro gramos al día.

Aceite de kril

El kril, esos minúsculos crustáceos que parecen camarones, se encuentra en los océanos de todo el mundo. La especie más abundante de kril, *Euphasia superba*, se halla sólo en el frío océano del sur que rodea la Antártica. Conocido como kril antártico, es una especie única que se alimenta de microalgas, las cuales se encuentran en aglomeraciones tan grandes que se pueden ver desde el espacio.[31] El kril se localiza casi en el último eslabón de la cadena alimenticia, lo cual significa, junto con vivir en un ambiente muy limpio, que está virtualmente libre de muchos contaminantes dañinos que se encuentran en las especies marinas de mayor tamaño.

Comparado con otros suplementos de omega-3, el aceite de kril tiene el índice de absorción de EPA y DHA omega-3 más alto en tejidos.[32] El EPA y el DHA en el aceite de kril están atados a los fosfolípidos, un componente importante de las membranas celulares, los cuales se digieren de forma distinta —y mejor— en tu cuerpo que los aceites de pescado que se hallan en la forma de éter estérico o triglicérido. Investigaciones recientes han demostrado que la entrega de ácidos grasos como el DHA y el ácido araquidónico en el cerebro y los tejidos depende directamente de que los ácidos grasos se encuentren en su forma de fosfolípidos.[33-35]

Además de contener una forma eficiente tanto de EPA como de DHA, el kril contiene muchos otros nutrientes beneficiosos, incluyendo astaxantina, un poderoso antioxidante responsable del color rosado del kril, el salmón e incluso los flamencos. Comúnmente se conoce como el "rey de los antioxidantes", y con razón: los estudios sugieren que la astaxantina es un antioxidante 6 000 veces más potente que la vitamina C, 50 veces más fuerte que la vitamina E y 40 veces más potente que el betacaroteno.[36]

Además de la astaxantina, el aceite de kril también contiene una dosis fuerte de colina, en una proporción de 55 o 75 mg por gramo de aceite de kril. La colina es un nutriente esencial para una gama de funciones corporales esenciales. Al igual que el EPA y el DHA, la colina en el kril está ligada a los fosfolípidos, volviéndolos fosfatidilcolina, una forma de gran absorción que adopta este nutriente tan valioso y difícil de obtener. Los investigadores sugieren que la fosfatidilcolina puede estimular la salud hepática y prevenir la progresión de la esteatohepatitis no alcohólica (EHNA).[37] Aunado a ello, para que el cerebro absorba efectivamente los ácidos grasos omega-3 debe pasar a través de una molécula de transporte específica conocida como Mfsd2A.[38-40] Este proceso requiere que los ácidos grasos estén unidos a la lisofosfatidilcolina.

(Puedes obtener tu fosfatidilcolina como lecitina suplemental, derivada de la soya o el girasol, pero considera que en la lecitina las grasas son omega-6, en lugar de EPA o DHA de cadena larga, así que no obtendrías sus beneficios adicionales.)

Los fosfolípidos en el kril son estructuras frágiles, así que para mantener la integridad del preciado aceite de omega-3 debe extraerse con gentileza usando etanol natural, agua y un proceso de baja temperatura. Gracias a este proceso de extracción natural y suave, así como a la ausencia de muchos contaminantes dañinos encontrados en el océano, **el aceite de kril se acerca más a un alimento entero y limpio que a cualquier otro aceite de pescado procesado.**

Preocupaciones por la sustentabilidad del kril

¿Qué tan sustentable es la industria de la pesca de kril en el frágil entorno ártico? Ya que el kril es la fuente principal de alimento para las ballenas, muchas personas están preocupadas por el impacto que tenga la pesca de kril en la vida de esos cetáceos. El ecosistema marino es muy delicado, así que ésta es una preocupación legítima que los productores responsables de aceite de kril han hecho grandes esfuerzos por respetar. En 1982, como parte del Sistema del Tratado Antártico, se estableció la Convención para la Conservación de los Recursos Marinos Vivos de Antártica (CCAMLR, Convention on the Conservation of Antarctic Marine Living Resources), en gran medida por la preocupación de la pesca de kril en la región.

La CCAMLR regula a los pescadores de kril y ayuda a prevenir cualquier impacto adverso en el frágil ecosistema del Antártico. Algunos pescadores de kril incluso llevaron su esfuerzo de sustentabilidad mucho más allá, certificándose bajo el prestigiado Consejo de Administración Marina (MSC, Marine Stewardship Council), una organización dedicada a la conservación de los océanos en el planeta. La página web de MSC, declara: "La mejor ciencia disponible por parte de la CCAMLR sugiere que la pesca de kril se produce en un nivel tan bajo que los pingüinos y los mamíferos marinos, los cuales también consumen kril en grandes cantidades, no se ven afectados negativamente por la actividad de pesca".[41]

En lo que respecta a los beneficios de salud, el aceite de kril tiene más ventajas que los demás aceites de omega-3. Por ejemplo, el aceite de kril le gana al aceite de pescado en máxima eficacia, pues mejora el conteo de lípidos en la sangre y reduce la inflamación y el estrés oxidativo. De acuerdo con un estudio, el EPA y el DHA del aceite de kril podrían alcanzar beneficios similares a los del aceite de pescado con sólo 60% de la dosis,[42] lo que quiere decir que puedes tomar una dosis menor, pero disfrutar los mismos beneficios, ya que tu cuerpo asimila e incorpora el aceite de kril más eficientemente que el aceite de pescado.

Si se trata específicamente de llegar a tu cerebro, la biodisponibilidad del omega-3 en el aceite de kril puede ser dos veces mayor que la del aceite de pescado tradicional,[43] aunque éste puede producir mayores niveles generales de DHA que el aceite de kril, lo cual podría ser beneficioso en ciertas situaciones, como para las personas que buscan bajar su presión arterial.[44] El aceite de kril es particularmente útil para las personas con artritis, una condición inflamatoria de las articulaciones; ya sabes que el omega-3 tienen efectos antiinflamatorios potentes. Piensa en el omega-3 como un lubricante para las articulaciones rígidas, inflamadas y dolorosas, que hace que funcionen con más soltura. Un estudio de doble ciego controlado con placebos mostró que entre las personas con enfermedad cardiovascular y artritis reumatoide o osteoartritis, quienes también tenían niveles elevados del marcador inflamatorio proteína C-reactiva, 300 mg de aceite de kril al día durante tres semanas reducía sus niveles de este marcador hasta en 32%, y se *incrementó* hasta 32% en el grupo placebo. El grupo que consumió aceite de kril también tuvo una reducción significativa de dolor, rigidez y discapacidad.[45]

¿Qué hay del Síndrome Premenstrual (SPM)? En un estudio de doble ciego al azar que analizó a 70 pacientes con SPM, en el que la mitad tomaba aceite de pescado, y la otra mitad aceite de kril, quienes estaban en el grupo de aceite de kril mostraron mejoras significativas en la dismenorrea (periodos dolorosos), así como en los síntomas emocionales asociados con el SPM. Las mujeres que tomaron aceite de kril necesitaron menos medicamentos para el dolor que las del grupo con aceite de pescado. Otro estudio reforzó que el aceite de kril es más efectivo que el aceite de pescado para mejorar los síntomas emocionales del SPM y también la sensibilidad de senos y el dolor de articulaciones. Los autores del estudio observaron que estos beneficios se debieron probablemente a que el omega-3 contrarrestaba, o por lo menos disminuía, la inflamación provocada por los compuestos inflamatorios derivados de grasas omega-6.[46] Así que, si eres una mujer en edad reproductiva y tienes periodos difíciles y dolorosos, suplementar con omega-3 (particularmente aceite de kril) puede ayudar, pero también asegúrate de reducir el omega-6 de tu dieta.

Como dosis de mantenimiento —si ya estás sano y quieres permanecer así— recomendamos 500 mg diarios de aceite de kril. Como dosis terapéutica —si estás atendiendo una condición que pueda responder a un incremento en el consumo de omega-3— recomendamos de uno a tres gramos.

Ácido gammalinolénico (AGL)

Hemos dedicado una parte significativa de este libro advirtiéndote sobre los peligros de consumir demasiado omega-6, el cual generalmente se encuentra en la forma de aceites de semillas industrializadas que se utilizan en los alimentos procesados y en los aceites para cocinar. Pero también mencionamos que el ácido linoleico, el omega-6 progenitor, de hecho es un ácido graso "esencial". Sí necesitas *un poco*. Lo más importante: necesitas el proceso de conversión que transforma el ácido linoleico en sus subproductos para funcionar óptimamente. Tu cuerpo no gasta su preciada energía haciendo algo sin ningún motivo. Si hace el esfuerzo de convertir el ácido linoleico en otras cosas, entonces definitivamente necesitas esas otras cosas también. Incluso las moléculas proinflamatorias que surgen de la secuencia de omega-6 son necesarias; sólo son un problema cuando las consumes en exceso.

Uno de los compuestos producidos en la conversión de la secuencia de omega-6 es el ácido gammalinolénico (AGL), el cual se convierte en otra clase de grasa, llamada ADGL (ácido dihomogammalinolénico). Tanto el AGL como el ADGL se localizan principalmente en tus membranas celulares, en lugar de estar disponibles libremente en tu cuerpo. Recuerda lo que comentamos sobre las membranas celulares: si no funcionan bien, *tú* no funcionas bien. En forma de suplemento, el AGL se encuentra en el aceite de borraja (20 a 27% de AGL), en el aceite de semilla de grosella negra (15 a % de AGL), en el aceite de onagra (7 a 14% de AGL) y en el aceite de semilla de cáñamo (1.7%de AGL). Si la delta-6 desaturasa (D6D), la primera enzima en la secuencia de conversión, no funciona de manera adecuada, quizá necesites obtener AGL directamente de alguno de estos suplementos porque tu cuerpo no produce mucho. ¿Qué interfiere con la D6D? Entre los principales culpables se encuentran la edad avanzada, el abuso del alcohol, el hábito de fumar, la resistencia a la insulina, el consumo de grasas trans y aceites parcialmente hidrogenados, y la insuficiencia de zinc, magnesio y vitaminas C, E, B_6 o B_3.[47]

Como hemos afirmado, las grasas omega-3 suelen ser elementos constitutivos de los compuestos antiinflamatorios, mientras que las grasas omega-6 suelen ser elementos constitutivos de los compuestos proinflamatorios. Pero no siempre es así; *algunas* grasas omega-6 pueden producir señales antiinflamatorias beneficiosas, y el ADGL es una de ellas. Se cree que el ADGL ayuda a facilitar la dilatación de los vasos sanguíneos y protege contra la coagulación peligrosa, como esperarías que hiciera el omega-3.[48]

Otra evidencia del AGL como una grasa omega-6 *anti*inflamatoria surge de investigaciones en pacientes con artritis reumatoide (AR). Un estudio demostró que suplementar con AGL en la forma de aceite de borraja (1.4 gramos diarios durante seis meses) puede mejorar significativamente la sensibilidad, la inflamación y el dolor de las articulaciones, mientras que el aceite de semilla de algodón, un aceite alto en omega-6 que se utilizó como placebo, no mostró ningún beneficio.[49] Se encontraron beneficios similares en otro estudio con pacientes de AR a quienes dieron 2.8 gramos de AGL al día durante 12 meses, en el que 16 de los 21 pacientes mostraron una mejoría significativa,[50] y comparado con el aceite de soya, un suplemento diario de dos gramos de AGL tomado durante seis meses en la forma de aceite de semilla de grosella negra mejoró la sensibilidad de las articulaciones en 34 pacientes con AR.[51, 52]

El AGL puede ser particularmente bueno para la salud de la piel, por lo cual algunos productos cosméticos —sobre todo los que dicen restaurar el brillo y la luminosidad de tu piel— contienen aceites de borraja, onagra o semilla de grosella negra. Se ha visto que los pacientes con dermatitis atópica tienen una conversión reducida de ácido linoleico a AGL,[53] y el aceite de onagra ha beneficiado a pacientes con dermatitis atópica o eczema.[54] Los infantes, en especial los que no lactaron, pueden beneficiarse de un suplemento de AGL o de ADGL. La leche materna contiene estas grasas especiales, pero las fórmulas comerciales no. Y se considera que la actividad de la D6D es insuficiente durante esta etapa temprana en la vida, lo que privaría de estas grasas a los infantes que toman fórmula.[55] Los síntomas de deficiencia de AGL/ADGL incluyen piel seca y gruesa, erupciones dérmicas parecidas al eczema y trastornos de crecimiento.[56]

Se han detectado efectos antiinflamatorios del AGL en otros padecimientos. Suplementar con AGL más EPA ha tenido un beneficio en pacientes con asma leve a moderada, incrementando la confianza en medicamentos de rescate y mejorando la calidad subjetiva de la vida.[57] Se ha constatado que las mujeres con SPM tienen una mala conversión del ácido linoleico en AGL, y el aceite de onagra puede ayudarlas.[58] Este aceite también es beneficioso para pacientes con TDAH que tienen bajos niveles de zinc. Este estatus de deficiencia de zinc entorpece la conversión del ácido linoleico en AGL; los investigadores especulan que un suplemento de AGL puede compensar el bajo nivel de este metal.[59]

Padecimientos que pueden beneficiarse de un suplemento de AGL (con o sin EPA/DHA)

- Dermatitis atópica; eczema.
- Síndrome premenstrual (SPM).
- Enfermedades autoinmunes (especialmente artritis reumatoide).
- TDAH.
- Osteoporosis.[60].
- Síndrome de resequedad ocular.[61]

Aceite de argán

El aceite de argán se produce casi exclusivamente en el suroeste de Marruecos, donde crece el árbol de argán.[62] En ese país se ha utilizado durante siglos como aceite tópico y comestible. Los amazigh, nativos de los bosques de argán, tradicionalmente extraían el aceite de argán comestible de los huesos de la fruta de argán. Y se volvió un elemento básico de su dieta.[63] El aceite de argán es reconocido por mejorar padecimientos en la piel como acné, psoriasis, eczema, piel seca y arrugas, e incluso puede ayudar a prevenir la pérdida del cabello y humectarlo.[64] Por estas razones, al igual que los aceites de borraja, de onagra y de semilla de grosella negra, ricos en AGL, el aceite de argán se encuentra entre los ingredientes de cosméticos para la piel y el cuidado del cabello.

Hoy en día, el aceite de argán virgen comestible por lo general se extrae de los huesos ligeramente tostados, lo que puede desnaturalizar el aceite.[65, 66] El aceite se obtiene del hueso del fruto del árbol de argán, es de color cobrizo y tiene un sabor similar al de las avellanas. El aceite de argán virgen que se utiliza en productos de belleza proviene de los huesos sin tostar, es de color dorado y virtualmente carece de sabor. Sin embargo, es menos estable que el aceite de argán virgen comestible.

El aceite de argán es rico en tocoferoles, compuestos con actividad de vitamina E y propiedades antioxidantes. Se considera que el contenido de tocoferol contribuye a algunos de los beneficios para la salud del aceite de argán.[67] Hay algunas formas distintas de tocoferol. Muchos suplementos con vitamina E sólo contienen alfatocoferol, pero se cree que el gammatocoferol es uno de los mejores cazadores de radicales libres y este antioxidante potente suma 69% del total de tocoferoles en el aceite de argán.[68] El aceite de oliva también contiene tocoferoles (las mujeres han utilizado el aceite de oliva tópicamente para la piel y el cabello durante siglos), pero el aceite de argán tiene casi dos veces su concentración.

Se considera que el aceite de argán que se utiliza en productos cosméticos posee propiedades humectantes y reconstituyentes, así como efectos contra el envejecimiento, el acné y el sebo (aceite). Un estudio descubrió que aplicar una crema con aceite de argán y extractos de ajonjolí y palmito enano *(saw pametto)* dos veces al día durante cuatro semanas disminuye la producción de sebo y mejora la apariencia del cutis graso.[69] El estudio fue pequeño —incluyó sólo a 20 sujetos—, pero participaron hombres y mujeres y casi todos reportaron una mejora notable en la producción de sebo; así que no es exclusivo de las mujeres que quieren mejorar su rutina de belleza. Probablemente suena extraño aplicar aceite o un producto que contenga aceite, cuando nuestro rostro ya es grasoso. Pero hay una razón: quizá no se trate de que tu piel produzca grasa en exceso, sino que secreta demasiada por un desequilibrio de las grasas en tu piel. Si se corrige el desequilibrio, se corrige el problema.

El aceite de argán contiene menos de 0.5% de omega-3; sin embargo, aporta algunos de los beneficios cardiovasculares que se observan comúnmente con los suplementos de omega-3. En las ratas, el aceite de argán ha demostrado reducir el colesterol total, los triglicéridos y el LDL,[70] aunque todavía se discute si este último importa tanto para la salud cardiaca. En los seres humanos, el aceite de argán ha demostrado reducir los triglicéridos y elevar el HDL,[71] y este índice —menos triglicéridos y más HDL— es un indicador sólido de la salud cardiometabólica. Otros compuestos protectores en el aceite de argán ayudan a proteger las partículas LDL de la oxidación,[72] y como dijimos antes, las partículas LDL *per se* no son el enemigo número uno de la salud cardiaca; su forma *oxidada* es la que causa problemas.

Otros estudios corroboran un efecto beneficioso del aceite de argán en el estatus cardiovascular.[73] Pacientes de diabetes tipo 2 con un conteo anormal de lípidos que tomaron 25 mm de aceite de argán al día (un poco más de 1.5 cucharadas) durante sólo tres semanas redujeron sus triglicéridos, su colesterol total, su LDL y la oxidación del LDL, al mismo tiempo que incrementaron el HDL.[74] Un grupo de control que consumió mantequilla no experimentó ninguno de estos cambios. En lo que respecta a los marcadores de salud cardiovascular, el aceite de argán, tan poco conocido, al parecer sirve para todo, al grado de que los investigadores llegaron a afirmar que "se puede recomendar en el manejo nutricional de la diabetes tipo 2".[75] Si consideramos que los problemas cardiovasculares son la causa número uno de muerte en personas con diabetes tipo 2, no es cualquier cosa.

En personas con niveles poco saludables de colesterol, tomar 25 mm al día de aceite de argán virgen comestible en el desayuno durante tres semanas redujo la agregación plaquetaria y aumentó el HDL un impresionante 26%.[76] Similar al estudio mencionado arriba, estos beneficios no se lograron con la mantequilla. En estudios animales y humanos se ha decubierto que el aceite de argán inhibe la agregación plaquetaria y reduce el estrés oxidativo.[77, 78] Los estudios en ratas muestran que el aceite de argán tiene el potencial de mejorar la presión sanguínea, los niveles de glucosa en la sangre y la resistencia a la insulina,[79] y también mejora la función vascular, la presión sanguínea y los niveles de glucosa en ratas hipertensas o diabéticas.[80-82]

De nueva cuenta confirmamos que el aceite de argán imita los efectos del omega-3, aun cuando aquél es alto en omega-6. Ahora puedes confirmar por qué estamos tan molestos por los encabezados alarmistas sobre las grasas y los aceites. Las cosas rara vez son tan simples como las noticias quieren que creas.

La dosis terapéutica de aceite de argán que proponemos para ayudarte con la enfermedad cardiometabólica es una a dos cucharadas (15 a 30 mililitros) de aceite de argán virgen comestible, sin calentar, al día. Una dosis más adecuada para mantener una buena salud es de media a una cucharada al día (3 a 6 mm). Puedes usar aceite de argán en ensaladas o para cocinar, pero gracias a su alto contenido de omega-6 te recomendamos no utilizarlo en altas temperaturas.[83]

Recomendaciones saludables de suplementos de aceite

* Aceite de pescado o de alga: tres a cuatro gramos al día (EPA y DHA combinados) para mantener una buena salud; se puede precisar más para quienes padecen enfermedad inflamatoria o cardiometabólica.

- Aceite de kril: 500 mg diarios como dosis de mantenimiento; uno a tres gramos al día para quienes lidian con una condición que responda a un incremento de omega-3.
- Ácido alfalinolénico: 2.5 a cinco gramos al día para mantener una buena salud; cinco a diez gramos diarios de linaza o alimentos ricos en ALA para reducir la inflamación.
- AGL: 400 a 3 000 mg al día para tratar condiciones que puedan responder al AGL (sobre todo problemas dérmicos y SPM); no es necesaria la suplementación como mantenimiento.
- Aceite de argán: de media a una cucharada (3 a 6 mm) diarios para mantener una buena salud; de una a dos cucharadas (15 a 30 mm) diarias de aceite de argán virgen, sin calentar, para quienes tienen enfermedad cardiometabólica.

Resumen

- No se resume en que "el omega-3 es bueno y el omega-6 es malo". Tanto el ácido linoleico (AL) como el ácido alfalinolénico (ALA) se convierten en grasas altamente valiosas que reducen la inflamación.
- Los triglicéridos de cadena media (TCM), como el aceite de coco, son grasas saturadas de seis a 12 carbonos de largo. Son particularmente buenas para quemar grasa.
- Si bien recomendamos comer alimentos enteros tan seguido como sea posible, a veces es necesario tomar suplementos.
- Aceite de pescado. Asegúrate de que tu aceite de pescado no esté demasiado procesado y que contenga altos niveles de DHA y EPA.
- El aceite de kril es parecido al aceite de pescado, pero mejor: es menos probable que contenga mercurio u otros contaminantes, y te da omega-3 de cadena larga en una forma que tu cuerpo puede utilizar y absorber fácilmente.
- El AGL, un beneficio derivado del AL, puede reducir la inflamación y ha demostrado ayudar con la artritis reumatoide, el SPM, el TDAH y otras condiciones. Se encuentra en el aceite de borraja, en el aceite de onagra y en el aceite de semilla de grosella negra, y se pueden tomar como suplemento.
- El aceite de argán es particularmente bueno para la piel y para la salud cardiovascular, y se puede utilizar tópicamente o como suplemento. No deberías usarlo para cocinar.

CAPÍTULO 9

Qué comer:
los alimentos correctos
para las grasas correctas

La suplementación estratégica con grasas y aceites adecuados para ti puede ayudarte a restaurar y mantener un equilibrio sano de grasas en tu cuerpo, optimizando tus células y tus mitocondrias. Pero los suplementos son sólo eso, complementarios de una dieta nutritiva basada en alimentos enteros y sin procesar. En este capítulo comentaremos qué alimentos comer y qué alimentos evitar para ayudarte a encontrar un equilibrio sano de grasas. Como recordarás de otros capítulos, nosotros, junto con los Institutos Nacionales de Salud (NIH), recomendamos un consumo diario de 650 mg de EPA y DHA, 2.22 gramos de ALA y 4.44 gramos de AL para adultos.[1] Esto equivale a un índice de omega-6 a omega-3 de 2:1.

Fuentes marinas de grasa alimentaria

En los cuadros 9.1 y 9.2 presentamos el contenido de omega-3 de los productos marinos que consideramos que puedes encontrar en tu supermercado local, así como sus índices de omega-3/omega-6. Si vives en una zona donde hay una buena pescadería, o si a alguien en tu familia le gusta pescar, quizá tengas acceso a una gran variedad de pescados y mariscos.

CUADRO 9.1. *Fuentes alimentarias de omega-3 marino* [2, 3]

Fuente alimentaria	Omega-3 EPA/DHA (gramos por porción de 90 gramos
Hueva de salmón	2.70
Halibut	2.21
Arenque	1.7-1.8
Salmón (salvaje)	1.0-3.0
Sardinas	1.0-1.74
Trucha	1.0
Almejas	0.45-1.15
Jurel	0.35-1.80
Atún (fresco)	0.25-1.30

CUADRO 9.2. *Índice de omega-3 de cadena larga a omega-6 de una selección de productos del mar* [4]

Fuente alimentaria	Índice de omega-3 a omega-6
Sardinas	16.5
Halibut	14.0
Bacalao	13.4
Pejesapo	9.3
Jurel	8.4
Atún	5.8
Salmón (salvaje)	5.5

No arruines algo bueno

Aunque los animales y las plantas acuáticas han sido nuestras fuentes tradicionales de grasas omega-3 DHA/EPA, la presencia de contaminantes ambientales, como mercurio, plomo, dioxinas y otros tóxicos, constituye un problema importante si quieres alcanzar y conservar una salud óptima. Aún más, con las técnicas modernas de producción de alimentos, más pescados se crían en granjas acuáticas, donde se les alimenta con bolitas formadas con base en granos que por lo general contienen OGM y están rociadas con glifosato, en lugar de consumir su dieta natural de plantas marinas, pescados más pequeños y otro tipo de especies acuáticas. Cuando los peces consumen menos omega-3 natural, su grasa contiene menos omega-3, así que es mejor elegir pescado salvaje de aguas limpias cuando sea posible.

Como si eso no fuera suficiente, las bolitas de granos que se utilizan como alimento pueden contener antibióticos y es posible que se utilicen medicamentos y otros químicos tóxicos en productos del mar criados en granja por la acumulación de bacterias y materia fecal en los estanques desbordados de peces.[5] Es posible que también les agreguen hormonas de crecimiento a los camarones de granja; lo que no encontrarás en camarones orgánicos.[6] La organización sin fines de lucro Public Citizen escribió: "Si lo vemos como un todo, la presencia de antibióticos como cloranfenicol, de compuestos químicos tóxicos que incluyen contaminantes orgánicos persistentes (POP, *persistent organic pollutants*) y de pesticidas utilizados para criar especies acuáticas, exige que los consumidores pidan a los científicos y a las autoridades de sanidad que realicen más investigaciones sobre los riesgos de salud de los camarones de granja".[7]

Si leíste el excelente libro de Larry Olmstead, *Real Food/Fake Food*, te habrás dado cuenta de que los camarones son el alimento más consumido en Estados Unidos. Comen más kilogramos de camarones que de cualquier otro pescado. Hasta 90% de los camarones que se consumen en ese país se importan de otros países, pero parece que las agencias reguladoras inspeccionan menos de 2%. Aun así, en 2015 la FDA tuvo una cifra récord de importaciones rechazadas de camarones. Esto sucede cuando se analizan los camarones y se constata que contienen contaminantes inaceptables, como antibióticos prohibidos o niveles elevados de toxinas. Algunos antibióticos utilizados en camarones de granja no se permiten en la producción alimentaria de Estados Unidos porque se consideran carcinógenos. Olmsted recomienda no comer camarones en restaurantes a menos que estés absolutamente convencido de que se pescaron en el golfo de México.

El salmón, las sardinas, el jurel y otros pescados enlatados son formas convenientes y económicas de consumir más productos del mar, pero procura evitar que los pescados enlatados se conviertan en la fuente principal de omega-3 en tu dieta. Durante el proceso de enlatado muchas veces se involucran altas temperaturas, lo que puede oxidar las frágiles grasas. Ciñe tu consumo a alimentos enlatados orgánicos, y si quieres añadir mayonesa, que sea orgánica, hecha con aceite de aguacate y no aceite de soya, para minimizar la cantidad de omega-6. También es mejor evitar las sardinas en aceite de oliva y sólo consumirlas en agua, ya que el aceite que se utiliza en latas es de una calidad inferior.

Además, debes estar consciente acerca de cómo cocinas los pescados y los mariscos. Con todo lo que ya sabes sobre los peligros de los aceites vegetales y de semillas, definitivamente no querrás freír tus pescados en ellos. Hiérvelos o cuécelos al vapor o al horno, en lugar de freírlos para evitar la inclusión de omega-6 dañado y oxidado a tus comidas nutritivas. El pescado al horno está asociado con varios beneficios para la salud,[8] pero el pescado frito no. Es probable que eso se deba a los aceites utilizados comúnmente para freír.

Si te encanta el ceviche, el sushi o el sashimi, es lo mejor que puedes elegir. Las preparaciones en crudo de pescados salvajes, de fuentes limpias, es una de las mejores formas de obtener omega-3 marino, ya que puedes estar seguro de que las frágiles grasas no se dañaron. La hueva del pescado o del salmón probablemente tiene la densidad más alta de EPA/DHA sanos que puedas obtener, además de que está cargada de fosfatidilcolina.

Nueces y semillas enteras

Entre consumir nueces y semillas enteras, intactas, y consumir aceites de semillas industrializadas, hay un abismo de diferencia. Así como los aceites que se extraen de ellas, las nueces y las semillas son altas en omega-6, pero si las comes en su forma completa, están naturalmente llenas de antioxidantes que las protegen de la oxidación, sin mencionar que incluyen fibra, vitaminas y minerales que los aceites extraídos no tienen. Puesto que el calor es uno de los factores dañinos para las grasas omega-6 y omega-3, lo mejor que puedes hacer es consumir nueces y semillas crudas, si tu estómago las tolera.

En el cuadro 9.3 exponemos el desdoblamiento de grasas saturadas, monoinsaturadas y poliinsaturadas en las nueces y las semillas que más se consumen, junto con sus índices de omega-6 a omega-3. Si bien

algunas de ellas, como los cacahuates (no una nuez, sino una legumi-
nosa), las nueces de Brasil y las almendras parecen tener índices muy
altos de omega-6/omega-3, considera que la grasa poliinsaturada suma
menos de la mitad de su total de grasa y se acerca más bien a un tercio
o menos. Esas nueces tienen más grasa monoinsaturada que poliinsaturada, así que, incluso si sus índices de omega-6/omega-3 son muy altos,
la cantidad total de omega-6 que obtienes de ellas es menor que si consumes la misma cantidad de semillas de girasol o nueces pecanas, altas
en la cantidad total de omega-6, aunque sus índices sean más bajos.

CUADRO 9.3. *Composición de ácidos grasos de nueces y semillas comunes* [9]
(peso por porción de 30 gramos)

Nuez o semilla	GS	GM	GP	GP (porcentaje)	Omega-6 total	Omega-3 total	Índice omega-6/omega-3
Linaza	1.0	2.1	8.0	72	1.7	6.4	0.27
Chía	0.9	0.6	6.5	81	1.6	4.9	0.33
Nueces de Castilla	1.7	2.5	13.3	76	10.8	2.6	4.2
Macadamias	3.4	16.6	0.4	2	0.37	0.058	6.4
Pecanas	1.7	11.5	6.1	32	5.8	0.28	20.7
Pistaches	1.5	6.5	3.8	32	3.7	0.072	51.4
Ajonjolí	1.9	5.3	6.1	46	6.0	0.10	60.0
Avellanas	1.3	12.8	2.2	13	2.2	0.025	88.0
Pepitas	2.5	4.0	5.9	48	5.8	0.051	113.7
Piñones	1.4	5.3	9.6	59	9.5	0.032	297.0
Semillas de girasol	1.2	5.2	6.5	50	6.5	0.021	309.5
Nueces de Brasil	4.3	6.9	5.8	34	5.8	0.005	1 160.0
Almendras	1.0	8.6	3.4	26	3.4	0.002	1 700.0
Cacahuates	6.8	6.8	4.4	34	4.4	0.0008	5 500.0

Aceites comunes

¡Algunos aceites son mejores que otros! El cuadro 9.4 muestra los índices omega-6/omega-3 de los aceites comunes, pero por favor considera que la historia no termina ahí. El aceite de oliva y el aceite de coco, por ejemplo, poseen propiedades maravillosas para ti además de sólo su estatus 6:3, y el aceite de linaza es mejor que el aceite de canola, aun cuando este último tiene el mejor índice 6:3 de toda el cuadro, el cual ofrece una gama de aceites altos en ALA. El cuadro 9.5, en cambio, ofrece algunas buenas fuentes alimentarias de ALA.

CUADRO 9.4. *Índice omega-6/omega-3* de los aceites comunes*[10, 11]

Fuente alimentaria	Índice omega-6/omega-3
Semilla de uva	696
Ajonjolí	138
Cártamo	78
Girasol	68
Semilla de algodón	54
Maíz	46
Cacahuate	32
Oliva	13
Aguacate	13
Soya	7
Cáñamo	3
Chía	0.33
Linaza	0.27
Canola	0.2

*El índice omega-6:3 se refiere a AL/ALA.

CUADRO 9.5. *Buenas fuentes alimentarias de* ALA: *de la mejor a la peor*[12]

Fuente alimentaria	Gramos de ALA por cucharada (15 ml/12.35 gramos)
Nueces de Castilla	2.6
Linaza	2.4-2.8
Chía	2.1
Soya	1.6
Aceite de nuez de Castilla, avena (germen)	1.4
Aceite de canola	1.3
Aceite de soya	1.23
Algas	0.80
Trigo (germen)	0.70
Frijoles	0.60
Huevos	0.10-0.60
Almendras, verdolagas	0.40
Arroz (salvado)	0.20
Nueces negras	0.16
Aceite de oliva	0.10

Los beneficios de la linaza

Las grasas omega-3 marinas de cadena larga EPA y DHA son las más potentes para inducir sus conocidos efectos beneficiosos cardiometabólicos. Pero recuerda que el ácido alfalinolénico (ALA) omega-3 progenitor también tiene mucho que ofrecer. Consumir linaza ha reducido consistentemente la inflamación y la agregación plaquetaria (coagulación).[13-17] En personas con colesterol alto, el ALA ha demostrado que es factible disminuir la proteína C-reactiva, el marcador clave de la inflamación. Los investigadores atribuyen la reducción de la inflamación por consumir más ALA al incremento de EPA y DPA en la sangre por medio de la conversión. Ahora bien, como ya mencionamos, esa conversión no es muy efectiva en la mayoría de las personas, pero esto demuestra que, si suplementas con ALA, de todas maneras terminarás con un poco de DHA y EPA.[18]

En otro estudio, los sujetos obesos que recibieron 30 gramos de harina de linaza al día (una provisión de cinco gramos de ALA) durante dos semanas tuvieron una reducción significativa en la inflamación, comparados con quienes consumieron un placebo.[19] La harina de linaza ha mostrado que se pueden reducir los triglicéridos y mejorar el índice de colesterol total y HDL en pacientes con colesterol elevado.[20] La linaza presentó efectos beneficiosos en estudios clínicos en otros factores de riesgo asociados con enfermedad cardiovascular: mejora la sensibilidad a la insulina,[21] baja los niveles de triglicéridos[22] y reduce las partículas LDL pequeñas y densas.[23] También se ha demostrado que protege contra algunos afectos dañinos de consumir una gran cantidad de grasas trans.[24] No está mal por algo que puedes moler fresco y agregarlo a tu yogurt o a tu queso cottage, o añadirlo a un licuado.

Como sucede con el aceite de pescado, la linaza es poliinsaturada y, por ende, altamente susceptible a la oxidación. Es mejor comprar semillas de linaza enteras y molerlas frescas justo antes de su consumo. (La herramienta perfecta es un molino de café o un mortero.) Guarda tus semillas o lo que te haya sobrado de la harina lejos del calor y de la luz (el refrigerador es ideal). También puedes remojar las semillas de linaza durante la noche y agregarlas a tu licuado en la mañana. No recomendamos el uso de aceite de linaza, ya que es procesado y, por lo tanto, altamente susceptible de echarse a perder y sufrir daño oxidativo.

En caso de que tengas curiosidad, la linaza oscura tiene un poco más de ALA que la clara, pero la diferencia es realmente mínima, así que usa la que prefieras. Ambos tipos tienen un sabor agradable parecido a las nueces. La linaza es una fuente extremadamente rica de ALA, pero si no te gusta, puedes obtener tu dosis de huevos de gallinas cuyo alimento incluya linaza. Los huevos enriquecidos con ALA tienen cinco veces más que los convencionales.[25] Las nueces de Castilla también contienen ALA, pero son mucho más altas en omega-6 que en omega-3, así que no dejes que sean tu fuente principal de ALA.

Beneficios potenciales de la linaza:

* Disminuye la presión sanguínea.
* Reduce la inflamación.

- Disminuye la coagulación.
- Reduce la arterosclerosis.
- Disminuye el LDL pequeño y denso, los triglicéridos y el índice de colesterol total/HDL.

Dosis de ALA para reducir la inflamación:

- Entre 5 y 10 gramos de linaza o alimentos enriquecidos con ALA al día.

La diferencia de la alimentación de libre pastoreo

Como hemos sostenido a lo largo de este libro, los productos del mar no son la única fuente de EPA/DHA. Son las fuentes más concentradas, así que consumir pescados y mariscos es una forma conveniente de obtener una cantidad sustancial de estas grasas esenciales, pero si eres alérgico o sencillamente no te gusta el sabor, puedes obtener ALA, aunque muy poco EPA y DHA, de animales terrestres. La carne de ganado alimentado con granos contiene una pequeña cantidad de omega-3, pero la carne de animales alimentados con pastura te dará más (sobre todo ALA omega-3).

De acuerdo con investigadores que estudiaron las diferencias en la composición de la grasa de ganado alimentado con pastura y con granos, cuando se añaden granos a una dieta de pastura disminuye la concentración de omega-3 en la carne. No sólo eso, sino que la relación es lineal: mientras más granos consuma una res, menos omega-3 tendrá su carne.[26] Comparada con la carne de animales alimentados con granos, la carne de animales de libre pastoreo contiene de dos a 11 veces más ALA, entre dos y cinco veces más EPA, y aproximadamente el doble de DHA.

Aún más, la cantidad más elevada de omega-3 en animales de libre pastoreo se da sin un incremento significativo de omega-6, así que la carne de ganado de libre pastoreo tiene un índice de omega-6 a omega-3 más favorable.[27] En la carne de animales de libre pastoreo, el índice ideal de omega-6/omega-3 es 2:1. Comparado con la carne de animales alimentados con granos, ¡el índice puede ser hasta de 13:1!

La mayoría de los borregos, chivos y búfalos en Estados Unidos se crían con pastura, así que buscar específicamente carnes de libre pastoreo es más importante. Tu mejor apuesta para encontrar carne de libre pastoreo *hasta el final* es encontrar un granjero local cerca de ti que críe a sus animales con pastura, aunque cada vez estén más disponibles las carnes de libre pastoreo en los supermercados. La Asociación Americana de Libre Pastoreo es la mejor certificación que puedes encontrar para confirmar que cumple con estos estándares, así que busca su sello.

Ácido linoleico conjugado (ALC)

Además de un mayor contenido de omega-3, la carne de libre pastoreo provee otra ventaja distintiva frente a la carne de animales alimentados con granos en la forma de ciertas grasas especiales llamadas colectivamente ALC, o ácido linoleico conjugado, una grasa trans que, a diferencia de las grasas trans dañinas producidas por la hidrogenación parcial de aceites vegetales y de semillas, ocurre naturalmente y ha demostrado ser beneficiosa para la salud.

El ALC mejora los lípidos en la sangre y la sensibilidad a la insulina, estimula la mineralización de los huesos y también tiene efectos anticoagulantes, antiarterioscleróticos y anticancerígenos.[28, 29] Los investigadores dicen: "Durante las últimas dos décadas, numerosos estudios han demostrado beneficios importantes para la salud que se atribuyen a las acciones del ALC, como demostró el modelo experimental con animales, incluyendo las acciones para reducir la carcinogénesis, la arteriosclerosis y la diabetes. El ácido linoleico conjugado también ha demostrado modular la composición corporal reduciendo la acumulación de tejido adiposo en una variedad de especies, incluyendo ratones, ratas, cerdos y ahora humanos".[30] Quizá la desaparición casi absoluta del ALC de la dieta occidental moderna es un factor contribuyente de la epidemia de obesidad y la explosión de enfermedades crónicas que se han producido a lo largo de las últimas décadas.

El ALC se produce por medio de la fermentación bacteriana en el tracto digestivo dentro de animales rumiantes, como vacas, chivos, borregos y búfalos, y se concentra en la carne y en los productos lácteos creados a partir de estos animales. Los cerdos, las gallinas y los pavos también pueden contener pequeñas cantidades de ALC. En la era de las granjas industriales, el ganado vacuno y lechero ya no pasta libremente, lo que les habría ayudado a producir mucho más ALC en su carne y en su leche, y ahora se alimenta principalmente de granos. Obtener más ALC es otro motivo, además de tener más omega-3, para favorecer la carne y los lácteos de animales de libre pastoreo Y la buena noticia es que no tienes que comer carne para obtener tu ALC; fácilmente puedes obtenerlo de mantequilla de libre pastoreo; la leche de vacas que pastan contiene hasta 500% *más* ALC que la leche de vacas alimentadas con granos.[31]

La cantidad total de ALC en la carne de libre pastoreo es baja: la carne contiene sólo 1.7 a 10.8 mg de ALC por gramo de grasa,[32] pero no descartes la importancia incluso de esta pequeña cantidad. Recuerda lo que dijimos sobre las vitaminas y los minerales: son compuestos que tu cuerpo necesita sólo en pequeñas cantidades, pero las consecuencias de no obtener esas pequeñas cantidades pueden ser devastadoras.

La evidencia sustenta un papel beneficioso del ALC en la reducción de la grasa corporal y en parte del mantenimiento del tejido muscular magro,[33] puesto que, recuerda, si intentas perder peso, quieres perder *grasa*, no músculo ni otros tejidos magros. Los estudios demuestran que se puede lograr incluso en la ausencia de modificaciones en la dieta y en los niveles de actividad física,[34] lo cual quiere decir que el ALC te puede ayudar a perder grasa incluso sin cambiar tu dieta ni tu rutina de ejercicio. ¡No bromeábamos cuando dijimos que las grasas envían señales importantes a tus células!

El ALC ha demostrado que se puede reducir la síntesis de la nueva grasa corporal y aumentar la capacidad de tu cuerpo de quemar grasa. Como ya vimos, las grasas se queman —se convierten en energía— en tus mitocondrias. Hay una enzima, llamada carnitina palmitoiltransferasa-1 (CPT-1), que ayuda a transportar grasas a tu mitocondria, y el ALC incrementa su actividad mientras *disminuye* la de otras enzimas involucradas en ordenarle a tu cuerpo que genere y conserve grasa.[35]

El consumo alimentario óptimo de ALC es, por lo menos, de 95 mg al día, y máximo, 3 000 mg al día. Considerando que la mayoría de las personas consume sólo entre 150 y 200 mg de ALC al día, probablemente estés cerca del límite inferior, en especial si no consumes regularmente carne o productos lácteos de animales de libre pastoreo. Recomendamos consumir entre 500 y 1 000 mg de ALC al día, cerca de lo que los seres humanos probablemente consumieron durante la era paleolítica.[36]

Carne de res de libre pastoreo: beneficios más allá de las grasas

Más allá de las grasas, te sorprenderá saber que la carne de res es una fuente rica de vitaminas y minerales. Probablemente estás acostumbrado a imaginar de inmediato frutas y verduras de colores brillantes cuando piensas en estos nutrientes esenciales, pero la carne de res está cargada de vitaminas B, hierro, zinc, selenio y más.

Si has alguna vez comprado carne de res de libre pastoreo, quizá notaste que la grasa tiene una apariencia amarillenta distintiva. Se debe al contenido de betacaroteno; sí, el mismo betacaroteno responsable del pigmento naranja de la zanahoria y el camote aparece en la grasa de animales de libre pastoreo. El pasto verde contiene betacaroteno, y puesto que el ganado consume pastura en grandes cantidades, el pigmento se concentra en su grasa.[37] También notarás una marcada diferencia de color si comparas mantequilla de vacas lecheras de libre pastoreo y de animales en las granjas industriales. Asegúrate de leer las etiquetas porque algunos fabricantes añaden colorantes sintéticos a su mantequilla, sobre todo a la margarina y a otros untables con aceite vegetal, específicamente para imitar el color de la mantequilla auténtica de vacas de libre pastoreo. No dejes que te engañen. Compra mantequilla real.

La carne de animales de libre pastoreo contiene hasta siete veces más betacaroteno que la carne de animales alimentados con granos. El betacaroteno es un precursor de la vitamina A, vital para tu salud ocular y la agudeza de tu visión, así como para la salud ósea, la función reproductora, el sistema respiratorio y mucho más. La vitamina A es necesaria para la producción y el funcionamiento de los glóbulos blancos y ayuda a mantener la integridad de tu piel, así como de tu intestino delgado. Se encuentran entre las primeras líneas de defensa contra toxinas y organismos patógenos, así que tener suficiente betacaroteno y vitamina A puede contribuir a tener un sistema inmunológico más fuerte. (En tiempos de tus abuelos, todos tomaban una cucharada de aceite de hígado de bacalao cargado de vitamina A para evitar resfriados y otras enfermedades.) Compra carne, queso, yogurt y otros productos lácteos de animales de libre pastoreo cuando sea posible.

Otro nutriente disponible en la carne de res es la vitamina E, y la carne de libre pastoreo contiene entre dos y diez veces más vitamina E que la carne de animales alimentados con granos.[38] La vitamina E es un antioxidante clave que puede ayudar a prevenir la oxidación de la carne y también contribuir a la reserva de antioxidantes en tu cuerpo para evitar el daño oxidativo de tus grasas corporales.

¿Alguna vez has notado que, si dejas reposar la carne durante un tiempo, cambia de color? La carne fresca es de un rojo brillante y vibrante, pero la carne de res que no lo es —como quizá has visto etiquetada en los supermercados— se ve café. Recomendamos evitar carnes que se hayan tornado cafés, pues eso indica el deterioro oxidativo de una de sus proteínas, la cual contribuye al color rojo. La carne de libre pastoreo conserva su brillante color rojo durante más tiempo que la carne de animales alimentados con granos, probablemente porque su alto contenido de vitamina E la protege contra la oxidación.[39]

La carne de libre pastoreo también contiene otros antioxidantes importantes. ¿Recuerdas al glutatión, "el antioxidante maestro"? Se encuentra en cada célula de tu cuerpo y es un jugador clave en la forma como tu hígado neutraliza los compuestos tóxicos. Más allá de su papel en la desintoxicación, el glutatión es un cazador poderoso de los radicales libres que provocan daño oxidativo a tu ADN y a las grasas estructurales y a otros compuestos de tus tejidos. La carne y las verduras contienen grandes cantidades de glutatión, y puesto que el forraje verde es alto en glutatión, la carne de los animales criados con pastura contiene más de este nutriente que la carne de animales criados con granos.[40]

Las carnes de libre pastoreo también son altas en otros dos antioxidantes neutralizadores de radicales libres, llamados superóxido dismutasa y catalasa.[41] Al igual que la vitamina E, la concentración elevada de enzimas antioxidantes de las carnes de libre pastoreo ayuda a proteger las grasas de la carne de la oxidación por exposición al aire, así como en la cocción. De la misma manera que la carne de libre pastoreo es rica en grasas omega-3, también contiene mayores niveles de antioxidantes que ayudan a protegerla.[42]

Los beneficios de la carne de libre pastoreo frente a la carne de animales alimentados con granos son los siguientes:

- Mayor concentración de omega-3 en la forma de ALA.
- Menor concentración de omega-6.
- Menor índice de omega-6/omega-3.
- Mayor concentración de ácido transvaccénico.
- Concentración más elevada de ALC.
- Más precursores de vitaminas A y E.
- Más antioxidantes, como glutatión, superóxido dismutasa y catalasa.
- Menor cantidad de grasa transoleica (10-18:1).
- Menos oxidación de grasa.

Relacionemos todo: consejos para una vida saludable

Consume productos del mar

Por mucho, la forma más efectiva de incrementar tu consumo de omega-3, particularmente EPA y DHA, es consumiendo alimentos del mar. Cuando sea posible, compra pescados salvajes de aguas limpias y limita tu consumo de pescados de granja, ya que estos tienen más contaminantes dañinos.[43] Como dijimos antes, comparado con el pescado salvaje, el pescado de granja contiene menos omega-3 y más omega-6 por la alimentación que reciben. (Considera que hay salmón de granja que se alimenta sanamente, y si decides comprarlo, busca salmón de calidad con un nivel de EPA y DHA adecuado y que no se le hayan dado antibióticos.)[44] Menos de lo bueno y más de lo malo no es lo que quieres para tu salud.

Consume alimentos de animales de libre pastoreo

Elige carne, mantequilla, queso, huevos, leche y otros alimentos de animales criados en pastura orgánica. Así tendrás más omega-3 y ALC, además de betacaroteno y otras vitaminas y minerales.[45, 46] Pregunta a los granjeros locales sobre sus prácticas de crianza. Muchas granjas crían animales de manera humana, sobre pasturas sin pesticidas ni con pastos genéticamente modificados, pero no cuentan con una certificación orgánica. El papeleo necesario para obtenerla puede ser desgastante para una pequeña familia, aun cuando sus prácticas estén en línea —o incluso sean mejores— con los estándares orgánicos oficiales.

Como formas alternativas de obtener grasas omega-3, procura comprar huevos de gallinas de libre pastoreo. Proveen hasta diez veces más omega-3 que los huevos convencionales y también son más altos en vitaminas D y B^{12} y ácido fólico.[47] Pero recuerda que todos estos nutrientes están en la yema, así que no tengas miedo de disfrutar huevos enteros. ¡No más omelets de claras!

Cocina los huevos y la carne a fuego bajo-medio para asegurarte de minimizar la oxidación de las grasas y del colesterol en estos alimentos. Si bien no recomendamos recalentar en microondas, simplemente porque aumenta la probabilidad de la oxidación, comprendemos que las sobras son una parte importante de la dieta en general. Sólo asegúrate de establecer la potencia en bajo (50% o menos) para calentar alimentos y bebidas que contengan grasa y colesterol.

En cuanto a otros alimentos animales, el contenido de ácido linoleico en la grasa del pollo es de 13.5%,[48] mientras que la de cerdo es de 8%,[49] comparado con sólo 2.7% de la carne de res.[50] En la carne de cerdo predomina la grasa saturada y la monoinsaturada, así que la cantidad total de grasa poliinsaturada es poca, pero de esa cantidad hay mucho más omega-6 que omega-3. Lo mismo sucede con el pollo: la grasa que contiene en su mayoría es monoinsaturada, pero tiene una cantidad sustancial de grasa poliinsaturada, y esa porción es alta en omega-6.

Por supuesto, los pollos de libre pastoreo que tienen acceso a pastura verde y a gusanos e insectos (además de granos orgánicos) poseen un mejor perfil de nutrientes que los pollos criados en interiores, en granjas de hacinamiento, alimentados con granos genéticamente modificados. Los cerdos que pueden pasear en zonas boscosas también cuentan con un mejor perfil de nutrientes, comparados con las granjas industriales. Elige pollo y cerdo orgánicos que no sean de granjas industriales cuando tengas oportunidad de hacerlo o compra carnes magras y agrega aceite de oliva o aceite de aguacate para dar sabor.

Consume nueces y semillas con moderación

Elige nueces y semillas orgánicas. Si las prefieres tostadas en lugar de crudas, compra nueces y semillas tostadas sin aceites de semillas industrializadas. (Muchas marcas populares de semillas se tuestan en aceites de soya o de semilla de algodón.) Si disfrutas variedades sazonadas o con sabor, evita las nueces caramelizadas, que por lo general se hacen con azúcar y jarabe de maíz. Lee las etiquetas y adquiere las versiones con ingredientes que puedas pronunciar y comprender: comino, pimienta cayena, cúrcuma o cacao, por ejemplo. Si tienes resistencia a la insulina o un problema relacionado con el cardiometabolismo, te recomendamos limitar el consumo de nueces y semillas altas en omega-6, como las nueces de Castilla, los piñones, las semillas de girasol y las pepitas, pues contribuyen a niveles más elevados de insulina.

Agrega linaza a tu comida

Evita el consumo de aceite de linaza, el cual es altamente susceptible a la oxidación y no parece ofrecer los mismos beneficios de salud que la linaza

recién molida. En cambio, sugerimos agregar entre una y tres cucharadas de linaza a tu alimentación, ya sea remojándola durante la noche o
moliéndola fresca. Es particularmente necesario si tu consumo de ALA de
otras fuentes, como hojas verdes, es bajo. Puedes agregar linaza molida a
tu yogurt, queso cottage, licuados o avenas para un estímulo de omega-3.

Evita las grasas trans y los aceites de semillas industrializadas

Los aceites de semillas industrializadas están escondidos en casi todos
los alimentos procesados, desde panes hasta condimentos, e incluso en
lugares donde nunca esperarías que aparecieran, como pan molido. Los
alimentos que por lo general son altos en grasas trans y aceites de semillas incluyen aderezos para ensalada, glaseados, mayonesa, alimentos fritos, margarina y manteca vegetal, pasteles, crema de cacahuate, galletas
y botanas procesadas, como papas fritas. Lee las etiquetas: te sorprende-
rán todos los lugares inesperados donde aparecen estos aceites.

•

Probablemente ya te diste cuenta de que la forma de alimentación que
presentamos aquí es un poco distinta de lo que quizá estás acostumbrado
a comer. Tal vez pases un poco más de tiempo cocinando y no pidiendo
comida a domicilio, o eligiendo algo de comida rápida en el supermercado. También es posible que pases un poco más de tiempo en las tiendas, leyendo etiquetas y buscando esos escurridizos aceites de semillas.
Muy pronto elegir los alimentos correctos será un hábito para ti y ya no
tendrás que pensarlo. Serás un experto antes de lo que imaginas y com-
prarás y prepararás tus alimentos más rápido y más fácil que nunca. Tu
salud lo vale. Es una pequeña inversión de tiempo y esfuerzo que te pro-
porcionará inmensas recompensas con una salud a largo plazo y una
mejor calidad de vida.

Conclusión

Ahora que comprendes el poder del índice entre las grasas omega-6 y omega-3 en tu dieta, y el papel vital que tiene en tu salud física, mental y cognitiva, es momento de dejar los lineamientos anticuados de las autoridades, que insisten en el consumo de grandes cantidades de aceites industrializados. Si has seguido las recomendaciones de consumir una dieta alta en carbohidratos y baja en grasa y has evitado fielmente las grasas animales en favor de los aceites "vegetales" que te dijeron que eran buenos para ti, y sin embargo sigues luchando por perder peso o estar sano, es tiempo de dejar atrás esas recomendaciones *fallidas* y viejas donde pertenecen: en el bote de basura de la historia.

Cuando implementes la dieta cetogénica cíclica que recomendamos al momento de comprar, busca alimentos altos en grasas omega-3 sanas, evita los alimentos altos en carbohidratos y recuerda que tu salud empieza a nivel celular. Eres tan sano como tus células… y sus membranas. Tus células forman tus órganos, tus glándulas, tus músculos y otros tejidos y necesitan grasas saludables. Alimenta tu cuerpo al máximo con grasas saludables que provengan de alimentos enteros, no procesados, cultivados o criados sin adulteración ni manipulación química, y sin aditivos dañinos, que destruyen sus propiedades vitales: verduras y verduras orgánicas, nueces y semillas, carne de res, de cerdo y de pollo, huevos, lácteos y otros alimentos de animales criados con dietas adecuadas, en ambientes sanos, además de pescados salvajes y mariscos de fuentes limpias y sustentables.

No sólo *eres* lo que comes, sino que eres lo que *comiste*. Consumir alimentos de animales sanos, que pudieron pastar en exteriores, respirando aire fresco, bajo la luz del sol y en pastos verdes no contaminados con herbicidas y que no se alimentan con granos OGM cargados con omega-6, hará que obtengas más por tu dinero. Esto no sólo afecta la concentración y la calidad de los nutrientes, sobre todo de las grasas en esos alimentos, sino también los nutrientes y las grasas en *ti*.

Tienes permiso de olvidar tu miedo a la sal, a la grasa saturada y al colesterol en tus alimentos. No hay necesidad de atascarte de mantequilla, tocino, huevos, queso o carnes grasosas, pero tampoco hay razón para evitarlos, en especial si provienen de animales de libre pastoreo. Las "paradojas" de poblaciones longevas y sanas en varios países donde se consumen estos alimentos desde hace siglos no son tales. Ahora que conoces la verdad sobre las grasas alimentarias, no hay misterio. La salud de estas poblaciones tiene menos que ver con lo que *están* comiendo —queso, crema y paté en Francia, por ejemplo, o queso feta y cordero rostizado en Grecia— y más con lo que *no* comen: grandes cantidades de aceites de semillas industrializadas, altamente procesados.

Conforme llegamos al final de este libro, tomemos un momento para recapitular algunos datos clave sobre las grasas omega-3 y omega-6.

El omega-6 incrementa la inflamación y la oxidación

Al consumir más omega-3 y menos omega-6 modificarás tu cuerpo de un estado proinflamatorio a un estado antiinflamatorio, apagando el fuego de la inflamación crónica subyacente en muchas de las enfermedades crónicas que agobian al mundo occidental.

El omega-6 incrementa el riesgo de cáncer y el omega-3 lo reduce

Al competir por un lugar dentro de tus membranas celulares, la grasa omega-3 ayuda a reducir la cantidad de omega-6 que se vuelve parte de tus células. En particular, las altas dosis de omega-3 de cadena larga que se hallan en los pescados grasosos pueden ayudar a reducir la absorción de ácido linoleico en las células cancerosas, minimizando su crecimiento. Al consumir menos omega-6 en la forma de aceites de semillas industrializadas puedes reducir tu riesgo de desarrollar cáncer y de promover su crecimiento.

El omega-3 disminuye el riesgo cardiovascular

Recuerda que las grasas omega-3 pueden ayudar a disminuir tu riesgo de padecer enfermedad cardiovascular. Estas grasas especiales tienen efectos antiinflamatorios y para resolver: disminuyen tu presión sanguí-nea, reducen la coagulación anormal y facilitan el funcionamiento ade-cuado de tus vasos sanguíneos.

El omega-6 incrementa tu hambre y tu exceso de grasa

Si limitas las grasas adulteradas omega-6 en tu dieta, finalmente puedes empezar a controlar tu hambre y a perder esos kilos de más. Corregir tu índice omega-6 a omega-3 ayudará a que tu cuerpo libere con más faci-lidad el exceso de grasa reservada.

El omega-3 aumenta la masa muscular y acelera la pérdida de grasa

El consumo de grasas omega-3 puede estimular la quema de grasa y ayu-darte a desarrollar masa muscular magra y alcanzar y mantener un peso sano. El DHA en particular actúa como un marcapasos en tus células: más DHA puede incrementar tu índice metabólico, aumentando la cantidad de calorías que quemas todo el tiempo, no sólo cuando haces ejercicio.

Para tu salud, así como para la de tus hijos y la de *sus* hijos, retoma los conceptos básicos. Consume alimentos reales, densos en nutrientes, lo más cercanos a su forma natural. Usa suplementos estratégicamente para corregir cualquier desequilibrio que no puedas arreglar sólo con ali-mentos. Tal vez no puedas controlar cada aspecto de tu salud, pero tienes el control de la forma en que utilizas las grasas alimentarias para crear el escenario de tu buena salud en el presente y hacia el futuro. Todo lo que se requiere es que cambies algunos de los alimentos que comes. Espera-mos que este libro te haya mostrado la forma de hacerlo.

Notas

Introducción

1. Adaptado de M. Enig, *Know your fats*, Silver Spring, Maryland, Bethesda Press, 2000, 358 pp.
2. S. Fallon y M. Enig, "The great con-ola" [internet], Washington, D. C., The Weston A. Price Foundation, 28 de julio de 2002 (citado el 4 de junio de 2018). Disponible en http://www.westonaprice.org/know-your-fats/the-great-con-ola.
3. T. L. Blasbalg, J. R. Hibbeln, C. E. Ramsden *et al.*, "Changes in consumption of omega-3 and omega-6 fatty acids in the United States during the 20th century", *Am. J. Clin. Nutr.*, mayo de 2011, vol. 93, núm. 5, pp. 950-962.
4. *Idem.*
5. A. P. Simopoulos, "Essential fatty acids in health and chronic disease", *Am. J. Clin. Nutr.*, septiembre de 1999, vol. 70, núm. 3 (suplemento), pp. 560s-569s.
6. A. P. Simopoulos y J. J DiNicolantonio, "The importance of a balanced omega-6 to omega-3 ratio in the prevention and management of obesity", *Open Heart*, septiembre de 2016, vol. 3, núm. 2, p. e000385.
7. J. J. DiNicolantonio, M. F. McCarty, S. Chatterjee *et al.*, "A higher dietary ratio of long chain omega-3 to total omega-6 fatty acids for prevention of cox-2-dependent adenocarcinomas", *Nutr. Cancer*, 2014, vol. 66, núm. 8, pp. 1279-1284.
8. A. P. Simopoulos, "Essential fatty acids in health and chronic disease", *Am. J. Clin. Nutr.*, septiembre de 1999, vol. 70, núm. 3 (suplemento), pp. 560s-569s.

9. R. S. Kuipers, M. F. Luxwolda, D. A. Dijck-Brouwer *et al.*, "Estimated macronutrient and fatty acid intakes from an East African Paleolithic diet", *Br. J. Nutr.*, diciembre DE 2010, vol. 104, núm. 11, pp. 1666-1687.

10. R. B.Singh, F. Demeester y A. Wilczynska, "The tsim tsoum approaches for prevention of cardiovascular disease", *Cardiol. Res. Pract.*, 2010, p. 824938.

11. D. Rodríguez-Leyva, C. M. Dupasquier, R. McCullough *et al.*, "The cardiovascular effects of flaxseed and its omega-3 fatty acid, alpha-linolenic acid", *Can. J. Cardiol.*, noviembre de 2010, vol. 26, núm. 9, pp. 489-496.

12. G. C. Burdge y S. A. Wootton, "Conversion of alpha-linolenic acid to eicosapentaenoic, docosapentaenoic and docosahexaenoic acids in young women", *Br. J. Nutr.*, octubre de 2002, vol. 88, núm. 4, pp. 411-420.

13. R. S.Kuipers, M. F. Luxwolda, D. A. Dijck-Brouwer *et al.*, "Estimated macronutrient and fatty acid intakes from an East African Paleolithic diet", *Br. J. Nutr.*, diciembre de 2010, vol. 104, núm. 11, pp. 1666-1687.

14. S. B. Eaton, S. B. Eaton III, A. J. Sinclair *et al.*, "Dietary intake of long-chain polyunsaturated fatty acids during the paleolithic", *World Rev. Nutr. Diet*, 1998, vol. 83, pp. 12-23.

Capítulo 1

1. A. Keys, "Atherosclerosis: a problem in newer public health", *J. Mt. Sinai Hosp. N. Y.*, julio-agosto de 1953, vol. 20, núm. 2, pp. 118-139.

2. J. Yerushalmy y H. E. Hilleboe, "Fat in the diet and mortality from heart disease; a methodologic note", *N. Y. State J. Med.*, 15 de julio de 1957, vol. 57, núm. 14, pp. 2343-2354.

3. J. J. DiNicolantonio, S. C. Lucan y J. H. O'Keefe, "The evidence for saturated fat and for sugar related to coronary heart disease", *Prog. Cardiovasc Dis.*, 2016, vol. 58, núm. 5, pp. 464-472.

4. J. J. DiNicolantonio, "The cardiometabolic consequences of replacing saturated fats with carbohydrates or Ω-6 polyunsaturated fats: Do the dietary guidelines have it wrong?", *Open Heart*, 8 de febrero de 2014, vol. 1, núm. 1, p. e000032.

5. E. H. Ahrens Jr., W. Insull Jr., R. Blomstrand *et al.*, "The influence of dietary fats on serum-lipid levels in man", *Lancet*, 11 de mayo de 1957, vol. 272, núm. 6976, pp. 943-953.

6. E. H. Ahrens Jr., D. H. Blankenhorn y T. T. Tsaltas, "Effect on human serum lipids of substituting plant for animal fat in diet", *Proc. Soc. Exp. Biol. Med.*, 1° de agosto de 1954, vol. 86, núm. 4, pp. 872-878.

7. P. W. Parodi, "Has the association between saturated fatty acids, serum cholesterol and coronary heart disease been over emphasized?", *Intl. Dairy J.*, junio-julio de 2009, vol. 19, núms. 6-7, pp. 345-361.

8. W. B. Kannel, T. R. Dawber, A. Kagan *et al.*, "Factors of risk in the development of coronary heart disease-six-year follow-up experience. The Framingham Study", *Ann. Intern. Med.*, julio de 1961, vol. 55, pp. 33-50.

9. C. E. Ramsden, J. R. Hibbeln y S. F. Majchrzak-Hong, "All PUFAs are not created equal: absence of CHD benefit specific to linoleic acid in randomized controlled trials and prospective observational cohorts", *World Rev. Nutr. Diet*, 2011, vol. 102, pp. 30-43.

10. V. A. Mustad, J. L. Ellsworth, A. D. Cooper *et al.*, "Dietary linoleic acid increases and palmitic acid decreases hepatic LDL receptor protein and mRNA abundance in young pigs", *J. Lipid. Res.*, noviembre de 1996, vol. 37, núm. 11, pp. 2310-2323.

11. *Idem.*

12. M. L. Fernández y K. L., West, "Mechanisms by which dietary fatty acids modulate plasma lipids", *J. Nutr.*, septiembre de 2005, vol. 135, núm. 9, pp. 2075-2078.

13. C. B. Dias, R. Garg, L. G. Wood *et al.*, "Saturated fat consumption may not be the main cause of increased blood lipid levels", *Med. Hypotheses*, febrero de 2014, vol. 82, núm. 2, pp. 187-195.

14. D. Steinberg, "Thematic review series: the pathogenesis of atherosclerosis. An interpretive history of the cholesterol controversy, part V: the discovery of the statins and the end of the controversy", *J. Lipid Res.*, julio de 2006, vol. 47, núm. 7, pp. 1339-1351.

15. P. W. Parodi, "Has the association between saturated fatty acids, serum cholesterol and coronary heart disease been over emphasized?", *Intl. Dairy J.*, junio-julio de 2009, vol. 19, núms. 6-7, pp. 345-361.

16. "Select Committee on Nutrition and Human Needs. Dietary goals for the United States" [internet], Washington, D. C., United States

Senate, 1977 (citado el 15 de julio, 2018). Disponible en http://zero-diseasecom/archive/Dietary_Goals_For_The_United_States.pdf.

17. F. B. Hu, M. J. Stampfer, J. E. Manson *et al.*, "Dietary fat intake and the risk of coronary heart disease in women", *N. Engl. J. Med.*, 1997, vol. 337, núm. 21, pp. 1491-1499.

18. K. Oh, F. B. Hu, J. E. Manson *et al.*, "Dietary fat intake and risk of coronary heart disease in women: 20 years of follow-up of the nurses' health study", *Am. J. Epidemiol.*, 1° de abril de 2005, vol. 161, núm. 7, pp. 672-679.

19. C. E. Ramsden, J. R. Hibbeln y S. F. Majchrzak-Hong, "All PUFAs are not created equal: absence of CHD benefit specific to linoleic acid in randomized controlled trials and prospective observational cohorts", *World Rev. Nutr. Diet.*, 2011, vol. 102, pp. 30-43.

20. X. Huang, P. Sjogren, J. Arnlov *et al.*, "Serum fatty acid patterns, insulin sensitivity and the metabolic syndrome in individuals with chronic kidney disease", *J. Intern. Med.*, enero de 2014, vol. 275, núm. 1, pp. 71-83.

21. J. H. Wu, R. N., Lemaitre, I. B. King *et al.*, "Circulating omega-6 polyunsaturated fatty acids and total and cause-specific mortality: the Cardiovascular Health Study", *Circulation*, 7 de octubre de 2014, vol. 130, núm. 15, pp. 1245-1253.

22. E. Warensjo, J. Sundstrom, B. Vessby *et al.*, "Markers of dietary fat quality and fatty acid desaturation as predictors of total and cardiovascular mortality: a population-based prospective study", *Am. J. Clin. Nutr.*, julio de 2008, vol. 88, núm. 1, pp. 203-209.

23. J. de Goede, W. M. Verschuren, J.M. Boer *et al.*, "N-6 and N-3 fatty acid cholesteryl esters in relation to fatal CHD in a Dutch adult population: a nested case control study and meta-analysis", *PLoS One*, 31 de mayo de 2013, vol. 8, núm. 5, p. e59408.

24. J. M. Fernández-Real, M. Broch, J. Vendrell *et al.*, "Insulin resistance, inflammation, and serum fatty acid composition", *Diabetes Care*, mayo de 2003, vol. 26, núm. 5, pp. 1362-1368.

25. T. A. Miettinen, V. Naukkarinen, J. K. Huttunen *et al.*, "Fatty-acid composition of serum lipids predicts myocardial infarction", *Br. Med. J. (Clin. Res. Ed.)*, 9 de octubre de1982, vol. 285, núm. 6347, pp. 993-996.

26. J. H. Wu, R. N. Lemaitre, I. B. King *et al.*, "Circulating omega-6 polyunsaturated fatty acids and total and cause-specific mortality:

the Cardiovascular Health Study", *Circulation*, 7 de octubre de 2014, vol. 130, núm. 15, pp. 1245-1253.

27. S. Marventano, P. Kolacz, S. Castellano *et al.*, "A review of recent evidence in human studies of n-3 and n-6 PUFA intake on cardiovascular disease, cancer, and depressive disorders: does the ratio really matter?", *Int. J. Food. Sci. Nutr.*, 2015, vol. 66, núm. 6, pp. 611-622.

28. A. Keys, "Coronary heart disease in seven countries", 1970, *Nutrition*, 13 de marzo de 1997, vol. 13, núm. 3, pp. 250-252, argumento 49, 3.

29. A. Keys, Mediterranean diet and public health: personal reflections", *Am. J. Clin. Nutr.*, junio de 1995, vol. 61, núm. 6 (suplemento), pp. 1321s-1323s.

30. *Idem.*

31. C. B. Dias, R. Garg, L. G. Wood *et al.*, "Saturated fat consumption may not be the main cause of increased blood lipid levels", *Med. Hypotheses*, febrero de 2014, vol. 82, núm. 2, pp. 187-195.

32. K. Yano, G. G. Rhoads, A. Kagan *et al.*, "Dietary intake and the risk of coronary heart disease in Japanese men living in Hawaii", *Am. J. Clin. Nutr.*, julio de 1978, vol. 31, núm. 7, pp. 1270-1279.

33. *Idem.*

34. A. Keys, N. Kimura, A. Kusukawa *et al.*, "Lessons from serum cholesterol studies in Japan, Hawaii and Los Ángeles", *Ann. Intern. Med.*, 1° de enero de 1958, vol. 48, núm. 1, pp. 83-94.

35. P. W. Parodi, "Has the association between saturated fatty acids, serum cholesterol and coronary heart disease been over emphasized?", *Int. Dairy J.*, junio-julio de 2009, vol. 19, núm. 6-7, pp. 345-361.

36. *Idem.*

37. *Idem.*

38. *Idem.*

39. *Idem.*

40. H. Campos, E. Blijlevens, J. R. McNamara *et al.*, "LDL particle size distribution. Results from the Framingham Offspring Study", *Arterioscler. Thromb.*, diciembre de 1992, vol. 12, núm. 1, pp. 1410-1419.

41. D. M. Dreon, H. A. Fernstrom, H. Campos *et al.*, "Change in dietary saturated fat intake is correlated with change in mass of large low-density-lipoprotein particles in men", *Am. J. Clin. Nutr.*, mayo de 1998, vol. 67, núm. 5, pp. 828-836.

42. P. W. Parodi, "Has the association between saturated fatty acids, serum cholesterol and coronary heart disease been over emphasized?", *Int. Dairy J.*, junio-julio de 2009, vol. 19, núms. 6-7, pp. 345-361.

43. *Idem.*

44. M. Rizzo y K. Berneis, "Low-density lipoprotein size and cardiovascular risk assessment", *QJM*, enero de 2006, vol. 99, núm. 1, pp. 1-14.

45. D. M. Dreon, H. A. Fernstrom, P. T. Williams *et al.*, "A very low-fat diet is not associated with improved lipoprotein profiles in men with a predominance of large, low-density lipoproteins", *Am. J. Clin. Nutr.*, marzo de 1999, vol. 69, núm. 3, pp. 411-418.

46. O. Turpeinen, M. J. Karvonen, M. Pekkarinen *et al.*, "Dietary prevention of coronary heart disease: the Finnish Mental Hospital Study", *Int. J. Epidemiol.*, junio de 1979, vol. 8, núm. 2, pp. 99-118.

47. P. W. Parodi, "Has the association between saturated fatty acids, serum cholesterol and coronary heart disease been over emphasized?", *Int. Dairy J.*, junio-julio de 2009, vol. 19, núm. 6-7, pp. 345-361.

48. S. Dayton, M. L. Pearce, "Diet high in unsaturated fat. A controlled clinical trial", *Minn. Med.*, Agosto de 1969, vol. 52, núm. 8, pp. 1237-1242.

49. L. Loffredo, L. Perri, A. Di Castelnuovo *et al.*, "Supplementation with vitamin E alone is associated with reduced myocardial infarction: a meta-analysis", *Nutr. Metab. Cardiovasc. Dis.*, abril de 2015, vol. 25, núm. 4, pp. 354-363.

50. C. E. Ramsden, J. R. Hibbeln, S. F. Majchrzak *et al.*, "N-6 fatty acid-specific and mixed polyunsaturate dietary interventions have different effects on CHD risk: a meta-analysis of randomized controlled trials", *Br. J. Nutr.*, diciembre de 2010, vol. 104, núm. 11, pp. 1586-1600.

51. *Idem.*

52. I. D. Frantz Jr., E. A. Dawson, P. L. Ashman *et al.*, "Test of effect of lipid lowering by diet on cardiovascular risk. The Minnesota Coronary Survey", *Arteriosclerosis*, enero-febrero de 1989, vol. 9, núm. 1, pp. 129-135.

53. S. J. Baum, P. M. Kris-Etherton, W. C. Willett *et al.*, "Fatty acids in cardiovascular health and disease: a comprehensive update", *J. Clin. Lipidol.*, mayo-junio de 2012, vol. 6, núm. 3, pp. 216-234.

54. G. Christakis, S. H. Rinzler, M. Archer *et al.*, "Effect of the Anti-Coronary Club program on coronary heart disease. Risk-factor status", *JAMA*, 7 de noviembre de 1966, vol. 198, núm. 6, pp. 597-604.

55. J. J. DiNicolantonio, "The cardiometabolic consequences of replacing saturated fats with carbohydrates or Ω-6 polyunsaturated fats: Do the dietary guidelines have it wrong?", *Open Heart*, 8 de febrero de 2014, vol. 1, núm. 1, p. e000032.

56. G. Christakis, S. H. Rinzler, M. Archer *et al.*, "The anti-coronary club. A dietary approach to the prevention of coronary heart disease – a seven-year report", *Am. J. Public Health Nations Health*, febrero de 1966, vol. 56, núm. 2, pp. 299-314.

57. G. A. Rose, W. B. Thomson y R. T. Williams, "Corn oil in treatment of ischaemic heart disease", *Br. Med. J.*, 12 de junio de 1965, vol. 1, núm. 5449, pp. 1531-1533.

58. *Idem.*

59. M. de Lorgeril, P. Salen, J. L. Martin *et al.*, "Mediterranean diet, traditional risk factors, and the rate of cardiovascular complications after myocardial infarction: final report of the Lyon Diet Heart Study", *Circulation*, 16 de febrero de 1999, vol. 99, núm. 6, pp. 779-785.

60. M. de Lorgeril, S. Renaud, N. Mamelle *et al.*, "Mediterranean alpha-linolenic acidic diet in secondary prevention of coronary heart disease", *Lancet*, 11 de junio de 1994, vol. 343, núm. 8911, pp. 1454-1459.

61. R. Estruch, E. Ros, J. Salas-Salvado *et al.*, "Primary prevention of cardiovascular disease with a Mediterranean diet", *N. Engl. J. Med*, 4 de abril de 2013, vol. 368, núm. 14, pp. 1279-1290.

62. M. de Lorgeril, P. Salen, P. Defaye *et al.*, "Recent findings on the health effects of omega-3 fatty acids and statins, and their interactions: do statins inhibit omega-3?", *BMC Med.*, 2013, vol. 11, núm. 5.

63. J. J. DiNicolantonio, A. K. Niazi, M. F. McCarty *et al.*, "Omega-3s and cardiovascular health", *Ochsner. J,*, otoño de 2014, vol. 14, núm. 3, pp. 399-412.

64. J. J.DiNicolantonio, A. K. Niazi, J. H. O'Keefe y C. J. Lavie, C. J., "Explaining the recent fish oil trial 'failures'", *J. Glycomics Lipidomics*, 2013, vol. 3, núm. 1, p. e112.

65. M. L. Burr, A. M. Fehily, J. F. Gilbert *et al.*, "Effects of changes in fat, fish, and fiber intakes on death and myocardial reinfarction: diet and reinfarction trial (DART)", *Lancet*, 30 de septiembre de 1989, vol. 2, núm. 8666, pp. 757-761.

66. M. L. Burr, P. M. Sweetham y A. M. Fehily, "Diet and reinfarction", *Eur. Heart J.*, Agosto de 1994, vol. 15, núm. 8, pp. 1152-1153.

67. R. Marchioli, F. Barzi, E. Bomba *et al.*, "Early protection against sudden death by n-3 polyunsaturated fatty acids after myocardial infarction: time-course analysis of the results of the Gruppo Italiano per lo Studio della Sopravvivenza nell'Infarto Miocardico (GISSI)-Prevenzione", *Circulation*, 23 de abril de 2002, vol. 105, núm. 16, pp. 1897-1903.

68. "Dietary supplementation with n-3 polyunsaturated fatty acids and vitamin E after myocardial infarction: results of the GISSI-Prevenzione trial. Gruppo Italiano per lo Studio della Sopravvivenza nell'Infarto miocardico", *Lancet*, 7 de agosto de 1999, vol. 354, núm. 9177, pp. 447-455.

69. L. Tavazzi, A. P. Maggioni, R. Marchioli *et al.*, "Effect of n-3 polyunsaturated fatty acids in patients with chronic heart failure (the GISSI-HF trial): a randomized, double-blind, placebo-controlled trial", *Lancet*, 4 de octubre de 2008, vol. 372, núm. 9645, pp. 1223-1230.

70. M. Yokoyama, H. Origasa, M. Matsuzaki *et al.*, "Effects of eicosapentaenoic acid on major coronary events in hypercholesterolaemic patients (JELIS): a randomized open-label, blinded endpoint analysis", *Lancet*, 31 de marzo de 2007, vol. 369, núm. 9567, pp. 1090-1098.

71. *Idem.*

72. K. Tanaka, Y. Ishikawa, M. Yokoyama *et al.*, "Reduction in the recurrence of stroke by eicosapentaenoic acid for hypercholesterolemic patients: subanalysis of the JELIS trial", *Stroke*, julio de 2008, vol. 39, núm. 7, pp. 2052-2058.

73. G. Einvik, T. O. Klemsdal, L. Sandvik *et al.*, "A randomized clinical trial on n-3 polyunsaturated fatty acids supplementation and all-cause mortality in elderly men at high cardiovascular risk", *Eur. J. Cardiovasc. Prev. Rehabil.*, octubre de 2010, vol. 17, núm. 5, pp. 588-592.

74. A. P. Simopoulos, "The importance of the ratio of omega-6/omega-3 essential fatty acids", *Biomed. Pharmacother*, octubre de 2002, vol. 56, núm. 8, pp. 365-379.

75. J. J. DiNicolantonio, P. Meier y J. H. O'Keefe, "Omega-3 polyunsaturated fatty acids for the prevention of cardiovascular disease: do formulation, dosage & comparator matter?", *Mo. Med.*, noviembre-diciembre de 2013, vol. 110, núm. 6, pp. 495-498.

76. A. P. Simopoulos, A. Leaf y N. Salem Jr., "Essentiality of and recommended dietary intakes for omega-6 and omega-3 fatty acids", *Ann. Nutr. Metab.*, 1999, vol. 43, núm. 2, pp. 127-130.
77. W. S. Harris y C. von Schacky, "The omega-3 index: a new risk factor for death from coronary heart disease?", *Prev. Med.*, julio de 2004, vol. 39, núm. 1, pp. 212-220.

Capítulo 2

1. K. W. Lee, H. J. Lee, H. Y. Cho et al., "Role of the conjugated linoleic acid in the prevention of cancer", *Crit. Rev. Food Sci. Nutr.*, 2005, vol. 45, núm. 2, pp. 135-144.
2. Y. Wang, J. Lu, M. R. Ruth et al., "Trans-11 vaccenic acid dietary supplementation induces hypolipidemic effects in JCR:LA-cp rats", *J. Nutr.*, noviembre de 2008, vol. 138, núm. 1, pp. 2117-2122.
3. R. Micha y D. Mozaffarian, "Trans fatty acids: effects on cardiometabolic health and implications for policy", *Prostaglandins Leukot Essent Fatty Acids*, 2008, vol. 79, núms. 3-5, pp. 147-152.
4. J. E. Kinsella, G. Bruckner, J. Mai et al., "Metabolism of trans fatty acids with emphasis on the effects of trans, trans-octadecadienoate on lipid composition, essential fatty acid, and prostaglandins: an overview", *Am. J. Clin. Nutr.*, octubre de 1981, vol. 34, núm. 1, pp. 2307-2318.
5. A. L. Tardy, B. Morio, J. M. Chardigny M. et al., "Ruminant and industrial sources of trans-fat and cardiovascular and diabetic diseases", *Nut. Res. Rev.*, junio de 2011, vol. 24, núm. 1, pp. 111-117.
6. M. C. Morris, D. A. Evans, J. L. Bienias et al., "Dietary fats and the risk of incident Alzheimer disease", *Arch. Neurol.*, febrero de 2003, vol. 60, núm. 2, pp. 194-200.
7. J. E. Chavarro, M. J. Stampfer, H. Campos et al., "A prospective study of trans-fatty acid levels in blood and risk of prostate cancer", *Cancer Epidemiol. Biomarkers Prev.*, enero de 2008, vol. 17, núm. 1, pp. 95-101.
8. V. Chajes, A. C. Thiebaut, M. Rotival et al., "Association between serum transmonounsaturated fatty acids and breast cancer risk in the E3N-EPIC Study", *Am. J. Epidemiol.*, 1° de enero de 2008, vol. 167, núm. 11, pp. 1312-1320.
9. A. Phivilay, C. Julien, C. Tremblay et al., "High dietary consumption of trans fatty acids decreases brain docosahexaenoic acid but does

not alter amyloid-beta and tau pathologies in the 3xTg-AD model of Alzheimer's disease", *Neuroscience*, 3 de marzo, vol. 159, núm. 1, pp. 296-307.

10. B. A. Golomb y A. K Bui, "A fat to forget: trans fat consumption and memory", *PLoS One*, 17 de junio de 2015, vol. 10, núm. 6, p. e0128129.

11. Sánchez-Villegas, A., Verberne, L., De Irala. J. *et al.*, "Dietary fat intake and the risk of depression: the SUN Project", *PLoS One*, 26 de enero de 2011, vol. 6, núm. 1, p. e16268.

12. "A scientific discovery which will affect every kitchen in America", *Ladies Home Journal*, 2012, vol. 45. Disponible en https://hdl.handle.net/2027/mdp.39015011414177?urlappend=%3Bseq=53.1177-9.

13. R. Rupp, "The butter wars: when margarine was pink" [internet], *Nat Geographic*, 13 de agosto de 2014 (citado el 4 de junio, 2018). Disponible en http://theplate.nationalgeographic.com/2014/08/13/the-butter-wars-when-margarine-was-pink/.

14. A. D. Braun, "Turning bacon into bombs" [internet], *Atlantic*, 18 de abril, 2014 (citado el 4 de junio de 2018). Disponible en http://www.theatlantic.com/health/archive/2014/04/reluctantly-turning-bacon-into-bombs-during-world-war-ii/360298/.

15. "History of the American Heart Association" [internet], *Am. Heart Assn.* (citado el 4 de junio de 2018). Disponible en http://www.heart.org/HEARTORG/General/History-of-the-American-Heart-Association_UCM_308120_Article.jsp?appName=MobileApp.

16. M. Enig y S Fallon, S., *Eat fat, lose fat: the healthy alternative to trans fats*, Nueva York, Penguin, 2004, 304 pp.

17. G. Christakis, "The anti-coronary club. A dietary approach to the prevention of coronary heath disease: a seven-year report", *Am. J. Pub. Health.*, febrero de 1966, vol. 56, núm. 2, pp. 299-314. Disponible en http://www.epi.umn.edu/cvdepi/study-synopsis/anti-coronary-club-trial/.

18. G. Christakis, S. H. Rinzler, M. Archer *et al.*, "Effect of the Anti-Coronary Club program on coronary heart disease. Risk-factor status", *JAMA*, 7 de noviembre de 1966, vol. 198, núm. 6, pp. 597-604.

19. P. V. Johnston, O. C. Johnson y F. A. Kummerow, "Occurrence of trans fatty acids in human tissue", *Science*, 11 de octubre de 1957, vol. 126, núm. 3296, pp. 698-699.

20. F. A. Kummerow *et al.*, "The influence of three sources of dietary fats and cholesterol on lipid composition of swine serum lipids and aorta tissue", *Artery 4*, 1978, pp. 360-384.

21. D. Schleifer, "We spent a million bucks and then we had to do something: the unexpected implications of industry involvement in trans fat research" [internet], *Bull. of Science, Tech. & Soc.*, 4 de octubre de 2011 (citado el 4 de junio de 2018), vol. 31, núm. 6, pp. 460-471. Disponible en http://journals.sagepub.com/doi/abs/10.1177/0270467611422837

22. "Guidance for industry: trans fatty acids in nutrition labeling, nutrient content claims, health claims; small entity compliance guide" [internet], *FDA*, agosto de 2018 (citado el 4 de junio de 2018). Disponible en http://www.fda.gov/RegulatoryInformation/Guidances/ucm053479.htm.

23. "AMA supports ban of artificial trans fats in restaurants and bakeries nationwide", *AMA*, comunicado de prensa, 10 de noviembre de 2008 (consultado el 2 de junio de 2009). Disponible en http://www.ama-assn.org/ama/pub/category/20273.html.

24. "United States military casualties of war" [internet], *Wikipedia*, 21 de mayo de 2018 (citado el 4 de junio de 2018]. Disponible en https://en.wikipedia.org/wiki/United_States_military_casualties_of_war.

Capítulo 3

1. A. Leaf y P. C. Weber, "A new era for science in nutrition", *Am. J. Clin. Nutr.*, mayo de 1987, vol. 45, núm. 5 (suplemento), pp. 1048-1053.

2 *Idem.*

3. R. B. Singh, F. Demeester y A. Wilczynska, "The tsim tsoum approaches for prevention of cardiovascular disease", *Cardiol. Res. Pract.*, 2010, p. 824938.

4. *Idem.*

5. R. S. Kuipers, M. F. Luxwolda, D. A. Dijck-Brouwer *et al.*, "Estimated macronutrient and fatty acid intakes from an East African Paleolithic diet", *Br. J. Nutr.*, diciembre de 2010, vol. 104, núm. 11, pp. 1666-1687.

6. H. Sprecher, "Dietary w3 and w6 fatty acids: biological effects and nutritional essentiality", *NATO Series A, Life Sciences*, enero de 1989, pp. 69-79.

7. B. Peskin, "Plants vs. fish: why plants win", *Aging Matters Magazine*, 2015, vol. 1, pp. 6-11.

8.   T. Kemsley, "Animal brains a favorite among early humans: a study" [internet], *Nature World News*, 6 de mayo de 2013 (citado el 4 de junio de 2018). Disponible en http://www.natureworldnews.com/articles/1765/20130506/animal-brains-favorite-early-humans-study.htm.

9.   L. Cordain, B. A. Watkins, G. L. Florant *et al.*, "Fatty acid analysis of wild ruminant tissues: evolutionary implications for reducing diet-related chronic disease", *Eur. J. Clin. Nutr.*, marzo de 2002, vol. 56, núm. 3, pp. 181-191.

10. J. V. Ferraro, T. W. Plummer, B. L. Pobiner *et al.*, "Earliest archaeological evidence of persistent hominin carnivory", *PLoS One*, 25 de abril de 2013, vol. 8, núm. 4, p. e62174.

11. S. B. Eaton, S. B. Eaton III, A. J. Sinclair *et al.*, "Dietary intake of long-chain polyunsaturated fatty acids during the paleolithic", *World Rev. Nutr. Diet*, 1998, vol. 83, pp. 12-23.

12. R. S. Kuipers, M. F. Luxwolda, D. A. Dijck-Brouwer *et al.*, "Estimated macronutrient and fatty acid intakes from an East African Paleolithic diet", *Br. J. Nutr.*, diciembre de 2010, vol. 104, núm. 11, pp. 1666-1687.

13. R. A. Mathias, W. Fu, J. M. Akey *et al.*, "Adaptive evolution of the FADS gene cluster within Africa", *PLoS One*, 2012, vol. 7, núm. 9, p. e44926.

14. R. S. Kuipers, M. F. Luxwolda, D. A. Dijck-Brouwer *et al.*, "Estimated macronutrient and fatty acid intakes from an East African Paleolithic diet", *Br. J. Nutr.*, diciembre de 2010, vol. 104, núm. 11, pp. 1666-1687.

15. M Plourde y S. C. Cunnane, "Extremely limited synthesis of long chain polyunsaturates in adults: implications for their dietary essentiality and use as supplements", *Appl. Phys. Nutr. Metab.*, agosto de 2007, vol. 32, núm. 4, pp. 619-634.

16. A. Leaf y P. C. Weber, "A new era for science in nutrition", *Am. J. Clin. Nutr.*, mayo de 1987, vol. 45, núm. 5 (suplemento), pp. 1048-1053.

17. S. B. Eaton y M. Konner, "Paleolithic nutrition. A consideration of its nature and current implications", *N. Engl. J. Med.*, 31 de enero de 1985, vol. 312, núm. 5, pp. 283-289.

18. L. Cordain, B. A. Watkins, G. L. Florant *et al.*, "Fatty acid analysis of wild ruminant tissues: evolutionary implications for reducing diet-related chronic disease", *Eur. J. Clin. Nutr.*, marzo de 2002, vol. 56, núm. 3, pp. 181-191.

19. H. Sprecher, "Dietary w3 and w6 fatty acids: biological effects and nutritional essentiality", *NATO Series A, Life Sciences*, enero de 1989, pp. 69-79.
20. *Idem.*
21. L. Cordain, B. A Watkins, G. L. Florant *et al.*, "Fatty acid analysis of wild ruminant tissues: evolutionary implications for reducing diet-related chronic disease", *Eur. J. Clin. Nutr.*, marzo de 2002, vol. 56, núm. 3, pp. 181-191.
22. *Idem.*
23. R. B. Singh, F. Demeester y A. Wilczynska, "The tsim tsoum approaches for prevention of cardiovascular disease", *Cardiol. Res. Pract.*, 2010, p. 824938.
24. *Idem.*
25. S. B. Eaton, S. B. Eaton III, A. J. Sinclair *et al.*, "Dietary intake of long-chain polyunsaturated fatty acids during the paleolithic", *World Rev. Nutr. Diet*, 1998, vol. 83, pp. 12-23.
26. P. M. Kris-Etherton, D. S. Taylor, S. Yu-Poth *et al.*, "Polyunsaturated fatty acids in the food chain in the United States", *Am. J. Clin. Nutr.*, enero de 2000, vol. 71, núm. 1 (suplemento), pp. 179s-188s.
27. R. B. Singh, F. Demeester y A. Wilczynska, "The tsim tsoum approaches for prevention of cardiovascular disease", *Cardiol. Res. Pract.*, 2010, p. 824938.
28. D. Rodríguez-Leyva, C. M. Dupasquier, R. McCullough *et al.*, "The cardiovascular effects of flaxseed and its omega-3 fatty acid, alpha-linolenic acid", *Can. J. Cardiol.*, noviembre de 2010, vol. 26, núm. 9, pp. 489-496.
29. R. S. Kuipers, M. F. Luxwolda, D. A. Dijck-Brouwer *et al.*, "Estimated macronutrient and fatty acid intakes from an East African Paleolithic diet", *Br. J. Nutr.*, diciembre de 2010, vol. 104, núm. 11, pp. 1666-1687.
30. S. B. Eaton, S. B. Eaton III, A. J. Sinclair *et al.*, "Dietary intake of long-chain polyunsaturated fatty acids during the Paleolithic", *World Rev. Nutr. Diet*, 1998, vol. 83, pp. 12-23.
31. B. Peskin, "Plants vs. fish: why plants win", *Aging Matters Magazine*, 2015, vol. 1, pp. 6-11.
32. C.E. Ramsden, A. Ringel, A. E. Feldstein *et al.*, "Lowering dietary linoleic acid reduces bioactive oxidized linoleic acid metabolites in humans", *Prostaglandins Leukot Essent Fatty Acids*, octubre-noviembre de 2012, vol. 87, núms. 4-5, pp. 135-141.

33. R. B. Singh, F. Demeester y A. Wilczynska, "The tsim tsoum approaches for prevention of cardiovascular disease", *Cardiol. Res. Pract.*, 2010, p. 824938.

34. R. S. Kuipers, M. F. Luxwolda, D. A Dijck-Brouwer *et al.*, "Estimated macronutrient and fatty acid intakes from an East African Paleolithic diet", *Br. J. Nutr.*, diciembre de 2010, vol. 104, núm. 11, pp. 1666-1687.

35. S. B. Eaton, S. B. Eaton III, A. J. Sinclair *et al.*, "Dietary intake of long-chain polyunsaturated fatty acids during the paleolithic", *World Rev. Nutr. Diet.*, 1998, vol. 83, pp. 12-23.

36. P. M. Kris-Etherton, D. S. Taylor, S. Yu-Poth *et al.*, "Polyunsaturated fatty acids in the food chain in the United States", *Am. J. Clin. Nutr.*, enero de 2000, vol. 71, núm. 1 (suplemento), pp. 179s-88s.

37. R. B. Singh, F. Demeester y A. Wilczynska "The tsim tsoum approaches for prevention of cardiovascular disease", *Cardiol. Res. Pract.*, 2010, p. 824938.

38. R. S. Kuipers, M. F. Luxwolda, D. A. Dijck-Brouwer *et al.*, "Estimated macronutrient and fatty acid intakes from an East African Paleolithic diet", *Br. J. Nutr.*, diciembre de 2010, vol. 104, núm. 11, pp. 1666-1687.

39. D. Rodríguez-Leyva, C. M. Dupasquier, R. McCullough *et al.*, "The cardiovascular effects of flaxseed and its omega-3 fatty acid, alpha-linolenic acid", *Can. J. Cardiol.*, noviembre de 2010, vol. 26, núm. 9, pp. 489-496.

40. R. S. Kuipers, M. F. Luxwolda, D. A. Dijck-Brouwer *et al.*, "Estimated macronutrient and fatty acid intakes from an East African Paleolithic diet", *Br. J. Nutr.*, diciembre de 2010, vol. 104, núm. 11, pp. 1666-1687.

41. S. B. Eaton, S. B. Eaton III, A. J. Sinclair *et al.*, "Dietary intake of long-chain polyunsaturated fatty acids during the paleolithic", *World Rev. Nutr. Diet*, 1998, vol. 83, pp. 12-23.

42. R. B. Singh, F. Demeester y A. Wilczynska, "The tsim tsoum approaches for prevention of cardiovascular disease", *Cardiol. Res. Pract.*, 2010, p. 824938.

43. D. Rodríguez-Leyva, C. M. Dupasquier, R. McCullough *et al.*, "The cardiovascular effects of flaxseed and its omega-3 fatty acid, alpha-linolenic acid", *Can. J. Cardiol.*, noviembre de 2010, vol. 26, núm. 9, pp. 489-496.

44. R. S. Kuipers, M. F. Luxwolda, D. A. Dijck-Brouwer *et al.*, "Estimated macronutrient and fatty acid intakes from an East African Paleolithic diet", *Br. J. Nutr.*, diciembre de 2010, vol. 104, núm. 11, pp. 1666-1687.
45. *Idem.*
46. A. P. DeFilippis y L. S. Sperling, "Understanding omega-3's", *Am. Heart J.*, marzo de 2006, vol. 151, núm. 3, pp. 564-570.
47. R. S. Kuipers, M. F. Luxwolda, D. A. Dijck-Brouwer *et al.*, "Estimated macronutrient and fatty acid intakes from an East African Paleolithic diet", *Br. J. Nutr.,* diciembre de 2010, vol. 104, núm. 11, pp. 1666-1687.
48. A. H. Hite, R. D. Feinman, G. E. Guzmán *et al.*, "In the face of contradictory evidence: report of the Dietary Guidelines for Americans Committee", *Nutrition*, octubre de 2010, vol. 26, núm. 1, pp. 915-924.
49. H. F. Wells y J. C. Buzby, "Dietary assessment of major trends in U.S. food consumption, 1970-2005", ERS *Report Summary*, marzo de 2008.
50. "Food labeling: trans fatty acids in nutrition labeling, nutrient content claims, and health claims. Final rule", *Fed Regist*, 11 de julio de 2003, vol. 68, núm. 133, pp. 41433-41506.

Capítulo 4

1. A. P. Simopoulos, "The importance of the omega-6/omega-3 fatty acid ratio in cardiovascular disease and other chronic diseases", *Exp. Biol. Med. (Maywood)*, junio de 2008, vol. 233, núm. 6, pp. 674-688.
2. A. P. Simopoulos, "The importance of the ratio of omega-6/omega-3 essential fatty acids", *Biomed. Pharmacother*, octubre de 2002, vol. 56, núm. 8, pp. 365-379.
3. *Idem.*
4. A. Leaf y P. C. Weber, "A new era for science in nutrition", *Am. J. Clin. Nutr.*, mayo de 1987, vol. 45, núm. 5 (suplemento), pp. 1048-1053.
5. *Idem.*
6. A. P. Simopoulos, "The importance of the ratio of omega-6/omega-3 essential fatty acids", *Biomed. Pharmacother,* octubre de 2002, vol. 56, núm. 8, pp. 365-379.

7. A. Leaf y P. C. Weber, "A new era for science in nutrition", *Am. J. Clin. Nutr.*, mayo de 1987, vol. 45, núm. 5 (suplemento), pp. 1048-1053.
8. L. S. Sperling y J. R. Nelson, "History and future of omega-3 fatty acids in cardiovascular disease", *Curr. Med. Res. Opin.*, 2016, vol. 32, núm. 2, pp. 301-311.
9. N. Kromann y A. Green, "Epidemiological studies in the Upernavik district, Greenland. Incidence of some chronic diseases 1950-1974", *Acta Med. Scand.*, enero-diciembre de 1980, vol. 208, pp. 401-406.
10. H. Okuyama, T. Kobayashi y S. Watanabe, "Dietary fatty acids – the N-6/N-3 balance and chronic elderly diseases. Excess linoleic acid and relative N-3 deficiency syndrome seen in Japan", *Prog. Lipid Res.*, diciembre de 1996, vol. 35, núm. 4, pp. 409-457.
11. *Idem.*
12. *Idem.*
13. *Idem.*
14. K. Imaida, H. Sato, H. Okamiya *et al.*, "Enhancing effect of high fat diet on 4-nitroquinoline 1-oxide-induced pulmonary tumorigenesis in ICR male mice", *Jpn. J. Cancer Res.*, junio de 1989, vol. 80, núm. 6, pp. 499-502.
15. H. Okuyama, T. Kobayashi y S. Watanabe, "Dietary fatty acids – the N-6/N-3 balance and chronic elderly diseases. Excess linoleic acid and relative N-3 deficiency syndrome seen in Japan", *Prog. Lipid Res.*, diciembre de 1996, vol. 35, núm. 4, pp. 409-457.
16. *Idem.*
17. *Idem.*
18. *Idem.*
19. S. L. Malhotra, "Epidemiology of ischaemic heart disease in India with special reference to causation", *Br. Heart J.*, noviembre de 1967, vol. 29, núm. 6, pp. 895-905.
20. *Idem.*
21. S. Padmavati, "Epidemiology of cardiovascular disease in India. II. Ischemic heart disease", *Circulation*, abril de 1962, vol. 25, pp. 711-717.
22. S. L. Malhotra, "Epidemiology of ischaemic heart disease in India with special reference to causation", *Br. Heart J.*, noviembre de 1967, vol. 29, núm. 6, pp. 895-905.
23. *Idem.*
24. *Idem.*

25. *Idem.*
26. *Idem.*
27. "Ghee" [internet], *Wikipedia*, 21 de mayo de 2018 (citado el 4 de junio de 2018). Disponible en https://en.wikipedia.org/wiki/Ghee.
28. S. Padmavati, "Epidemiology of cardiovascular disease in India. II. Ischemic heart disease", *Circulation*, abril de 1962, vol. 25, pp. 711-717.
29. S. L. Malhotra, "Geographical aspects of acute myocardial infarction in India with special reference to patterns of diet and eating", *Br. Heart J.*, mayo de 1967, vol. 29, núm. 3, pp. 337-344.
30. S. Padmavati, "Epidemiology of cardiovascular disease in India. II. Ischemic heart disease", *Circulation*, abril de 1962, vol. 25, pp. 711-717.
31. *Idem.*
32. *Idem.*
33. B. S. Raheja, S. M. Sadikot, R. B. Phatak *et al.*, "Significance of the N-6/N-3 ratio for insulin action in diabetes", *Ann. N. Y. Acad. Sci.*, 14 de junio de 1993, vol. 683, pp. 258-271.
34. *Idem.*
35. *Idem.*
36. S. Lindeberg, P. Nilsson-Ehle y B. Vessby, "Lipoprotein composition and serum cholesterol ester fatty acids in nonwesternized Melanesians", *Lipids*, febrero de 1996, vol. 31, núm. 2, pp. 153-158.
37. *Idem.*
38. K. Esposito, R. Marfella, M. Ciotola *et al.*, "Effect of a Mediterranean-style diet on endothelial dysfunction and markers of vascular inflammation in the metabolic syndrome: a randomized trial", *JAMA*, 22 de septiembre de 2004, vol. 292, núm. 12, pp. 1440-1446.
39. *Idem.*
40. R. B. Singh, F. Demeester y A. Wilczynska, "The tsim tsoum approaches for prevention of cardiovascular disease", *Cardiol. Res. Pract.*, 2010, p. 824938.
41. Adaptado de R. B. Singh, F. Demeester y A. Wilczynska, "The tsim tsoum approaches for prevention of cardiovascular disease", *Cardiol. Res. Pract.*, 2010, p. 824938.
42. M. Massaro, A. Habib, L. Lubrano *et al.*, "The omega-3 fatty acid docosahexaenoate attenuates endothelial cyclooxygenase-2 induction through both NADP(H) oxidase and PKC epsilon inhibition", *Proc. Natl. Acad. Sci. U. S. A.*, 10 de octubre de 2006, vol. 103, núm. 41, pp. 15184-15189.

43. Q. Sun, J. Ma, H. Campos *et al.*, "Comparison between plasma and erythrocyte fatty acid content as biomarkers of fatty acid intake in US women", *Am. J. Clin. Nutr.*, julio de 2007, vol. 86, núm. 1, pp. 74-81.

44. S. M. Grenon, M. S. Conte, E. Nosova *et al.*, "Association between n-3 polyunsaturated fatty acid content of red blood cells and inflammatory biomarkers in patients with peripheral artery disease", *J. Vasc. Surg.*, noviembre de 2013, vol. 58, núm. 5, pp. 1283-1290.

45. W. S. Harris, "The omega-3 index as a risk factor for coronary heart disease", *Am. J. Clin. Nutr.*, junio de 2008, vol. 87, núm. 6, pp. 1997s-2002s.

46. R. Farzaneh-Far, W. S. Harris, S. Garg *et al.*, "Inverse association of erythrocyte n-3 fatty acid levels with inflammatory biomarkers in patients with stable coronary artery disease: The Heart and Soul Study", *Atherosclerosis*, agosto de 2009, vol. 205, núm. 2, pp. 538-543.

Capítulo 5

1. A. J. Pope, L. Druhan, J. E. Guzmán *et al.*, "Role of DDAH-1 in lipid peroxidation product-mediated inhibition of endothelial NO generation", *Am. J. Physiol. Cell. Physiol.*, noviembre de 2007, vol. 293, núm. 5, pp. C1679-C1686.

2. *Idem.*

3. L. Chen, J. P. Zhou, D. B. Kuang *et al.*, "4-HNE increases intracellular ADMA levels in cultured HUVECs: evidence for miR-21-dependent mechanisms", *PLoS One*, 22 de mayo de 2013, vol. 8, núm. 5, p. e64148.

4. S. Yla-Herttuala, W. Palinski, M. E. Rosenfeld *et al.*, "Evidence for the presence of oxidatively modified low-density lipoprotein in atherosclerotic lesions of rabbit and man", *J. Clin. Invest.*, octubre de 1989, vol. 84, núm. 4, pp. 1086-1095.

5. C. Lahoz, R. Alonso, J. M. Ordovás *et al.*, "Effects of dietary fat saturation on eicosanoid production, platelet aggregation and blood pressure", *Eur. J. Clin. Invest.*, septiembre de 1997, vol. 27, núm. 9, pp. 780-787.

6. D. Gradinaru, C. Borsa, C. Ionescu *et al.*, "Oxidized LDL and NO synthesis–Biomarkers of endothelial dysfunction and ageing", *Mech. Ageing Dev.*, noviembre de 2015, vol. 151, pp. 101-113.

7.   K. H. Bonaa, K. S. Bjerve, B. Straume *et al.*, "Effect of eicosapentae-noic and docosahexaenoic acids on blood pressure in hypertension. A population-based intervention trial from the Tromso study", *N. Engl. J. Med.*, 1990, vol. 322, pp. 795-801.

8.   *Idem.*

9.   L. A. Ferrara, A. S. Raimondi, L. D'Episcopo *et al.*, "Olive oil and reduced need for antihypertensive medications", *Arch. Intern. Med.*, 27 de marzo de 2000, vol. 160, núm. 6, pp. 837-842.

10. *Idem.*

11. *Idem.*

12. A. J. Pope, L. Druhan, J. E. Guzmán *et al.*, "Role of DDAH-1 in lipid peroxidation product-mediated inhibition of endothelial no gene-ration", *Am. J. Physiol. Cell. Physiol.*, noviembre de 2007, vol. 293, núm. 5, pp. C1679-C1686.

13. X. L. Wang, L. Zhang, K. Youker *et al.*, "Free fatty acids inhibit insu-lin signalingstimulated endothelial nitric oxide synthase activation through upregulating PTEN or inhibiting Akt kinase", *Diabetes*, agos-to de 2006, vol. 55, núm. 8, pp. 2301-2310.

14. D. Gradinaru, C. Borsa, C. Ionescu *et al.*, "Oxidized LDL and no synthesis–Biomarkers of endothelial dysfunction and ageing", *Mech. Ageing Dev.*, noviembre de 2015, vol. 151, pp. 101-113.

15. C. Lahoz, R. Alonso, J. M. Ordovas *et al.*, "Effects of dietary fat satu-ration on eicosanoid production, platelet aggregation and blood pressure", *Eur. J. Clin. Invest.*, septiembre de 1997, vol. 27, núm. 9, pp. 780-787.

16. J. Marchix, B. Choque, M. Kouba *et al.*, "Excessive dietary linoleic acid induces proinflammatory markers in rats", *J. Nutr. Biochem.*, diciembre de 2015, vol. 26, núm. 12, pp. 1434-1441.

17. B. Hennig, M. Toborek y C. J. McClain, "High-energy diets, fatty acids and endothelial cell function: implications for atherosclerosis", *J. Am. Coll. Nutr.*, abril de 2001, vol. 20, núm. 2 (suplemento), pp. 97-105.

18. H. C. Simpson, J. I. Mann, T. W. Meade *et al.*, "Hypertriglyceridae-mia and hypercoagulability", *Lancet*, 9 de abril de 1983, vol. 1, núm. 8328, pp. 786-790.

19. C. Yosefy, J. R. Viskoper, A. Laszt *et al.*, "The effect of fish oil on hypertension, plasma lipids and hemostasis in hypertensive, obese, dyslipidemic patients with and without diabetes mellitus", *Prosta-glandins Leukot Essent Fatty Acids*, agosto de 1999, vol. 61, núm. 2, pp. 83-87.

20. M. C. Morris, F. Sacks y B. Rosner, "Does fish oil lower blood pressure? A meta-analysis of controlled trials", *Circulation*, 1° de agosto de 1993, vol. 88, núm. 2, pp. 523-533.

21. L. J. Appel, E. R. Miller III, A. J. Seidler *et al.*, "Does supplementation of diet with 'fish oil' reduce blood pressure? A meta-analysis of controlled clinical trials", *Arch. Intern. Med.*, 28 de junio de 1993, vol. 153, núm. 12, pp. 1429-1438.

22. J. M. Geleijnse, E. J. Giltay, D. E. Grobbee *et al.*, "Blood pressure response to fish oil supplementation: meta-regression analysis of randomized trials", *J. Hypertens.*, agosto de 2002, vol. 20, núm. 8, pp. 1493-1499.

23. Q. Wang, X. Liang, L. Wang *et al.*, "Effect of omega-3 fatty acids supplementation on endothelial function: a meta-analysis of randomized controlled trials", *Atherosclerosis*, abril de 2012, vol. 221, núm. 2, pp. 536-543.

24. S. Egert y P. Stehle, "Impact of n-3 fatty acids on endothelial function: results from human interventions studies", *Curr. Opin. Clin. Nutr. Metab. Care*, marzo de 2011, vol. 14, núm. 2, pp. 121-131.

25. E. M. Berry y J. Hirsch, "Does dietary linolenic acid influence blood pressure?", *Am. J. Clin. Nutr.*, septiembre de 1986, vol. 44, núm. 3, pp. 336-340.

26. M. D. Griffin, T. A. Sanders, I. G. Davies *et al.*, "Effects of altering the ratio of dietary n-6 to n-3 fatty acids on insulin sensitivity, lipoprotein size, and postprandial lipemia in men and postmenopausal women aged 45-70 y: the OPTILIP Study", *Am. J. Clin. Nutr.*, diciembre de 2006, vol. 84, núm. 6, pp. 1290-1298.

27. J. Hartwich, M. M. Malec, L. Partyka *et al.*, "The effect of the plasma n-3/n-6 polyunsaturated fatty acid ratio on the dietary LDL phenotype transformation–Insights from the LIPGENE study", *Clin. Nutr.*, octubre de 2009, vol. 28, núm. 5, pp. 510-515.

28. *Idem*.

29. L. Calabresi, D. Donati, F. Pazzucconi *et al.*, "Omacor in familial combined hyperlipidemia: effects on lipids and low-density lipoprotein subclasses", *Atherosclerosis*, febrero de 2000, vol. 148, núm. 2, pp. 387-396.

30. *Idem*.

31. S. Egert, F. Kannenberg, V. Somoza *et al.*, "Dietary alpha-linolenic acid, EPA, and DHA have differential effects on LDL fatty acid compo-

sition but similar effects on serum lipid profiles in normolipidemic humans", *J. Nutr.*, mayo de 2009, vol. 139, núm. 5, pp. 861-868.

32. P. Wilkinson, C. Leach, E. E. Ah-Sing *et al.*, "Influence of alpha-linolenic acid and fish-oil on markers of cardiovascular risk in subjects with an atherogenic lipoprotein phenotype", *Atherosclerosis*, julio de 2005, vol. 181, núm. 1, pp. 115-124.

33. *Idem.*

34. T. A. Mori, V. Burke, I. B. Puddey *et al.*, "Purified eicosapentaenoic and docosahexaenoic acids have differential effects on serum lipids and lipoproteins, LDL particle size, glucose, and insulin in mildly hyperlipidemic men", *Am. J. Clin. Nutr.*, mayo de 2000, vol. 71, núm. 5, pp. 1085-1094.

35. D. S. Kelley, D. Siegel, M. Vemuri *et al.*, "Docosahexaenoic acid supplementation improves fasting and postprandial lipid profiles in hypertriglyceridemic men", *Am. J. Clin. Nutr.*, agosto de 2007, vol. 86, núm. 2, pp. 324-333.

36. S. Egert, F. Kannenberg, V. Somoza *et al.*, "Dietary alpha-linolenic acid, EPA, and DHA have differential effects on LDL fatty acid composition but similar effects on serum lipid profiles in normolipidemic humans", *J. Nutr.*, mayo de 2009, vol. 139, núm. 5, pp. 861-868.

37. R. Buckley, B. Shewring, R. Turner *et al.*, "Circulating triacylglycerol and apoE levels in response to EPA and docosahexaenoic acid supplementation in adult human subjects", *Br. J. Nutr.*, septiembre de 2004, vol. 92, núm. 3, pp. 477-483.

38. P. Nestel, H. Shige, S. Pomeroy *et al.*, "The n-3 fatty acids eicosapentaenoic acid and docosahexaenoic acid increase systemic arterial compliance in humans", *Am. J. Clin. Nutr.*, agosto de 2002, vol. 76, núm. 2, pp. 326-330.

39. T. A. Mori y R. J. Woodman, "The independent effects of eicosapentaenoic acid and docosahexaenoic acid on cardiovascular risk factors in humans", *Curr. Opin. Clin. Nutr. Metab. Care*, marzo de 2006, vol. 9, núm. 2, pp. 95-104.

40. J. N. Din, S. A. Harding, C. J. Valerio *et al.*, "Dietary intervention with oil rich ish reduces platelet-monocyte aggregation in man", *Atherosclerosis*, marzo de 2008, vol. 197, núm. 1, pp. 290-296.

41. W. S. Harris, "Expert opinion: omega-3 fatty acids and bleeding—cause for concern?", *Am. J. Cardiol.*, 19 de marzo de 2007, vol. 99, núm. 6A, pp. 44c-46c.

42. S. F. Olsen, J. D. Sorensen, N. J. Secher *et al.*, "Randomised controlled trial of effect of fish-oil supplementation on pregnancy duration", *Lancet*, 25 de abril de 1992, vol. 339, núm. 8800, pp. 1003-1007.

43. W. S. Harris, "Expert opinion: omega-3 fatty acids and bleeding—cause for concern?", *Am. J. Cardiol.*, 19 de marzo de 2007, vol. 99, núm. 6A, pp. 44c-46c.

44. J. A. Reiffel y A. McDonald, "Antiarrhythmic effects of omega-3 fatty acids", *Am. J. Cardiol.*, 21 de agosto de 2006, vol. 98, núm. 4A, pp. 50i-60i.

45. "AHA releases 2015 heart and stroke statistics" [internet], *SCA News*, 30 de diciembre de 2014 (citado el 4 de junio de 2018). Disponible en http://www.sca-aware.org/sca-news/aha-releases-2015-heart-and-stroke-statistics.

46. "Sudden cardiac arrest" [internet], *SCA News* (citado el 4 de junio de 2018). Disponible en http://www.sca-aware.org/about-sca.

47. R. Marchioli, F. Barzi, E. Bomba *et al.*, "Early protection against sudden death by n-3 polyunsaturated fatty acids after myocardial infarction: time-course analysis of the results of the Gruppo Italiano per lo Studio della Sopravvivenza nell'Infarto Miocardico (GISSI)-Prevenzione", *Circulation*, 23 de abril de 2002, vol. 105, núm. 16, pp. 1897-1903.

48. G. De Backer, E. Ambrosioni, K. Borch-Johnsen *et al.*, "European guidelines on cardiovascular disease prevention in clinical practice. Third Joint Task Force of European and Other Societies on cardiovascular disease prevention in clinical practice", *Eur. Heart J.*, septiembre de 2003, vol. 24, núm. 17, pp. 1601-1610.

49. R. Marchioli, F. Barzi, E. Bomba *et al.*, "Early protection against sudden death by n-3 polyunsaturated fatty acids after myocardial infarction: time-course analysis of the results of the Gruppo Italiano per lo Studio della Sopravvivenza nell'Infarto Miocardico (GISSI)-Prevenzione", *Circulation*, 23 de abril de 2002, vol. 105, núm. 16, pp. 1897-1903.

50. J. A. Reiffel y A. McDonald, A., "Antiarrhythmic effects of omega-3 fatty acids", *Am. J. Cardiol.*, 21 de agosto de 2006, vol. 98, núm. 4A, pp. 50i-60i.

51. C. von Schacky, "Cardiovascular disease prevention and treatment", *Prostaglandins Leukot Essent Fatty Acids*, agosto-septiembre de 2009, vol. 81, núms. 2-3, pp. 193-198.

52. *Idem.*

53. M. Itomura, S. Fujioka, K. Hamazaki *et al.*, "Factors influencing EPA+DHA levels in red blood cells in Japan", *In Vivo*, enero-febrero de 2008, vol. 22, núm. 1, pp. 131-135.

54. W. S. Harris y C. von Schacky, "The omega-3 index: a new risk factor for death from coronary heart disease?", *Prev. Med.*, julio de 2004, vol. 39, núm. 1, pp. 212-220.

55. C. von Schacky y W. S. Harris, "Cardiovascular benefits of omega-3 fatty acids", *Cardiovasc. Res.*, 15 de enero de 2007, vol. 73, núm. 2, pp. 310-315.

56. D. S. Siscovick, T. E. Raghunathan, I. King *et al.*, "Dietary intake and cell membrane levels of long-chain n-3 polyunsaturated fatty acids and the risk of primary cardiac arrest", *JAMA*, 1° de noviembre de 1995, vol. 274, núm. 17, pp. 1363-1367.

57. A. Zampelas, H. Roche, J. M. Knapper *et al.*, "Differences in postprandial lipaemic response between Northern and Southern Europeans", *Atherosclerosis*, julio de 1998, vol. 139, núm. 1, pp. 83-93.

58. F. Pérez-Jiménez, J. López-Miranda y P. Mata, "Protective effect of dietary monounsaturated fat on arteriosclerosis: beyond cholesterol", *Atherosclerosis*, agosto de 2002, vol. 163, núm. 2, pp. 385-398.

59. G. Dubnov y E. M. Berry, "Omega-6/omega-3 fatty acid ratio: the Israeli paradox", *World Rev. Nutr. Diet*, 2003, vol. 92, pp. 81-91.

60. D. Yam, A. Eliraz y E. M. Berry, "Diet and disease–the Israeli paradox: possible dangers of a high omega-6 polyunsaturated fatty acid diet", *Isr. J. Med. Sci.*, noviembre de 1996, vol. 32, núm. 11, pp. 1134-1143.

61. S. Renaud, M. de Lorgeril, J. Delaye *et al.*, "Cretan Mediterranean diet for prevention of coronary heart disease", *Am. J. Clin. Nutr.*, 1° de junio de 1995, vol. 61, núm. 6, pp. 1360s-1367s.

62. M. I. Covas, K. Nyyssonen, H. E. Poulsen *et al.*, "The effect of polyphenols in olive oil on heart disease risk factors: a randomized trial", *Ann. Intern. Med.*, 5 de septiembre de 2006, vol. 145, núm. 5, pp. 333-341.

63. *Idem.*

64. "Is your olive oil fake?" [internet], *Mercola.com*, 17 de septiembre de 2016 (citado el 4 de junio de 2018). Disponible en https://articles.mercola.com/sites/articles/archive/2016/12/17/fake-olive-oil.aspx.

Capítulo 6

1. M. Borkman, L. H. Storlien, D. A. Pan *et al.*, "The relation between insulin sensitivity and the fatty-acid composition of skeletal-muscle phospholipids", *N. Engl. J. Med.*, 28 de enero de 1993, vol. 328, núm. 4, pp. 238-244.

2. B. Vessby, I. B. Gustafsson, S. Tengblad *et al.*, "Desaturation and elongation of fatty acids and insulin action", *Ann. N. Y. Acad. Sci.*, junio de 2002, vol. 967, pp. 183-195.

3. M de Lorgeril, P. Salen, P. Defaye *et al.*, "Recent findings on the health effects of omega-3 fatty acids and statins, and their interactions: do statins inhibit omega-3?", *BMC Med.*, 2013, vol. 11, p. 5.

4. P. Rise, S. Ghezzi, I. Priori *et al.*, "Differential modulation by simvastatin of the metabolic pathways in the n-9, n-6 and n-3 fatty acid series, in human monocytic and hepatocytic cell lines", *Biochem. Pharmacol.*, 1° de abril de 2005, vol. 69, núm. 7, pp. 1095-1100.

5. M de Lorgeril, P. Salen, A. Guiraud *et al.*, "Lipid-lowering drugs and essential omega-6 and omega-3 fatty acids in patients with coronary heart disease", *Nutr. Metab. Cardiovasc. Dis.*, febrero de 2005, vol. 15, núm. 1, pp. 36-41.

6. T. Nozue, S. Yamamoto, S. Tohyama *et al.*, "Comparison of effects of serum n-3 to n-6 polyunsaturated fatty acid ratios on coronary atherosclerosis in patients treated with pitavastatin or pravastatin undergoing percutaneous coronary intervention", *Am. J. Cardiol.*, 1° de junio de 2013, vol. 111, núm. 11, pp. 1570-1575.

7. J. I. Harris, J. R. Hibbeln, R. H. Mackey *et al.*, "Statin treatment alters serum n-3 and n-6 fatty acids in hypercholesterolemic patients", *Prostaglandins Leukot Essent Fatty Acids*, octubre de 2004, vol. 71, núm. 4, pp. 263-269.

8. S. Kurisu, K. Ishibashi, Y. Kato *et al.*, "Effects of lipid-lowering therapy with strong statin on serum polyunsaturated fatty acid levels in patients with coronary artery disease", *Heart Vessels*, enero de 2013, vol. 28, núm. 1, pp. 34-38.

9. T. Nozue, S. Yamamoto, S. Tohyama *et al.*, "Effects of statins on serum n-3 to n-6 polyunsaturated fatty acid ratios in patients with coronary artery disease", *Am. J. Cardiol.*, 1° de enero de 2013, vol. 111, núm. 1, pp. 6-11.

10. D. H. Morris, "Metabolism of alpha-linolenic acid", *Flax Council of Canada*, 2014.

11. G. Barcelo-Coblijn y E. J. Murphy, "Alpha-linolenic acid and its conversion to longer chain n-3 fatty acids: benefits for human health and a role in maintaining tissue n-3 fatty acid levels", *Prog. Lipid Res.*, noviembre de 2009, vol. 48, núm. 6, pp. 355-374.

12. M. D. Al, A. Badart-Smook, A. C. von Houwelingen *et al.*, "Fat intake of women during normal pregnancy: relationship with maternal and neonatal essential fatty acid status", *J. Am. Coll. Nutr.*, 1996, vol. 15, núm. 1, pp. 49-55.

13. S. E. Carlson, S. H. Werkman, J. M. Peeples *et al.*, "Long-chain fatty acids and early visual and cognitive development of preterm infants", *Eur. J. Clin. Nutr.*, agosto de 1994, vol. 48, núm. 2 (suplemento), pp. S27-S30.

14. G. Hornstra, "Essential fatty acids in mothers and their neonates", *Am. J. Clin. Nutr.*, mayo de 2000, vol. 71, núm. 5 (suplemento), pp. 1262s-1269s.

15. G. C. Burdge y S. A. Wootton, "Conversion of alpha-linolenic acid to eicosapentaenoic, docosapentaenoic and docosahexaenoic acids in young women", *Br. J. Nutr.*, octubre de 2002, vol. 88, núm. 4, pp. 411-420.

16. "Docosahexaenoic acid (DHA). Monograph", *Altern. Med. Rev.*, 2009, vol. 14, núm. 4, pp. 391-399.

17. G. Hornstra, "Essential fatty acids in mothers and their neonates", *Am. J. Clin. Nutr.*, mayo de 2000, vol. 71, núm. 5 (suplemento), pp. 1262s-1269s.

18. G. Barcelo-Coblijn y E. J. Murphy, "Alpha-linolenic acid and its conversion to longer chain n-3 fatty acids: benefits for human health and a role in maintaining tissue n-3 fatty acid levels", *Prog. Lipid Res.*, noviembre de 2009, vol. 48, núm. 6, pp. 355-374.

19. *Idem.*

20. R. A. Gibson, M. A. Neumann y M. Makrides, "Effect of increasing breast milk docosahexaenoic acid on plasma and erythrocyte phospholipid fatty acids and neural indices of exclusively breast-fed infants", *Eur. J. Clin. Nutr.*, septiembre de 1997, vol. 51, núm. 9, pp. 578-584.

21. G. Hornstra, "Essential fatty acids in mothers and their neonates", *Am. J. Clin. Nutr.*, mayo de 2000, vol. 71, núm. 5 (suplemento), pp. 1262s-1269s.

22. G. Barcelo-Coblijn y E. J. Murphy, "Alpha-linolenic acid and its conversion to longer chain n-3 fatty acids: benefits for human health

and a role in maintaining tissue n-3 fatty acid levels", *Prog. Lipid Res.*, noviembre de 2009, vol. 48, núm. 6, pp. 355-374.

23. K. A. Youdim, A. Martin y J. A. Joseph, "Essential fatty acids and the brain: possible health implications", *Int. J. Dev. Neurosci.*, julio-agosto de 2000, vol. 18, núms. 4-5, pp. 383-399.

24. P. Willatts, J. S. Forsyth, M. K. DiModugno *et al.*, "Effect of long-chain polyunsaturated fatty acids in infant formula on problem solving at 10 months of age", *Lancet*, 29 de agosto de 1998, vol. 352, núm. 9129, pp. 688-691.

25. K. A. Youdim, A. Martin y J. A. Joseph, "Essential fatty acids and the brain: possible health implications", *Int. J. Dev. Neurosci.*, julio-agosto de 2000, vol. 18, núms. 4-5, pp. 383-399.

26. G. Barcelo-Coblijn y E. J. Murphy, "Alpha-linolenic acid and its conversion to longer chain n-3 fatty acids: benefits for human health and a role in maintaining tissue n-3 fatty acid levels", *Prog. Lipid Res.*, noviembre de 2009, vol. 48, núm. 6, pp. 355-374.

27. A. Lucas, R. Morley, T. J. Cole *et al.*, "Breast milk and subsequent intelligence quotient in children born preterm", *Lancet*, 1° de febrero de 1992, vol. 339, núm. 8788, pp. 261-264.

28. B. Rodgers, B., "Feeding in infancy and later ability and attainment: a longitudinal study", *Dev. Med. Child. Neurol.*, agosto de 1978, vol. 20, núm. 4, pp. 421-426.

29. B. Taylor y J. Wadsworth, "Breast feeding and child development at five years", *Dev. Med. Child. Neurol.*, febrero de 1984, vol. 26, núm. 1, pp. 73-80.

30. W. J. Rogan y B. C. Gladen, "Breast-feeding and cognitive development", *Early Hum. Dev.*, enero de 1993, vol. 31, núm. 3, pp. 181-193.

31. L. J. Horwood y D. M. Fergusson, "Breastfeeding and later cognitive and academic outcomes", *Pediatrics*, enero de 1998, vol. 101, núm. 1, p. E9.

32. C. I. Lanting, V. Fidler, M. Huisman *et al.*, "Neurological differences between 9-year old children fed breast-milk or formula-milk as babies", *Lancet*, 12 de noviembre de 1994, vol. 344, núm. 8933, pp. 1319-1322.

33. J. H. Menkes, "Early feeding history of children with learning disorders", *Dev. Med. Child. Neurol.*, abril de 1977, vol. 19, núm. 2, pp. 169-171.

34. B. Rodgers, "Feeding in infancy and later ability and attainment: a longitudinal study", *Dev. Med. Child. Neurol.*, agosto de 1978, vol. 20, núm. 4, pp. 421-426.

35. B. Taylor y J. Wadsworth, "Breast feeding and child development at five years", *Dev. Med. Child. Neurol.*, febrero de 1984, vol. 26, núm. 1, pp. 73-80.

36. G. Hornstra, "Essential fatty acids in mothers and their neonates", *Am. J. Clin. Nutr.*, mayo de 2000, vol. 71, núm. 5 (suplemento), pp. 1262s-1269s.

37. D. Popeski, L. R. Ebbeling, P. B. Brown *et al.*, "Blood pressure during pregnancy in Canadian Inuit: community differences related to diet", *CMAJ*, 1° de septiembre de 1991, vol. 145, núm. 5, pp. 445-454.

38. M. A. Williams, R. W. Zingheim, I. B. King *et al.*, "Omega-3 fatty acids in maternal erythrocytes and risk of preeclampsia", *Epidemiology*, mayo de 1995, vol. 6, núm. 3, pp. 232-237.

39. *Idem.*

40. J. L. Onwude, R. J. Lilford, H. Hjartardottir *et al.*, "A randomized-double-blind-placebo-controlled trial of fish oil in high risk pregnancy", *Br. J. Obstet. Gynaecol.*, febrero de 1995, vol. 102, núm. 2, pp. 95-100.

41. A. C. Logan, "Neurobehavioral aspects of omega-3 fatty acids: possible mechanisms and therapeutic value in major depression", *Altern. Med. Rev.*, noviembre de 2003, vol. 8, núm. 4, pp. 410-425.

42. G. L. Klerman y M. M. Weissman, "Increasing rates of depression", *JAMA*, 21 de abril de 1989, vol. 261, núm. 15, pp. 2229-2235.

43. S. G. Kornstein y R. K. Schneider, "Clinical features of treatment-resistant depression", *J. Clin. Psychiatry*, 2001, vol. 62, núm. 16 (suplemento), pp. 18-25.

44. P. Y. Lin, S. Y. Huang y K. P. Su, "A meta-analytic review of polyunsaturated fatty acid compositions in patients with depression", *Biol. Psychiatry*, 15 de julio de 2010, vol. 68, núm. 2, pp. 140-147.

45. A. Tanskanen, J. R. Hibbeln, J. Tuomilehto *et al.*, "Fish consumption and depressive symptoms in the general population in Finland", *Psychiatr. Serv.*, abril de 2001, vol. 52, núm. 4, pp. 529-531.

46. M. Maes y R. S. Smith, "Fatty acids, cytokines, and major depression", *Biol. Psychiatry*, 1° de marzo de 1998, vol. 43, núm. 5, pp. 313-314.

47. *Idem.*

48. G. Mazereeuw, K. L. Lanctot, S. A. Chau *et al.*, "Effects of omega-3 fatty acids on cognitive performance: a meta-analysis", *Neurobiol. Aging*, julio de 2012, vol. 33, núm. 7, pp. 1482.e 17-29. ,

49. Z. Xia, J. W. DePierre y L. Nassberger, "Tricyclic antidepressants inhibit IL-6, IL-1 beta and TNF-alpha release in human blood monocytes and IL-2 and interferongamma in T cells", *Immunopharmacology*, agosto de 1996, vol. 34, núm. 1, pp. 27-37.

50. C. N. Serhan, M. Arita, S. Hong *et al.*, "Resolvins, docosatrienes, and neuroprotectins, novel omega-3-derived mediators, and their endogenous aspirin-triggered epimers", *Lipids*, noviembre de 2004, vol. 39, núm. 11, pp. 1125-1132.

51. J. R. Hibbeln, "Fish consumption and major depression", *Lancet*, 18 de abril de 1998, vol. 351, núm. 9110, p. 1213.

52. J. R. Hibbeln y R. V. Gow, "The potential for military diets to reduce depression, suicide, and impulsive aggression: a review of current evidence for omega-3 and omega-6 fatty acids", *Mil. Med.*, noviembre de 2014, vol. 17911 (suplemento), pp. 117-128.

53. A. Tanskanen, J. R. Hibbeln, J. Tuomilehto *et al.*, "Fish consumption and depressive symptoms in the general population in Finland", *Psychiatr. Serv.*, abril de 2001, vol. 52, núm. 4, pp. 529-531.

54. K. M. Silvers y K. M. Scott, "Fish consumption and self-reported physical and mental health status", *Public Health Nutr.*, junio de 2002, vol. 5, núm. 3, pp. 427-431.

55. P. B. Adams, S. Lawson, A. Sanigorski *et al.*, "Arachidonic acid to eicosapentaenoic acid ratio in blood correlates positively with clinical symptoms of depression", *Lipids*, marzo de 1996, vol. 31 (suplemento), pp. S157-S161.

56. H. Tiemeier, H. R. van Tuijl, A. Hofman *et al.*, "Plasma fatty acid composition and depression are associated in the elderly: the Rotterdam Study", *Am. J. Clin. Nutr.*, julio de 2003, vol. 78, núm. 1, pp. 40-46.

57. G. Mamalakis, M. Tornaritis y A. Kafatos, "Depression and adipose essential polyunsaturated fatty acids", *Prostaglandins Leukot Essent Fatty Acids*, noviembre de 2002, vol. 67, núm. 5, pp. 311-318.

58. J. R. Hibbeln, "Seafood consumption, the DHA content of mothers' milk and prevalence rates of postpartum depression: a cross-national, ecological analysis", *J. Affect. Disord.*, mayo de 2002, vol. 69, núms. 1-3, pp. 15-29.

59. G. Mazereeuw, K. L. Lanctot, S. A. Chau *et al.*, "Effects of omega-3 fatty acids on cognitive performance: a meta-analysis", *Neurobiol. Aging*, julio de 2012, vol. 33, núm. 7, pp. 1482.e 17-29.

60. *Idem.*

61. *Idem.*

62. B. Nemets, Z. Stahl y R. H. Belmaker, "Addition of omega-3 fatty acid to maintenance medication treatment for recurrent unipolar depressive disorder", *Am. J. Psychiatry*, marzo de 2002, vol. 159, núm. 3, pp. 477-479.

63. K. P. Su, S. Y. Huang, C. C. Chiu *et al.*, "Omega-3 fatty acids in major depressive disorder. A preliminary double-blind, placebo-controlled trial", *Eur. Neuropsychopharmacol.*, agosto de 2003, vol. 13, núm. 4, pp. 267-271.

64. P. Y. Lin, S. Y. Huang y K. P. Su, "A meta-analytic review of polyunsaturated fatty acid compositions in patients with depression", *Biol. Psychiatry*, 15 de julio de 2010, vol. 68, núm. 2, pp. 140-147.

65. G. Grosso, A. Pajak, S. Marventano *et al.*, "Role of omega-3 fatty acids in the treatment of depressive disorders: a comprehensive meta-analysis of randomized clinical trials", *PLoS One*, 2014, vol. 9, núm. 5, p. e96905.

66. B. Nemets, Z. Stahl y R. H. Belmaker, "Addition of omega-3 fatty acid to maintenance medication treatment for recurrent unipolar depressive disorder", *Am. J. Psychiatry*, marzo de 2002, vol. 159, núm. 3, pp. 477-479.

67. M. Peet y D. F. Horrobin, "A dose-ranging study of the effects of ethyleicosapentaenoate in patients with ongoing depression despite apparently adequate treatment with standard drugs", *Arch. Gen. Psychiatry*, octubre de 2002, vol. 59, núm. 1, pp. 913-919.

68. S. Frangou, M. Lewis y P. McCrone, "Efficacy of ethyl-eicosapentaenoic acid in bipolar depression: randomised double-blind placebo-controlled study", *Br. J. Psychiatry*, enero de 2006, vol. 188, pp. 46-50.

69. H. Nemets, B. Nemets, A. Apter *et al.*, "Omega-3 treatment of childhood depression: a controlled, double-blind pilot study", *Am. J. Psychiatry*, junio de 2006, vol. 163, núm. 6, pp. 1098-1100.

70. K. P. Su, S. Y. Huang, T. H. Chiu *et al.*, "Omega-3 fatty acids for major depressive disorder during pregnancy: results from a randomized, double-blind, placebo-controlled trial", *J. Clin. Psychiatry*, abril de 2008, vol. 69, núm 4, pp. 644-651.

71. S. Jazayeri, M. Tehrani-Doost, S. A. Keshavarz *et al.*, "Comparison of therapeutic effects of omega-3 fatty acid eicosapentaenoic acid and fluoxetine, separately and in combination, in major depressive disorder", *Aust. N. Z. J. Psychiatry*, marzo de 2008, vol. 42, núm. 3, pp. 192-198.

72. A. Jadoon, C. C. Chiu, L. McDermott *et al.*, "Associations of polyunsaturated fatty acids with residual depression or anxiety in older people with major depression", *J. Affect. Disord.*, febrero de 2012, vol. 136, núm. 3, pp. 918-925.

73. A. R. Wolfe, E. M. Ogbonna, S. Lim *et al.*, "Dietary linoleic and oleic fatty acids in relation to severe depressed mood: 10 years follow-up of a national cohort", *Prog. Neuropsychopharmacol. Biol. Psychiatry*, 31 de agosto de 2009, vol. 33, núm. 6, pp. 972-977.

74. M. Lucas, F. Mirzaei, E. J. O'Reilly *et al.*, "Dietary intake of n-3 and n-6 fatty acids and the risk of clinical depression in women: a 10-y prospective follow-up study", *Am. J. Clin. Nutr.*, junio de 2011, vol. 93, núm. 6, pp. 1337-1343.

75. P. M. Kidd, "Omega-3 DHA and EPA for cognition, behavior, and mood: clinical findings and structural-functional synergies with cell membrane phospholipids", *Altern. Med. Rev.*, septiembre de 2007, vol. 12, núm. 3, pp. 207-227.

76. *Idem.*

77. S. Hirayama, T. Hamazaki y K.Terasawa, "Effect of docosahexaenoic acid-containing food administration on symptoms of attention-deficit/hyperactivity disorder–a placebo-controlled double-blind study", *Eur. J. Clin. Nutr.*, marzo de 2004, vol. 58, núm. 3, pp. 467-473.

78. L. Stevens, W. Zhang, L. Peck *et al.*, "EFA supplementation in children with inattention, hyperactivity, and other disruptive behaviors", *Lipids*, octubre de 2003, vol. 38, núm. 1, pp. 1007-1021.

79. S. Vancassel, G. Durand, C. Barthelemy *et al.*, "Plasma fatty acid levels in autistic children", *Prostaglandins Leukot Essent Fatty Acids*, julio de 2001, vol. 65, núm. 1, pp. 1-7.

80. P. M. Kidd, "Omega-3 DHA and EPA for cognition, behavior, and mood: clinical findings and structural-functional synergies with cell membrane phospholipids", *Altern. Med. Rev.*, septiembre de 2007, vol. 12, núm. 3, pp. 207-227.

81. *Idem.*

82. G. P. Amminger, G. E. Berger, M. R. Schafer *et al.*, "Omega-3 fatty acids supplementation in children with autism: a double-blind ran-

domized, placebo-controlled pilot study", *Biol. Psychiatry*, 15 de febrero de 2007, vol. 61, núm. 4, pp. 551-553.

83. P. M. Kidd., "Omega-3 DHA and EPA for cognition, behavior, and mood: clinical findings and structural-functional synergies with cell membrane phospholipids", *Altern. Med. Rev.*, septiembre de 2007, vol. 12, núm. 3, pp. 207-227.

84. G. Fontani, F. Corradeschi, A. Felici *et al.*, "Cognitive and physiological effects of omega-3 polyunsaturated fatty acid supplementation in healthy subjects", *Eur. J. Clin. Invest.*, noviembre de 2005, vol. 35, núm. 11, pp. 691-699.

85. P. M. Kidd, "Omega-3 DHA and EPA for cognition, behavior, and mood: clinical findings and structural-functional synergies with cell membrane phospholipids", *Altern. Med. Rev.*, septiembre de 2007, vol. 12, núm. 3, pp. 207-227.

86. M. C. Zanarini y F. R. Frankenburg, "Omega-3 fatty acid treatment of women with borderline personality disorder: a double-blind, placebo-controlled pilot study", *Am. J. Psychiatry*, enero de 2003, vol. 160, núm. 1, pp. 167-169.

87. S. R. de Vriese, A. B. Christophe y M. Maes, "In humans, the seasonal variation in poly-unsaturated fatty acids is related to the seasonal variation in violent suicide and serotonergic markers of violent suicide", *Prostaglandins Leukot Essent Fatty Acids*, julio de 2004, vol. 71, núm. 1, pp. 13-18.

88. M. D. Lewis, J. R. Hibbeln, J. E. Johnson *et al.*, "Suicide deaths of active-duty US military and omega-3 fatty-acid status: a case-control comparison", *J. Clin. Psychiatry*, diciembre de 2011, vol. 72, núm. 1, pp. 1585-1590.

89. M. Huan, K. Hamazaki, Y. Sun *et al.*, "Suicide attempt and n-3 fatty acid levels in red blood cells: a case control study in China", *Biol. Psychiatry*, 1º de octubre de 2004, vol. 56, núm. 7, pp. 490-496.

90. B. Hallahan, J. R. Hibbeln, J. M. Davis *et al.*, "Omega-3 fatty acid supplementation in patients with recurrent self-harm. Single-centre double-blind randomized controlled trial", *Br. J. Psychiatry*, febrero de 2007, vol. 190, pp. 118-122.

91. P. Green, H. Hermesh, A. Monselise *et al.*, "Red cell membrane omega-3 fatty acids are decreased in nondepressed patients with social anxiety disorder", *Eur. Neuropsychopharmacol.*, febrero de 2006, vol. 16, núm. 2, pp. 107-113.

92. C. C. Chiu, S. Y. Huang, K. P. Su et al., "Polyunsaturated fatty acid deficit in patients with bipolar mania", *Eur. Neuropsychopharmacol.*, marzo de 2003, vol. 13, núm. 2, pp. 99-103.

93. P. M. Kidd, "Omega-3 DHA and EPA for cognition, behavior, and mood: clinical findings and structural-functional synergies with cell membrane phospholipids", *Altern. Med. Rev.*, septiembre de 2007, vol. 12, núm. 3, pp. 207-227.

94. W. E. Connor y S. L. Connor, "The importance of fish and docosahexaenoic acid in Alzheimer disease", *Am. J. Clin. Nutr.*, abril de 2007, vol. 85, núm. 4, pp. 929-930.

95. P. Andlin-Sobocki, B. Jonsson, H. U. Wittchen et al., "Cost of disorders of the brain in Europe", *Eur. J. Neurol.*, junio de 2005, vol. 12, núm. 1 (suplemento), pp. 1-27.

96. J. Olesen, A. Gustavsson, M. Svensson et al., "The economic cost of brain disorders in Europe", *Eur. J. Neurol.*, enero de 2012, vol. 19, núm. 1, pp. 155-162.

97. M. R. Prasad, M. A. Lovell, M. Yatin et al., "Regional membrane phospholipid alterations in Alzheimer's disease", *Neurochem. Res.*, enero de 1998, vol. 23, núm. 1, pp. 81-88.

98. P. M. Kidd, "Omega-3 DHA and EPA for cognition, behavior, and mood: clinical findings and structural-functional synergies with cell membrane phospholipids", *Altern. Med. Rev.*, septiembre de 2007, vol. 12, núm. 3, pp. 207-227.

99. U. N. Das, "Essential fatty acids: biochemistry, physiology and pathology", *Biotechnology J.*, abril de 2006, vol. 1, núm. 4, pp. 420-439.

100. M. A. Moyad, "An introduction to dietary/supplemental omega-3 fatty acids for general health and prevention: part II", *Urol. Oncol.*, enero-febrero de 2005, vol. 23, núm. 1, pp. 36-48.

101. S. Kalmijn, L. J. Launer, A. Ott et al., "Dietary fat intake and the risk of incident dementia in the Rotterdam Study", *Ann. Neurol.*, noviembre de 1997, vol. 42, núm. 5, pp. 776-782.

102. P. Barberger-Gateau, L. Letenneur, V. Deschamps et al., "Fish, meat, and risk of dementia: cohort study", *BMJ*, 26 de octubre de 2002, vol. 325, núm. 7370, pp. 932-933.

103. M. C. Morris, D. A. Evans, J. L. Bienias et al., "Consumption of fish and n-3 fatty acids and risk of incident Alzheimer disease", *Arch. Neurol.*, julio de 2003, vol. 60, núm. 7, pp. 940-946.

104. E. Freemantle, M. Vandal, J. Tremblay-Mercier et al., "Omega-3 fatty acids, energy substrates, and brain function during aging", *Prosta-*

glandins Leukot Essent FattyAcids, septiembre, 2006, vol. 75, núm. 3, pp. 213-220.

105. *Idem.*
106. *Idem.*
107. *Idem.*
108. *Idem.*
109. A. M. Tully, H. M. Roche, R. Doyle *et al.*, "Low serum cholesteryl esterdocosahexaenoic acid levels in Alzheimer's disease: a case-control study", *Br. J. Nutr.*, abril de 2003, vol. 89, núm. 4, pp. 483-489.
110. J. A. Conquer, M. C. Tierney, J. Zecevic *et al.*, "Fatty acid analysis of blood plasma of patients with Alzheimer's disease, other types of dementia, and cognitive impairment", *Lipids*, diciembre de 2000, vol. 35, núm. 12, pp. 1305-1312.
111. T. L. Huang, "Omega-3 fatty acids, cognitive decline, and Alzheimer's disease: a critical review and evaluation of the literature", *J. Alzheimers Dis.*, 2010, vol. 21, núm. 3, pp. 673-690.
112. L. J. Whalley, I. J. Deary, J. M. Starr *et al.*, "N-3 Fatty acid erythrocyte membrane content, APOE varepsilon4, and cognitive variation: an observational follow up study in late adulthood", *Am. J. Clin. Nutr.*, febrero de 2008, vol. 87, núm. 2, pp. 449-454.
113. G. Mazereeuw, K. L. Lanctot, S. A. Chau *et al.*, "Effects of omega-3 fatty acids on cognitive performance: a meta-analysis", *Neurobiol. Aging*, julio de 2012, vol. 33, núm. 7, pp. 1482.e 17-29.
114. E. Freemantle, M. Vandal, J. Tremblay-Mercier *et al.*, "Omega-3 fatty acids, energy substrates, and brain function during aging", *Prostaglandins Leukot Essent FattyAcids*, septiembre de 2006, vol. 75, núm. 3, pp. 213-220.
115. J. A. Conquer, M. C. Tierney, J. Zecevic *et al.*, "Fatty acid analysis of blood plasma of patients with Alzheimer's disease, other types of dementia, and cognitive impairment", *Lipids*, diciembre de 2000, vol. 35, núm. 12, pp. 1305-1312.
116. E. J. Schaefer, V. Bongard, A. S. Beiser *et al.*, "Plasma phosphatidylcholine docosahexaenoic acid content and risk of dementia and Alzheimer disease: the Framingham Heart Study", *Arch. Neurol.*, noviembre de 2006, vol. 63, núm. 11, pp. 1545-1550.
117. Y. Freund-Levi, M. Eriksdotter-Jonhagen, T Cederholm *et al.*, "Omega-3 fatty acid treatment in 174 patients with mild to moderate Alzheimer disease: OmegAD study: a randomized double-blind trial", *Arch. Neurol.*, octubre de 2006, vol. 63, núm. 1, pp. 1402-1408.

118. G. Mazereeuw, K.L. Lanctot, S. A. Chau *et al.*, "Effects of omega-3 fatty acids on cognitive performance: a meta-analysis", *Neurobiol. Aging*, julio de 2012, vol. 33, núm. 7, pp. 1482.e 17-29.

119. L. Shinto, J. Quinn, T. Montine *et al.*, "A randomized placebo-controlled pilot trial of omega-3 fatty acids and alpha lipoic acid in Alzheimer's disease", *J. Alzheimers Dis.*, 2014, vol. 38, núm. 1, pp. 111-120.

120. G. Mazereeuw, K. L. Lanctot, S. A. Chau *et al.*, "Effects of omega-3 fatty acids on cognitive performance: a meta-analysis", *Neurobiol. Aging*, julio de 2012, vol. 33, núm. 7, pp. 1482.e 17-29.

121. S. Kalmijn, L. J. Launer, A. Ott *et al.*, "Dietary fat intake and the risk of incident dementia in the Rotterdam Study", *Ann. Neurol.*, noviembre de 1997, vol. 42, núm. 5, pp. 776-782.

122. P. Barberger-Gateau, L. Letenneur, V. Deschamps *et al.*, "Fish, meat, and risk of dementia: cohort study", *BMJ*, 26 de octubre de 2002, vol. 325, núm. 7370, pp. 932-933.

123. A. J. Richardson y B. K. Puri, "A randomized double-blind, placebo-controlled study of the effects of supplementation with highly unsaturated fatty acids on ADHD-related symptoms in children with specific learning difficulties", *Prog. Neuropsychopharmacol. Biol. Psychiatry*, febrero de 2002, vol. 26, núm. 2, pp. 233-239.

124. S. Vancassel, G. Durand, C. Barthelemy *et al.*, "Plasma fatty acid levels in autistic children", *Prostaglandins Leukot Essent Fatty Acids*, julio de 2001, vol. 65, núm. 1, pp. 1-7.

125. G. Mamalakis, M. Tornaritis y A. Kafatos, "Depression and adipose essential polyunsaturated fatty acids", *Prostaglandins Leukot Essent Fatty Acids*, noviembre de 2002, vol. 67, núm. 5, pp. 311-318.

126. G. Mamalakis, N. Kalogeropoulos, N. Andrikopoulos *et al.*, "Depression and long chain n-3 fatty acids in adipose tissue in adults from Crete", *Eur. J. Clin. Nutr.*, julio de 2006, vol. 60, núm. 7, pp. 882-888.

127. M. C. Zanarini y F. R. Frankenburg, "Omega-3 fatty acid treatment of women with borderline personality disorder: a double-blind, placebo-controlled pilot study", *Am. J. Psychiatry*, enero de 2003, vol. 160, núm. 1, pp. 167-169.

128. J. Assies, R. Lieverse, P. Vreken *et al.*, "Significantly reduced docosahexaenoic and docosapentaenoic acid concentrations in erythrocyte membranes from schizophrenic patients compared with a carefully matched control group", *Biol. Psychiatry*, 15 de marzo de 2001, vol. 49, núm. 6, pp. 510-522.

129. T. Hamazaki, S. Sawazaki, M. Itomura *et al.*, "Effect of docosahexae-noic acid on hostility", *World Rev. Nutr. Diet,.* 2001, vol. 88, pp. 47-52.

130. G. Mamalakis, A. Kafatos, M. Tornaritis *et al.*, "Anxiety and adipose essential fatty acid precursors for prostaglandin E1 and E2", *J. Am. Coll. Nutr.*, junio de 1998, vol. 17, núm. 3, pp. 239-243.

131. J. Shakeri, M. Khanegi, S. Golshani *et al.*, "Effects of omega-3 supple-ment in the treatment of patients with bipolar I disorder", *Int. J. Prev. Med.*, 19 de mayo de 2016, vol. 7, p. 77.

132. A. T. Vesco, J. Lehmann, B. L. Gracious *et al.*, "Omega-3 supple-mentation for psychotic mania and comorbid anxiety in children", *J. Child. Adolesc. Psychopharmacol.*, 1° de septiembre de 2015, vol. 25, núm. 7, pp. 526-534.

133. J. Cott y J. R. Hibbeln, "Lack of seasonal mood change in Icelan-ders", *Am. J. Psychiatry*, febrero de 2001, vol. 158, núm. 2, p. 328.

134. J. Wong-Ekkabut, Z. Xu, W. Triampo *et al.*, "Effect of lipid pero-xidation on the properties of lipid bilayers: a molecular dynamics study", *Biophys. J.*, 15 de diciembre de 2007, vol. 93, núm. 12, pp. 4225-4236.

135. G. Spiteller, "Peroxyl radicals: inductors of neurodegenerative and other inflammatory diseases. Their origin and how they transform cholesterol, phospholipids, plasmalogens, polyunsaturated fatty acids, sugars, and proteins into deleterious products", *Free Radic. Biol. Med.*, 1° de agosto de 2006, vol. 41, núm. 3, pp. 362-387.

136. *Idem.*

137. *Idem.*

138. J. G. Moran, T. Mon, T. L. Hendrickson *et al.*, "Defining mechanisms of toxicity for linoleic acid monoepoxides and diols in Sf-21 cells", *Chem. Res. Toxicol.*, abril de 2001, vol. 14, núm. 4, pp. 431-437.

139. T. J. Montine, V. Amarnath, M. E. Martin *et al.*, "E-4-hydroxy-2-no-nenal is cytotoxic and cross-links cytoskeletal proteins in P19 neu-roglial cultures", *Am. J. Pathol.*, enero de 1996, vol. 148, núm. 1, pp. 89-93.

140. K. P. Best, M. Gold, D. Kennedy *et al.*, "Omega-3 long-chain PUFA intake during pregnancy and allergic disease outcomes in the offs-pring: a systematic review and meta-analysis of observational stu-dies and randomized controlled trials", *Am. J. Clin. Nutr.*, enero de 2016, vol. 103, núm. 1, pp. 128-143.

141. *Idem.*

142. *Idem.*
143. E. Maslova, M. Strom, E. Oken *et al.*, "Fish intake during pregnancy and the risk of child asthma and allergic rhinitis–longitudinal evidence from the Danish National Birth Cohort", *Br. J. Nutr.*, octubre de 2013, vol. 110, núm. 7, pp. 1313-1325.
144. B. I. Nwaru, M. Erkkola, M. Lumia *et al.*, "Maternal intake of fatty acids during pregnancy and allergies in the offspring", *Br. J. Nutr.*, agosto de 2012, vol. 108, núm. 4, pp. 720-732.
145. W. Jedrychowski, F. Perera, U. Maugeri *et al.*, "Effects of prenatal and perinatal exposure to fine air pollutants and maternal fish consumption on the occurrence of infantile eczema", *Int. Arch. Allergy Immunol.*, 2011, vol. 155, núm. 3, pp. 275-281.
146. S. M. Willers, G. Devereux, L. C. Craig *et al.*, "Maternal food consumption during pregnancy and asthma, respiratory and atopic symptoms in 5-year-old children", *Thorax*, septiembre de 2007, vol. 62, núm. 9, pp. 773-779.
147. N. B. Janakiram, A. Mohammed y C. V. Rao, "Role of lipoxins, resolvins, and other bioactive lipids in colon and pancreatic cancer", *Cancer Metastasis Rev.*, diciembre de 2011, vol. 30, núms. 3-4, pp. 507-523.
148. M. J. González, R. A. Schemmel, J. I. Gray *et al.*, "Effect of dietary fat on growth of MCF-7 and MDA-MB231 human breast carcinomas in athymic nude mice: relationship between carcinoma growth and lipid peroxidation product levels", *Carcinogenesis*, julio de 1991, vol. 12, núm. 7, pp. 1231-1235.
149. M. J. González, R. M. Schemmel, L. Dugan Jr. *et al.*, "Dietary fish oil inhibits human breast carcinoma growth: a function of increased lipid peroxidation", *Lipids*, septiembre de 1993, vol. 28, núm. 9, pp. 827-832.
150. E. A. Hudson, S. A. Beck y M. J. Tisdale, "Kinetics of the inhibition of tumour growth in mice by eicosapentaenoic acid-reversal by linoleic acid", *Biochem. Pharmacol.*, 9 de junio de 1993, vol. 45, núm. 11, pp. 2189-2194.
151. K. A. Conklin, "Dietary polyunsaturated fatty acids: impact on cancer chemotherapy and radiation", *Altern. Med. Rev.*, febrero de 2002, vol. 7, núm. 1, pp. 4-21.
152. *Idem.*
153. *Idem.*
154. *Idem.*

Capítulo 7

1. C. L. Ogden, M. D. Carroll y B. K. Kit *et al.*, "Prevalence of obesity in the United States, 2009-2010", *NCHS Data Brief*, enero de 2012, núm. 82, pp. 1-8.
2. H. Yki-Jarvinen, "Fat in the liver and insulin resistance. *Ann. Med.*, 2005, vol. 37, núm. 5, pp. 347-356.
3. S. H. Jung, K. H. Ha y D. J. Kim, "Visceral fat mass has stronger associations with diabetes and prediabetes than other anthropometric obesity indicators among Korean adults", *Yonsei Med. J.*, 1° de mayo de 2016, vol. 57, núm. 3, pp. 674-680.
4. S. G. Sheth y S. Chopra, "Epidemiology, clinical features, and diagnosis of nonalcoholic fatty liver disease in adults" [internet], *UpToDate*, 2018. Disponible en http://www.uptodate.com/contents/epidemiology-clinical-features-and -diagnosis-of-nonalcoholic-fatty-liver-disease-in-adults.
5. G. Vernon, A. Baranova y Z. M. Younossi, "Systematic review: the epidemiology and natural history of non-alcoholic fatty liver disease and non-alcoholic steatohepatitis in adults", *Aliment Pharmacol. Ther.*, agosto de 2011, vol. 34, núm. 3, pp. 274-285.
6. C. D. Williams, J. Stengel, M. I. Asike *et al.*, "Prevalence of nonalcoholic fatty liver disease and nonalcoholic steatohepatitis among a largely middle-aged population utilizing ultrasound and liver biopsy: a prospective study", *Gastroenterology*, enero de 2011, vol. 140, núm. 1, pp. 124-131.
7. A. Menke, S. Casagrande, L. Geiss *et al.*, "Prevalence of and trends in diabetes among adults in the United States, 1988-2012", *JAMA*, 8 de septiembre de 2015, vol. 314, núm. 1, pp. 1021-1029.
8. A. Lopategi, C. López-Vicario, J. Alcaraz-Quiles *et al.*, "Role of bioactive lipid mediators in obese adipose tissue inflammation and endocrine dysfunction", *Mol. Cell. Endocrinol.*, 5 de enero de 2016, vol. 419, pp. 44-59.
9. *Idem.*
10. J. Claria, B. T. Nguyen, A. L. Madenci *et al.*, "Diversity of lipid mediators in human adipose tissue depots", *Am. J. Physiol. Cell. Physiol.*, 15 de junio de 2013, vol. 304, núm. 12, pp. C1141-C1149.
11. J. Claria, J. Dalli, S. Yacoubian *et al.*, "Resolvin D1 and resolvin D2 govern local inflammatory tone in obese fat", *J. Immunol.*, 1° de septiembre de 2012, vol. 189, núm. 5, pp. 2597-2605.

12. A. Lopategi, C. López-Vicario, J. Alcaraz-Quiles *et al.*, "Role of bioactive lipid mediators in obese adipose tissue inflammation and endocrine dysfunction", *Mol. Cell. Endocrinol.*, 5 de enero de 2016, vol. 419, pp. 44-59.

13. P. J. White, M. Arita, R. Taguchi *et al.*, "Transgenic restoration of long-chain n-3 fatty acids in insulin target tissues improves resolution capacity and alleviates obesity-linked inflammation and insulin resistance in high-fat-fed mice", *Diabetes*, diciembre de 2010, vol. 59, núm. 12, pp. 3066-3073.

14. A. Neuhofer, M. Zeyda, D. Mascher *et al.*, "Impaired local production of pro-resolving lipid mediators in obesity and 17-HDHA as a potential treatment for obesity-associated inflammation", *Diabetes*, junio de 2013, vol. 62, núm. 6, pp. 1945-1956.

15. J. Hellmann, Y Tang, M. Kosuri *et al.*, "Resolvin D1 decreases adipose tissue macrophage accumulation and improves insulin sensitivity in obese-diabetic mice", *FASEB J.*, julio de 2011, vol. 25, núm. 7, pp. 2399-2407.

16. A. Lopategi, C, López-Vicario, J. Alcaraz-Quiles *et al.*, "Role of bioactive lipid mediators in obese adipose tissue inflammation and endocrine dysfunction", *Mol. Cell. Endocrinol.*, 5 de enero de 2016, vol. 419, pp. 44-59.

17. *Idem.*

18. S. J. Guyenet y S. E. Carlson, "Increase in adipose tissue linoleic acid of U. S. adults in the last half century", *Advances in Nutrition*, 1° de noviembre de 2015, vol. 6, núm. 6, pp. 660-664.

19. M. E. Surette, I. L. Koumenis, M. B. Edens *et al.*, "Inhibition of leukotriene synthesis, pharmacokinetics, and tolerability of a novel dietary fatty acid formulation in healthy adult subjects", *Clin. Ther.*, marzo de 2003, vol. 25, núm. 3, pp. 948-971.

20. M. J. James, R. A. Gibson y L. G. Cleland, "Dietary polyunsaturated fatty acids and inflammatory mediator production", *Am. J. Clin. Nutr.*, enero de 2000, vol. 71, núm. 1 (suplemento), pp. 343s-348s.

21. B. A. Manole, "Effect of alpha-linolenic acid on global fatty oxidation in adipocytes and skeletal muscle cells", proyecto de tesis, Universidad de Tennessee, 2011.

22. S. Ikemoto, M. Takahashi, N. Tsunoda *et al.*, "High-fat diet-induced hyperglycemia and obesity in mice: differential effects of dietary oils", *Metabolism*, diciembre de 1996, vol. 45, núm. 12, pp. 1539-1546.

23. J. O. Hill, J. C. Peters, D. Lin et al., "Lipid accumulation and body fat distribution is influenced by type of dietary fat fed to rats", *Int. J. Obes. Relat. Metab. Disord.*, abril de 1993, vol. 17, núm. 4, pp. 223-236.

24. P. Flachs, M. Rossmeisl, O. Kuda et al., "Stimulation of mitochondrial oxidative capacity in white fat independent of UCP1: a key to lean phenotype", *Biochim. Biophys. Acta*, mayo de 2013, vol. 1831, núm. 5, pp. 986-1003.

25. P. Flachs, O. Horakova, P. Brauner et al., "Polyunsaturated fatty acids of marine origin upregulate mitochondrial biogenesis and induce beta-oxidation in white fat", *Diabetologia*, noviembre de 2005, vol. 48, núm. 11, pp. 2365-2375.

26. M. Hensler, K. Bardova, Z. M. Jilkova et al., "The inhibition of fat cell proliferation by n-3 fatty acids in dietary obese mice", *Lipids Health Dis.*, 2 de agosto de 2011, vol. 10, p. 128.

27. J. Ruzickova, M. Rossmeisl, T. Prazak et al., "Omega-3 PUFA of marine origin limit diet-induced obesity in mice by reducing cellularity of adipose tissue", *Lipids*, diciembre de 2004, vol. 39, núm. 12, pp. 1177-1185.

28. K. L. Spalding, E. Arner, P. O. Westermark et al., "Dynamics of fat cell turnover in humans", *Nature*, 5 de junio de 2008, vol. 453, núm. 7196, pp. 783-787.

29. M. J. Azain, "Role of fatty acids in adipocyte growth and development", *J. Anim. Sci.*, marzo de 2004, vol. 82, núm. 3, pp. 916-924.

30. L. J. Hutley, F. M. Newell, J. M. Joyner et al., "Effects of rosiglitazone and linoleic acid on human preadipocyte differentiation", *Eur. J. Clin. Invest.*, julio de 2003, vol. 33, núm. 7, pp. 574-581.

31. A. R. Alvheim, M. K. Malde, D. Osei-Hyiaman et al., "Dietary linoleic acid elevates endogenous 2-AG and anandamide and induces obesity", *Obesity (Silver Spring)*, octubre de 2012, vol. 20, núm. 1, pp. 1984-1994.

32. F. Massiera, P. Saint-Marc, J. Seydoux et al., "Arachidonic acid and prostacyclin signaling promote adipose tissue development: a human health concern?", *J. Lipid Res.*, febrero de 2003, vol. 44, núm. 2, pp. 271-279.

33. R. J. Moon, N. C. Harvey, S. M. Robinson et al., "Maternal plasma polyunsaturated fatty acid status in late pregnancy is associated with offspring body composition in childhood", *J. Clin. Endocrinol. Metab.*, enero de 2013, vol. 98, núm. 1, pp. 299-307.

34. S. M. Donahue, S. L., Rifas-Shiman, D. R. Gold *et al.*, "Prenatal fatty acid status and child adiposity at age 3 y: results from a US pregnancy cohort", *Am. J. Clin. Nutr.*, abril de 2011, vol. 93, núm. 4, pp. 780-788.

35. J. O. Hill, J. C. Peters, D. Lin *et al.*, "Lipid accumulation and body fat distribution is influenced by type of dietary fat fed to rats", *Int. J. Obes. Relat. Metab. Disord.*, abril de 1993, vol. 17, núm. 4, pp. 223-236.

36. W. Su y P. J. Jones, "Dietary fatty acid composition influences energy accretion in rats", *J. Nutr.*, diciembre de 1993, vol. 123, núm. 12, pp. 2109-2114.

37. R. A. Baillie, R. Takada, M. Nakamura *et al.*, "Coordinate induction of peroxisomal acyl-CoA oxidase and UCP-3 by dietary fish oil: a mechanism for decreased body fat deposition", *Prostaglandins Leukot Essent Fatty Acids*, mayo-junio de 1999, vol. 60, núms. 5-6, pp. 351-356.

38. F. Belzung, T. Raclot y R. Groscolas, "Fish oil n-3 fatty acids selectively limit the hypertrophy of abdominal fat depots in growing rats fed high-fat diets", *Am. J. Physiol.*, junio de 1993, vol. 264, núm. 6, parte 2, pp. R1111-R1118.

39. M. Kunesova, R. Braunerova, P. Hlavaty *et al.*, "The influence of n-3 polyunsaturated fatty acids and very low-calorie diet during a short-term weight reducing regimen on weight loss and serum fatty acid composition in severely obese women", *Physiol. Res.*, 2006, vol. 55, núm. 1, pp. 63-72.

40. *Idem.*

41. I. Thorsdottir, H. Tomasson, I. Gunnarsdottir *et al.*, "Randomized trial of weightloss-diets for young adults varying in fish and fish oil content", *Int. J. Obes. (Lond.)*, octubre de 2007, vol. 31, núm. 1, pp. 1560-1566.

42. M. K. Mater, A. P. Thelen, D. A. Pan *et al.*, "Sterol response element-binding protein 1c (SREBP1c) is involved in the polyunsaturated fatty acid suppression of hepatic S14 gene transcription", *J. Biol. Chem.*, noviembre de 1999, vol. 274, núm. 46, pp. 32725-32732.

43. A. J. Hulbert y P. L. Else., "Membranes as possible pacemakers of metabolism", *J. Theor. Biol.*, 7 de agosto de 1999, vol. 199, núm. 3, pp. 257-274.

44. S. Allport, *The queen of fats: why omega-3s were removed from the western diet and what we can do to replace them*, Oakland, California, University of California Press, 2006, 232 pp.

45. A. J. Hulbert y P. L. Else., "Membranes as possible pacemakers of metabolism", *J. Theor. Biol.*, 7 de agosto de 1999, vol. 199, núm. 3, pp. 257-274.

46. *Idem.*

47. G. I. Smith, P. Atherton, D. N. Reeds *et al.*, "Dietary omega-3 fatty acid supplementation increases the rate of muscle protein synthesis in older adults: a randomized controlled trial", *Am. J. Clin. Nutr.*, febrero de 2011, vol. 93, núm. 2, pp. 402-412.

48. G. I. Smith, S. Julliand, D. N. Reeds *et al.*, "Fish oil-derived n-3 PUFA therapy increases muscle mass and function in healthy older adults", *Am. J. Clin. Nutr.*, julio de 2015, vol. 102, núm. 1, pp. 115-122.

49. A. A. Gingras, P. J. White, P. Y. Chouinard *et al.*, "Long-chain omega-3 fatty acids regulate bovine whole-body protein metabolism by promoting muscle insulin signalling to the Akt-mTOR-S6K1 pathway and insulin sensitivity", *J. Physiol.*, 15 de febrero de 2007, vol. 579, parte 1, pp. 269-284.

50. J. W. Alexander, H. Saito, O. Trocki *et al.*, "The importance of lipid type in the diet after burn injury", *Ann. Surg.*, julio de 1986, vol. 204, núm. 1, pp. 1-8.

51. A. A. Berbert, C. R. Kondo, C. L. Almendra *et al.*, "Supplementation of fish oil and olive oil in patients with rheumatoid arthritis", *Nutrition*, febrero de 2005, vol. 21, núm. 2, pp. 131-136.

52. R. A. Murphy, M. Mourtzakis, Q. S. Chu *et al.*, "Nutritional intervention with fish oil provides a benefit over standard of care for weight and skeletal muscle mass in patients with nonsmall cell lung cancer receiving chemotherapy", *Cancer*, 15 de abril de 2011, vol. 117, núm. 8, pp. 1775-1782.

53. C. L. Rodacki, A. L. Rodacki, G. Pereira *et al.*, "Fish-oil supplementation enhances the effects of strength training in elderly women", *Am. J. Clin. Nutr.*, febrero de 2012, vol. 95, núm. 2, pp. 428-436.

54. A. M. Ryan, J. V. Reynolds, L. Healy *et al.*, "Enteral nutrition enriched with eicosapentaenoic acid (EPA) preserves lean body mass following esophageal cancer surgery: results of a double-blinded randomized controlled trial", *Ann. Surg.*, marzo de 2009, vol. 249, núm. 3, pp. 355-363.

55. A. S. Whitehouse, H. J. Smith, J. L Drake *et al.*, "Mechanism of attenuation of skeletal muscle protein catabolism in cancer cachexia by eicosapentaenoic acid", *Cancer Res.*, mayo de 2001, vol. 61, núm. 9, pp. 3604-3609.

56. G. I. Smith, S. Julliand, D. N. Reeds *et al.*, "Fish oil-derived n-3 PUFA therapy increases muscle mass and function in healthy older adults", *Am. J. Clin. Nutr.*, julio de 2015, vol. 102, núm. 1, pp. 115-122.

57. B. M. Jucker, G. W. Cline, N. Barucci *et al.*, "Differential effects of safflower oil versus fish oil feeding on insulin-stimulated glycogen synthesis, glycolysis, and pyruvate dehydrogenase flux in skeletal muscle: a 13C nuclear magnetic resonance study", *Diabetes*, enero de 1999, vol. 48, núm. 1, pp. 134-140.

58. S. Neschen, I. Moore, W. Regittnig *et al.*, "Contrasting effects of fish oil and safflower oil on hepatic peroxisomal and tissue lipid content", *Am. J. Physiol. Endocrinol. Metab.*, febrero de 2002, vol. 282, núm. 2, pp. E395-E401.

59. R. A. Vaughan, R. García-Smith, M. Bisoffi *et al.*, "Conjugated linoleic acid or omega 3 fatty acids increase mitochondrial biosynthesis and metabolism in skeletal muscle cells", *Lipids Health Dis.*, 30 de octubre de 2012, vol. 11, p. 142.

60. C. L. Rodacki, A. L. Rodacki, G. Pereira *et al.*, "Fish-oil supplementation enhances the effects of strength training in elderly women", *Am. J. Clin. Nutr.*, febrero de 2012, vol. 95, núm. 2, pp. 428-436.

61. G. E. Peoples, P. L. McLennan, P. R. Howe *et al.*, "Fish oil reduces heart rate and oxygen consumption during exercise", *J. Cardiovasc. Pharmacol.*, diciembre de 2008, vol. 52, núm. 6, pp. 540-547.

Capítulo 8

1. G. J. van Woudenbergh, A. Kuijsten, C. J. van der Kallen *et al.*, "Comparison of fatty acid proportions in serum cholesteryl esters among people with different glucose tolerance status: the CODAM study", *Nutr. Metab. Cardiovasc. Dis.*, febrero de 2012, vol. 22, núm. 2, pp. 133-140.

2. Adaptado de "Eicosanoids" [internet], *Wikipedia*. Disponible en https://upload.wikimedia.org/wikipedia/commons/5/58/EFA_to_ Eicosanoids.svg.

3. G. J. van Woudenbergh, A. Kuijsten, C. J. van der Kallen *et al.*, "Comparison of fatty acid proportions in serum cholesteryl esters among people with different glucose tolerance status: the CODAM study", *Nutr. Metab. Cardiovasc. Dis.*, febrero de 2012, vol. 22, núm. 2, pp. 133-140.

4. V. Salomaa, I. Ahola, J. Tuomilehto *et al.*, "Fatty acid composition of serum cholesterol esters in different degrees of glucose intolerance: a populationbased study", *Metabolism*, diciembre de 1990, vol. 39, núm. 1, pp. 1285-1291.

5. L. M Steffen, B. Vessby, D. R. Jacobs Jr. *et al.*, "Serum phospholipid and cholesteryl ester fatty acids and estimated desaturase activities are related to overweight and cardiovascular risk factors in adolescents", *Int. J. Obes. (Lond.)*, agosto de 2008, vol. 32, núm. 8, pp. 1297-1304.

6. E. Warensjo, M. Rosell, M. L. Hellenius *et al.*, "Associations between estimated fatty acid desaturase activities in serum lipids and adipose tissue in humans: links to obesity and insulin resistance", *Lipids Health Dis.*, 27 de agosto de 2009, vol. 8, p. 37.

7. D. A. Pan, S. Lillioja, M. R. Milner *et al.*, "Skeletal muscle membrane lipid composition is related to adiposity and insulin action", *J. Clin. Invest.*, diciembre de 1995, vol. 96, núm. 6, pp. 2802-2808.

8. R. R. Brenner, "Hormonal modulation of delta6 and delta5 desaturases: case of diabetes", *Prostaglandins Leukot Essent Fatty Acids*, febrero de 2003, vol. 68, núm. 2, pp. 151-162.

9. *Idem.*

10. J. Bezard, J. P. Blond, A. Bernard *et al.*, "The metabolism and availability of essential fatty acids in animal and human tissues", *Reprod. Nutr. Dev.*, 1994, vol. 34, núm. 6, pp. 539-568.

11. E. A. Emken, R. O. Adlof y R. M. Gulley, "Dietary linoleic acid influences desaturation and acylation of deuterium-labeled linoleic and linolenic acids in young adult males", *Biochim. Biophys. Acta*, 4 de agosto de 1994, vol. 1213, núm. 3, pp. 277-288.

12. M. P. St-Onge, A. Bosarge, L. L. Goree *et al.*, "Medium chain triglyceride oil consumption as part of a weight loss diet does not lead to an adverse metabolic profile when compared to olive oil", *J. Am. Coll. Nutr.*, octubre de 2008, vol. 27, núm. 5, pp. 547-552.

13. V. van Wymelbeke, A. Himaya, J. Louis-Sylvestre *et al.*, "Influence of mediumchain and long-chain triacylglycerols on the control of food intake in men", *Am. J. Clin. Nutr.*, agosto de 1998, vol. 68, núm. 2, pp. 226-234.

14. K. Mumme y W. Stonehouse, "Effects of medium-chain triglycerides on weight loss and body composition: a meta-analysis of randomized controlled trials", *J. Acad. Nutr. Diet*, febrero de 2015, vol. 115, núm. 2, pp. 249-263.

15. C. Binnert, C. Pachiaudi, M. Beylot *et al.*, "Influence of human obesity on the metabolic fate of dietary long-and medium-chain triacylglycerols", *Am. J. Clin. Nutr.*, abril de 1998, vol. 67, núm. 4, pp. 595-601.

16. M. L. Assuncao, H. S. Ferreira, A. F. Dos Santos *et al.*, "Effects of dietary coconut oil on the biochemical and anthropometric profiles of women presenting abdominal obesity", *Lipids*, julio de 2009, vol. 44, núm. 7, pp. 593-601.

17. K. M. Liau, Y. Y. Lee, C. K. Chen *et al.*, "An open-label pilot study to assess the efficacy and safety of virgin coconut oil in reducing visceral adiposity", *ISRN Pharmacol.*, 2011, vol. 2011, p. 949686.

18. J. P. DeLany, M. M. Windhauser, C. M. Champagne *et al.*, "Differential oxidation of individual dietary fatty acids in humans", *Am. J. Clin. Nutr.*, octubre de 2000, vol. 72, núm. 4, pp. 905-911.

19. J. B. Lasekan, J. Rivera, M. D. Hirvonen *et al.*, "Energy expenditure in rats maintained with intravenous or intragastric infusion of total parenteral nutrition solutions containing medium-or long-chain triglyceride emulsions", *J. Nutr.*, julio de 1992, vol. 122, núm. 7, pp. 1483-1492.

20. J. P. DeLany, M. M. Windhauser, C. M. Champagne *et al.*, "Differential oxidation of individual dietary fatty acids in humans", *Am. J. Clin. Nutr.*, octubre de 2000, vol. 72, núm. 4, pp. 905-911.

21. *Idem.*

22. J. Leyton, P. J. Drury y M. A. Crawford, "Differential oxidation of saturated and unsaturated fatty acids in vivo in the rat", *Br. J. Nutr.*, mayo de 1987, vol. 57, núm. 3, pp. 383-393.

23. J. B. Lasekan, J. Rivera, M. D. Hirvonen *et al.*, "Energy expenditure in rats maintained with intravenous or intragastric infusion of total parenteral nutrition solutions containing medium-or long-chain triglyceride emulsions", *J. Nutr.*, julio de 1992, vol. 122, núm. 7, pp. 1483-1492.

24. M. F. McCarty y J. J. DiNicolantonio, "Lauric acid-rich medium-chain triglycerides can substitute for other oils in cooking applications and may have limited pathogenicity", *Open Heart*, 27 de julio de 2016, vol. 3, núm. 2, p. 105.

25. B. B. Albert, J. G. Derraik, D. Cameron-Smith *et al.*, "Fish oil supplements in New Zealand are highly oxidised and do not meet label content of n-3 PUFA", *Sci. Rep.*, 2015, vol. 5, p. 7928.

26. C. von Schacky, "Cardiovascular disease prevention and treatment", *Prostaglandins Leukot Essent Fatty Acids*, agosto-septiembre de 2009, vol. 81, núms. 2-3, pp. 193-198.

27. R. Bunea, K. El Farrah y L. Deutsch, "Evaluation of the effects of Neptune Krill Oil on the clinical course of hyperlipidemia", *Altern. Med. Rev.*, diciembre de 2004, vol. 9, núm. 4, pp. 420-428.

28. J. P. Schuchardt, I. Schneider, H. Meyer *et al.*, "Incorporation of EPA and DHA into plasma phospholipids in response to different omega-3 fatty acid formulations-a comparative bioavailability study of fish oil vs. krill oil", *Lipids Health Dis.*, 22 de agosto de 2011, vol. 10, p. 145.

29. J. Neubronner, J. P. Schuchardt, G. Kressel *et al.*, "Enhanced increase of omega-3 index in response to long-term n-3 fatty acid supplementation from triacylglycerides versus ethyl esters", *Eur. J. Clin. Nutr.*, diciembre de 2011, vol. 65, núm. 2, pp. 247-254.

30. J. Dyerberg, P. Madsen, J. M. Moller *et al.*, "Bioavailability of marine n-3 fatty acid formulations", *Prostaglandins Leukot Essent Fatty Acids*, septiembre de 2010, vol. 83, núm. 3, pp. 137-141.

31. "Krill" [internet], *Nat Geog.* Disponible en http://www.nationalgeographic.com/animals/invertebrates/group/krill/.

32. S. M. Ulven, B. Kirkhus, A. Lamglait *et al.*, "Metabolic effects of krill oil are essentially similar to those of fish oil but at lower dose of EPA and DHA, in healthy volunteers", *Lipids*, enero de 2011, vol. 46, núm. 1, pp. 37-46.

33. L. N. Nguyen, D. Ma, G. Shui *et al.*, "Mfsd2a is a transporter for the essential omega-3 fatty acid docosahexaenoic acid", *Nature*, 22 de mayo de 2014, vol. 509, núm. 7501, pp. 503-06.

34. V. Alakbarzade, A. Hameed, D. Q. Quek *et al.*, "A partially inactivating mutation in the sodium-dependent lysophosphatidylcholine transporter MFSD2A causes a non-lethal microcephaly syndrome", *Nat. Genet.*, julio de 2015, vol. 47, núm. 7, pp. 814-817.

35. A. Güemez-Gamboa, L. N. Nguyen, H. Yang *et al.*, "Inactivating mutations in MFSD2A, required for omega-3 fatty acid transport in brain, cause a lethal microcephaly syndrome", *Nat. Genet.*, julio de 2015, vol. 47, núm. 7, pp. 809-813.

36. Y. Nishida, E. Yamashita, W. Miki *et al.*, "Quenching activities of common hydrophilic and lipophilic antioxidants against singlet oxygen using chemiluminescence detection system", *Carotenoid Science*, enero de 2007, vol. 11, núm. 6, pp. 16-20.

37. K. D. Corbin y S. H. Zeisel, "Choline metabolism provides novel insights into nonalcoholic fatty liver disease and its progression", *Curr. Opin. Gastroenterol.*, marzo de 2012, vol. 28, núm. 2, pp. 159-165.

38. L. N. Nguyen, D. Ma, G. Shui *et al.*, "Mfsd2a is a transporter for the essential omega-3 fatty acid docosahexaenoic acid", *Nature*, 22 de mayo de 2014, vol. 509, núm. 7501, pp. 503-06.

39. V. Alakbarzade, A. Hameed, D. Q. Quek *et al.*, "A partially inactivating mutation in the sodium-dependent lysophosphatidylcholine transporter MFSD2A causes a non-lethal microcephaly syndrome", *Nat. Genet.*, julio de 2015, vol. 47, núm. 7, pp. 814-817.

40. A. Güemez-Gamboa, L. N. Nguyen, H. Yang *et al.*, "Inactivating mutations in MFSD2A, required for omega-3 fatty acid transport in brain, cause a lethal microcephaly syndrome", *Nat. Genet.*, julio de 2015, vol. 47, núm. 7, pp. 809-813.

41. "MSC labelled Aker Biomarine krill products are from a sustainable and well managed fishery" [internet], *Marine Stewardship Council*, 27 de marzo de 2018. Disponible en http://www.msc.org/newsroom/news/msc-labelled-aker-biomarine-krill-products-are-from-a-sustainable-and-well-managed-fishery.

42. S. M. Ulven, B. Kirkhus, A. Lamglait *et al.*, "Metabolic effects of krill oil are essentially similar to those of fish oil but at lower dose of EPA and DHA, in healthy volunteers", *Lipids*, enero de 2011, vol. 46, núm. 1, pp. 37-46.

43. "Krill oil. Monograph", *Altern. Med. Rev.*, abril de 2010, vol. 15, núm. 1, pp. 84-86.

44. K. C. Maki, M. S. Reeves, M. Farmer *et al.*, "Krill oil supplementation increases plasma concentrations of eicosapentaenoic and docosahexaenoic acids in overweight and obese men and women", *Nutr. Res.*, septiembre de 2009, vol. 29, núm. 9, pp. 609-615.

45. L. Deutsch, "Evaluation of the effect of Neptune Krill Oil on chronic inflammation and arthritic symptoms", *J. Am. Coll. Nutr.*, febrero de 2007, vol. 26, núm. 1, pp. 39-48.

46. F. Sampalis, R. Bunea, M. F. Pelland *et al.*, "Evaluation of the effects of Neptune Krill Oil on the management of premenstrual syndrome and dysmenorrhea", *Altern. Med. Rev.*, mayo de 2003, vol. 8, núm. 2, pp. 171-179.

47. "Gamma-linolenic acid (GLA). Monograph", *Altern. Med. Rev.*, marzo de 2004, vol. 9, núm. 1, pp. 70-78.

48. *Idem.*

49. L. J. Leventhal, E. G. Boyce y R. B. Zurier, "Treatment of rheumatoid arthritis with gammalinolenic acid", *Ann. Intern. Med.*, 1º de noviembre de 1993, vol. 119, núm. 9, pp. 867-873.

50. R. B. Zurier, R. G. Rossetti, E. W. Jacobson *et al.*, "Gamma-Linolenic acid treatment of rheumatoid arthritis. A randomized, placebo-controlled trial", *Arthritis Rheum*, noviembre de 1996, vol. 39, núm. 11, pp. 1808-1817.

51. "Gamma-linolenic acid (GLA). Monograph", *Altern. Med. Rev.*, marzo de 2004, vol. 9, núm. 1, pp. 70-78.

52. L. J. Leventhal, E. G. Boyce y R. B. Zurier, "Treatment of rheumatoid arthritis with blackcurrant seed oil", *Br. J. Rheumatol.*, septiembre de 1994, vol. 33, núm. 9, pp. 847-852.

53. B. C. Melnik y G. Plewig, "Is the origin of atopy linked to deficient conversion of omega-6-fatty acids to prostaglandin E1?", *J. Am. Acad. Dermatol*, septiembre de 1989, vol. 21, núm. 3, parte 1, pp. 557-563.

54. P. F. Morse, D. F. Horrobin, M. S. Manku *et al.*, "Meta-analysis of placebo-controlled studies of the efficacy of Epogam in the treatment of atopic eczema. Relationship between plasma essential fatty acid changes and clinical response", *Br. J. Dermatol.*, julio de 1989, vol. 121, núm. 1, pp. 75-90.

55. D. F. Horrobin, "Nutritional and medical importance of gamma-linolenic acid", *Prog. Lipid Res.*, 1992, vol. 31, núm. 2, pp. 163-194.

56. A. E. Hansen, "Essential fatty acids and infant nutrition; Borden award address", *Pediatrics*, marzo de 1958, vol. 21, núm. 3, pp. 494-501.

57. M. E. Surette, D. Stull y J. Lindemann, "The impact of a medical food containing gammalinolenic and eicosapentaenoic acids on asthma management and the quality of life of adult asthma patients", *Curr. Med. Res. Opin.*, febrero de 2008, vol. 24, núm. 2, pp. 559-567.

58. M. G. Brush, S. J. Watson, D. F. Horrobin *et al.*, "Abnormal essential fatty acid levels in plasma of women with premenstrual syndrome", *Am. J. Obstet. Gynecol.*, octubre de 1984, vol. 150, núm. 4, pp. 363-366.

59. L. E.Arnold, S. M. Pinkham y N. Votolato, "Does zinc moderate essential fatty acid and amphetamine treatment of attention-deficit/hyperactivity disorder?", *J. Child. Adolesc. Psychopharmacol.*, verano de 2000, vol. 10, núm. 2, pp. 111-117.

60. M. C. Kruger, H. Coetzer, R. de Winter *et al.*, "Calcium, gamma-linolenic acid and eicosapentaenoic acid supplementation in senile osteoporosis", *Aging (Milano)*, octubre de 1998, vol. 10, núm. 5, pp. 385-394.

61. S. Barabino, M. Rolando, P. Camicione *et al.*, "Systemic linoleic and gammalinolenic acid therapy in dry eye syndrome with an inflammatory component", *Cornea*, marzo de 2003, vol. 22, núm. 2, pp. 97-101.

62. D. Guillaume y Z. Charrouf, "Argan oil. Monograph", *Altern. Med. Rev.*, septiembre de 2011, vol. 16, núm. 3, pp. 275-279.

63. Z. Charrouf y D. Guillaume, "Should the amazigh diet (regular and moderate argan oil consumption) have a beneficial impact on human health?", *Crit. Rev. Food. Sci. Nutr.*, mayo de 2010, vol. 50, núm. 5, pp. 473-477.

64. D. Guillaume y Z. Charrouf, "Argan oil. Monograph", *Altern. Med. Rev.*, septiembre de 2011, vol. 16, núm. 3, pp. 275-279.

65. *Idem.*

66. H. Harhar, S. Gharby, B. Kartah *et al.*, "Influence of argan kernel roasting-time on virgin argan oil composition and oxidative stability", *Plant Foods Hum. Nutr.*, enero de 2011, vol. 66, núm. 2, pp. 163-168.

67. D. Guillaume y Z. Charrouf, "Argan oil. Monograph", *Altern. Med. Rev.*, septiembre de 2011, vol. 16, núm. 3, pp. 275-279.

68. *Idem.*

69. H. Dobrev, "Clinical and instrumental study of the efficacy of a new sebum control cream", *J. Cosmet. Dermatol.*, junio de 2007, vol. 6, núm. 2, pp. 113-118.

70. H. Berrougui, A. Ettaib, M. D. Herrera González *et al.*, "Hypolipidemic and hypocholesterolemic effect of argan oil (Argania spinosa L.) in Meriones shawi rats", *J. Ethnopharmacol.*, noviembre de 2003, vol. 89, núm. 1, pp. 15-18.

71. A. Derouiche, M. Cherki, A. Drissi *et al.*, "Nutritional intervention study with argan oil in man: effects on lipids and apolipoproteins", *Ann. Nutr. Metab.*, mayo-junio de 2005, vol. 49, núm. 3, pp. 196-201.

72. H. Berrougui, M. Cloutier, M. Isabelle *et al.*, "Phenolic-extract from argan oil (Argania spinosa L.) inhibits human low-density lipoprotein (LDL) oxidation and enhances cholesterol efflux from human

THP-1 macrophages", *Atherosclerosis*, febrero de 2006, vol. 184, núm. 2, pp. 389-396.

73. M. Cherki, A. Derouiche, A. Drissi *et al.*, "Consumption of argan oil may have an antiatherogenic effect by improving paraoxonase activities and antioxidant status: Intervention study in healthy men", *Nutr. Metab. Cardiovasc. Dis.*, octubre de 2005, vol. 15, núm. 5, pp. 352-360.

74. M. M. Ould Mohamedou, K. Zouirech, M. El Messal *et al.*, "Argan oil exerts an antiatherogenic effect by improving lipids and susceptibility of LDL to oxidation in type 2 diabetes patients", *Int. J. Endocrinol.*, 2011, vol. 2011, p. 747835.

75. *Idem.*

76. A. Haimeur, H. Messaouri, L. Ulmann *et al.*, "Argan oil prevents prothrombotic complications by lowering lipid levels and platelet aggregation, enhancing oxidative status in dyslipidemic patients from the area of Rabat (Morocco)", *Lipids Health Dis.*, 2013, vol. 12, p. 107.

77. *Idem.*

78. H. Mekhfi, F. Belmekki, A. Ziyyat *et al.*, "Antithrombotic activity of argan oil: an in vivo experimental study", *Nutrition*, septiembre de 2012, vol. 28, núm. 9, pp. 937-941.

79. A. El Midaoui, Y. Haddad y R. Couture, "Beneficial effects of argan oil on blood pressure, insulin resistance, and oxidative stress in rat", *Nutrition*, octubre de 2016, vol. 32, núm. 10, pp. 1132-1137.

80. S. Bellahcen, Z. Hakkou, A. Ziyyat *et al.*, "Antidiabetic and antihypertensive effect of Virgin Argan Oil in model of neonatal streptozotocin-induced diabetic and l-nitroarginine methylester (l-NAME) hypertensive rats", *J. Complement. Integr. Med.*, 6 de julio de 2013, vol. 10.

81. H. Berrougui, M. Álvarez de Sotomayor, C. Pérez-Guerrero *et al.*, "Argan (Argania spinosa) oil lowers blood pressure and improves endothelial dysfunction in spontaneously hypertensive rats", *Br. J. Nutr.*, diciembre de 2004, vol. 92, núm. 6, pp. 921-929.

82. Y. Berrada, A. Settaf, K. Baddouri *et al.*, "Evidencia experimental de un efecto antihipertensivo e hipocolesterolémico del aceite de argán, *argania sideroxylon*", *Therapie*, mayo-junio de 2000, vol. 55, núm. 3, pp. 375-378.

83. D. Guillaume y Z. Charrouf, "Argan oil. Monograph", *Altern. Med. Rev.*, septiembre de 2011, vol. 16, núm. 3, pp. 275-279.

Capítulo 9

1. C. A. Daley, A. Abbott, P. S. Doyle *et al.*, "A review of fatty acid profiles and antioxidant content in grass-fed and grain-fed beef", *Nutr. J.*, marzo de 2010, vol. 9, p. 10.
2. M. A. Moyad, "An introduction to dietary/supplemental omega-3 fatty acids for general health and prevention: part I", *Urol. Oncol.*, enero-febrero de 2005, vol. 23, núm. 1, pp. 28-35.
3. E. Arab-Tehrany, M. Jacquot, C. Gaiani *et al.*, "Beneficial effects and oxidative stability of omega-3 long-chain polyunsaturated fatty acids", *Trends in Food Science & Technology*, mayo de 2012, vol. 25, núm. 1, pp. 24-33.
4. Adaptado de E. Arab-Tehrany, M. Jacquot, C. Gaiani *et al.*, "Beneficial effects and oxidative stability of omega-3 long-chain polyunsaturated fatty acids", *Trends in Food Science & Technology*, mayo de 2012, vol. 25, núm. 1, pp. 24-33.
5. "How safe is your shrimp?" [internet], *Consumer Reports*, 24 de abril de 2015 (citado el 4 de junio de 2018). Disponible en http://www.consumerreports.org/cro/magazine/2015/06/shrimp-safety/index.htm.
6. "Wild caught vs. farm raised" [internet], *Carson & Co* (citado el 4 de junio de 2018). Disponible en http://www.carsonandcompany.net/shrimp-products/wild-caughtshrimp-vs-farm-raised.
7. W. W. Au, "Susceptibility of children to environmental toxic substances", *Int. J. Hyg. Env. Health*, 2002, vol. 205, núm. 1. Disponible en http://www.citizen.org/cmep/article_redirect.cfm?ID=12706.
8. J. J. DiNicolantonio, M. F. McCarty, S. Chatterjee *et al.*, "A higher dietary ratio of long chain omega-3 to total omega-6 fatty acids for prevention of COX-2-dependent adenocarcinomas", *Nutr. Cancer*, 2014, vol. 66, núm. 8, pp. 1279-1284.
9. *Selfnutritiondata* (consultado el 12 de febrero, 2018). Disponible en http://nutritiondata.self.com.
10. J. Herrera-Camacho, A. Soberano-Martínez y K. E. Orozco Durán, "Effect of fatty acids on reproductive performance of ruminants", *Artificial Insemination in Farm Animals*, 21 de junio de 2011, pp. 217-242. Disponible en http://www.intechopen.com/books/artificial-insemination-in-farm-animals/effect-of-fatty-acids-on-reproductive-performance-of-ruminants.
11. "USDA Food Composition Databases" [internet]. Disponible en https://ndb.nal.usda.gov/ndb/.

12. Adaptado de d. Rodríguez-Leyva, C. M. Dupasquier, R. McCullough *et al.*, "The cardiovascular effects of flaxseed and its omega-3 fatty acid, alpha-linolenic acid", *Can. J. Cardiol.*, noviembre de 2010, vol. 26, núm. 9, pp. 489-496.

13. M. J. James, R. A. Gibson y L. G. Cleland, "Dietary polyunsaturated fatty acids and inflammatory mediator production", *Am. J. Clin. Nutr.*, enero de 2000, vol. 71, núm. 1 (suplemento), pp. 343s-348s.

14. L. S. Rallidis, G. Paschos, G. K. Liakos *et al.*, "Dietary alpha-linolenic acid decreases C-reactive protein, serum amyloid A and interleukin-6 in dyslipidaemic patients", *Atherosclerosis*, abril de 2003, vol. 167, núm. 2, pp. 237-242.

15. G. K. Paschos, L. S. Rallidis, G. K Liakos *et al.*, "Background diet influences the antiinflammatory effect of alpha-linolenic acid in dyslipidaemic subjects", *Br. J. Nutr.*, octubre de 2004, vol. 92, núm. 4, pp. 649-655.

16. W. J. Bemelmans, J. D. Lefrandt, E. J. Feskens *et al.*, "Increased alpha-linolenic acid intake lowers C-reactive protein, but has no effect on markers of atherosclerosis", *Eur. J. Clin. Nutr.*, julio de 2004, vol. 58, núm. 7, pp. 1083-1089.

17. M. A. Allman, M. M. Pena y D. Pang, "Supplementation with flaxseed oil versus sunflowerseed oil in healthy young men consuming a low-fat diet: effects on platelet composition and function", *Eur. J. Clin. Nutr.*, marzo de 1995, vol. 49, núm. 3, pp. 169-178.

18. G. Zhao, T. D. Etherton, K. R. Martin *et al.*, "Dietary alpha-linolenic acid reduces inflammatory and lipid cardiovascular risk factors in hypercholesterolemic men and women", *J. Nutr.*, noviembre de 2004, vol. 134, núm. 11, pp. 2991-2997.

19. J. Faintuch, L. M. Horie, H. V. Barbeiro *et al.*, "Systemic inflammation in morbidly obese subjects: response to oral supplementation with alpha-linolenic acid", *Obes. Surg.*, marzo de 2007, vol. 17, núm. 3, pp. 341-347.

20. S. Mandasescu, V. Mocanu, A. M. Dascalita *et al.*, "Flaxseed supplementation in hyperlipidemic patients", *Rev. Med. Chir. Soc. Med. Nat. Iasi.*, julio-septiembre de 2005, vol. 109, núm. 3, pp. 502-506.

21. L. T. Bloedon, S. Balikai, J. Chittams *et al.*, "Flaxseed and cardiovascular risk factors: results from a double blind, randomized, controlled clinical trial", *J. Am. Coll. Nutr.*, febrero de 2008, vol. 27, núm. 1, pp. 65-74.

22. S. Mandasescu, V. Mocanu, A. M. Dascalita *et al.*, "Flaxseed supplementation in hyperlipidemic patients", *Rev. Med. Chir. Soc. Med. Nat. Iasi.*, julio-septiembre de 2005, vol. 109, núm. 3, pp. 502-506.

23. Y. Kawakami, H. Yamanaka-Okumura, Y. Naniwa-Kuroki *et al.*, "Flaxseed oil intake reduces serum small dense low-density lipoprotein concentrations in Japanese men: a randomized, double blind, crossover study", *Nutr. J.*, 21 de abril de 2015, vol. 14, p. 39.

24. C. M. Bassett, R. S. McCullough, A. L. Edel *et al.*, "The alpha-linolenic acid content of flaxseed can prevent the atherogenic effects of dietary trans fat", *Am. J. Physiol. Heart. Circ. Physiol.*, 2011, vol. 301, pp. H2220-H2226.

25. D. Manda, G. Giurcaneanu, L. Ionescu *et al.*, "Lipid profile after alpha-linolenic acid (ALA) enriched eggs diet: a study on healthy volunteers", *Archiva Zootechnica*, 2008, vol. 11, núm. 2, pp. 35-41.

26. C. A. Daley, A. Abbott, P. S. Doyle *et al.*, "A review of fatty acid profiles and antioxidant content in grass-fed and grain-fed beef", *Nutr. J.*, marzo de 2010, vol. 9, p. 10.

27. *Idem.*

28. M. W. Pariza, Y. Park y M. E. Cook., "Mechanisms of action of conjugated linoleic acid: evidence and speculation", *Proc. Soc. Exp. Biol. Med.*, enero de 2000, vol. 223, núm. 1, pp. 8-13.

29. H. S. Moon, "Biological effects of conjugated linoleic acid on obesity-related cancers", *Chem. Biol. Interact.*, 5 de diciembre de 2014, vol. 224, pp. 189-195.

30. C. A. Daley, A. Abbott, P. S. Doyle *et al.*, "A review of fatty acid profiles and antioxidant content in grass-fed and grain-fed beef", *Nutr. J.*, marzo de 2010, vol. 9, p. 10.

31. T. R. Dhiman, G. R. Anand, L. D. Satter *et al.*, "Conjugated linoleic acid content of milk from cows fed different diets", *J. Dairy Sci.*, octubre de 1999, vol. 82, núm. 1, pp. 2146-2156.

32. T. E. Lehnen, M. R. da Silva, A. Camacho *et al.*, "A review on effects of conjugated linoleic fatty acid (CLA) upon body composition and energetic metabolism", *J. Int. Soc. Sports Nutr.*, 2015, vol. 12, p. 36.

33. T. A. McCrorie, E. M. Keaveney, J. M. Wallace *et al.*, "Human health effects of conjugated linoleic acid from milk and supplements", *Nutr. Res. Rev.*, diciembre de 2011, vol. 24, núm. 2, pp. 206-227.

34. J. M. Gaullier, J. Halse, H. O. Hoivik *et al.*, "Six months supplementation with conjugated linoleic acid induces regional-specific

fat mass decreases in overweight and obese", *Br. J. Nutr.*, marzo de 2007, vol. 97, núm. 3, pp. 550-560.

35. Y. Wang y P. J. Jones, "Dietary conjugated linoleic acid and body composition", *Am. J. Clin. Nutr.*, junio de 2004, vol. 79, núm. 6 (suplemento), pp. 1153s-1158s.

36. C. A. Daley, A. Abbott, P. S. Doyle *et al.*, "A review of fatty acid profiles and antioxidant content in grass-fed and grain-fed beef", *Nutr. J.*, marzo de 2010, vol. 9, p. 10.

37. *Idem.*

38. *Idem.*

39. *Idem.*

40. A. M. Descalzo, L. Rossetti, G. Grigioni *et al.*, "Antioxidant status and odour profile in fresh beef from pasture or grain-fed cattle", *Meat. Sci.*, febrero de 2007, vol. 75, núm. 2, pp. 299-307.

41. P. Gatellier, Y. Mercier y M. Renerre, "Effect of diet finishing mode (pasture or mixed diet) on antioxidant status of Charolais bovine meat", *Meat. Sci.*, julio de 2004, vol. 67, núm. 3, pp. 385-394.

42. C. A. Daley, A. Abbott, P. S. Doyle *et al.*, "A review of fatty acid profiles and antioxidant content in grass-fed and grain-fed beef", *Nutr. J.*, marzo de 2010, vol. 9, p. 10.

43. J. Mercola, "The unsavory aspects of farmed shrimp" [internet], *Mercola.com*, 14 de agosto de 2013 (citado el 4 de junio de 2018). Disponible en http://articles.mercola.com/sites/articles/archive/2013/08/14/farmed-shrimp.aspx.

44. "How safe is your shrimp?" [internet], *Consumer Reports*, 24 de abril de 2015 (citado el 4 de junio de 2018). Disponible en http://www.consumerreports.org/cro/magazine/2015/06/shrimp-safety/index.htm.

45. K. Gunnars, "Grass-fed vs. grain-fed beef–what's the difference?" [internet], *Healthline*, 7 de mayo de 2018 (citado el 4 de junio de 2018). Disponible en https://authoritynutrition.com/grass-fed-vs-grain-fed-beef/.

46. J. Robinson, "Health benefits of grass-fed products" [internet], *Eatwild* (citado el 4 de junio de 2018). Disponible en http://www.eatwild.com/healthbenefits.htm.

47. *Idem.*

48. "Chicken, broilers or fryers, back, meat and skin, cooked, rotisserie, original seasoning" [internet], *Selfnutritiondata* (citado el 4 de junio de 2018). Disponible en http://nutritiondata.self.com/facts/poultry-products/10483/2.

49. "Pork, fresh, loin, blade (chops), bone-in, separable lean and fat, cooked, braised" [internet], *Selfnutritiondata* (citado el 4 de junio de 2018). Disponible en http://nutritiondata.self.com/facts/pork-products/2120/2.
50. "Beef, tenderloin, separable lean and fat, trimmed to 0" fat, all grades, cooked, broiled" [internet], *Selfnutritiondata* (citado el 4 de junio de 2018). Disponible en http://nutritiondata.self.com/facts/beef-products/3574/2.